# 药理作用和临床应用

陈 媛 郑云霞 李心红 著

吉林科学技术出版社

图书在版编目（CIP）数据

药理作用和临床应用 / 陈媛, 郑云霞, 李心红著
. -- 长春：吉林科学技术出版社, 2018.7
ISBN 978-7-5578-4803-3

Ⅰ.①药… Ⅱ.①陈… ②郑… ③李… Ⅲ.①临床药
学 Ⅳ.①R97

中国版本图书馆CIP数据核字(2018)第152366号

# 药理作用和临床应用

主　　编　陈　媛　郑云霞　李心红
出 版 人　李　梁
责任编辑　孟　波　孙　默
装帧设计　韩玉生
开　　本　889mm×1194mm　1/16
字　　数　310千字
印　　张　18.25
印　　数　1-3000册
版　　次　2019年5月第1版
印　　次　2019年5月第1次印刷

出　　版　吉林出版集团
　　　　　吉林科学技术出版社
发　　行　吉林科学技术出版社
地　　址　长春市人民大街4646号
邮　　编　130021
发行部电话/传真　0431-85635177　85651759　85651628
　　　　　　　　　 85677817　85600611　85670016
储运部电话　0431-84612872
编辑部电话　0431-85635186
网　　址　www.jlstp.net
印　　刷　长春市中海彩印厂

书　　号　ISBN 978-7-5578-4803-3
定　　价　128.00元
如有印装质量问题　可寄出版社调换

# 前　言

　　本书以现代药理学的理论及研究结果为基础，结合传统的中医药学理论进行阐述，全面系统地介绍了临床最常用药物的最新药理作用与临床应用。

　　本书以现代药理学的理论及研究结果为基础，并结合临床，系统地介绍药物的药理作用与临床应用情况。主要包括以下内容：麻醉性镇痛药与拮抗药、局部麻醉药、正性肌力药、利尿药、有机磷农药中毒、抗肿瘤药物的作用机制、临床常用抗实体瘤药物、肿瘤单克隆抗体治疗、处方的管理应用、药品剂量与用法、化学药品与中成药的合理应用、特殊药品的调剂使用、特殊人群用药和非处方药。

　　鉴于作者学识的限制，本书无论内容还是文字定有很多不足甚至错误，恳请广大读者指正。

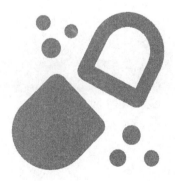

# 目录

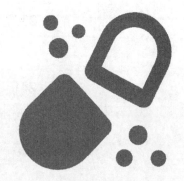

# 第一章　麻醉性镇痛药与拮抗药

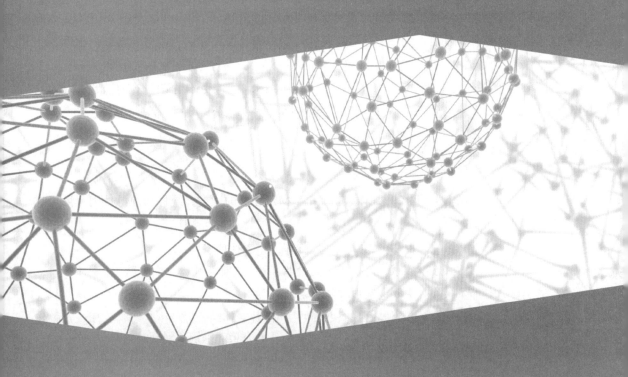

药理作用和临床应用

# 第一节 概 述

阿片类镇痛药主要包括激动阿片受体的镇痛药（包括阿片生物碱类镇痛药、合成阿片类镇痛药）和具有镇痛作用的阿片受体部分激动药。它们主要作用于中枢神经系统的阿片受体，选择性地消除或缓解痛觉，同时消除因疼痛引起的情绪反应。阿片类物质包括阿片生物碱、合成与半合成阿片受体药物及内源性阿片肽。本类药物多数反复应用易致成瘾性和耐受性，临床上又称为麻醉性镇痛药。

## 一、阿片受体

阿片受体主要分为 μ、κ 及 δ 型，这三类受体均属于 G 蛋白偶联受体，其基因同源性达到 55% ~ 58%。1994 年曾克隆出一种与阿片受体结构类似，但功能特性不同的阿片样受体，是一种孤儿阿片受体，称为 ORL1 受体。ORL1 受体与经典阿片受体有 48% ~ 49% 的基因同源性，但它与经典阿片受体的各种配体结合能力均很弱。根据亲和力不同，阿片受体又可分为 1、2、3 三种亚型，δ 阿片受体则分为 1、2 两种亚型。μ、κ、δ 受体最近已被成功克隆，并已确定其一级结构。阿片受体在脑内分布广泛但不均匀，在脊髓胶质区、中央导水管周围灰质、丘脑内侧、中缝核、边缘系统、蓝斑核、纹状体、下丘脑等均有高度密集的阿片受体。

## 二、内源性阿片肽

至今已发现脑内有近 20 种作用与阿片生物碱相似的肽类，统称为内源性阿片肽（或内阿片肽）。主要有：

（1）脑啡肽家族：包括甲硫氨酸脑啡肽和亮氨酸脑啡肽。

（2）内啡肽家族：该家族包括 β – 内啡肽、α – 内啡肽和 γ – 内啡肽。

（3）强啡肽家族：主要包括强啡肽 A 和强啡肽 B。

内啡肽在脑内的分布与阿片受体相一致，与阿片受体结合后产生吗啡样作用，这种作用可被吗啡拮抗药（纳洛酮）所拮抗。各种内阿片肽对不同类型的阿片受体的亲和力不同，现认为亮氨酸脑啡肽及强啡肽分别为 δ 及 κ 受体的内源性配体。除了以上三大家族外，还发现一组新型高选择性的内源性肽——内吗啡肽，包括内吗啡肽 –1 和内吗啡肽 –2，对 μ 受体有极高的亲和力和选择性，被认为是 μ 受体的内源性配体，受体的内源性配体尚未明确。ORL1 受体的内源性配体最近也已找到，称为孤啡肽。孤啡肽结构虽与强啡肽 A 极似，但与经典阿片受体无高亲和力，而与 ORL1 受体亲和力很强。

### 三、阿片受体功能

在中枢及外周神经系统中，内阿片肽与其他神经肽或神经递质、调质共存，可能作为神经递质、神经调质或神经激素与阿片受体构成强大的内源性痛觉调制系统，并对心血管活动、胃肠功能、免疫反应、内分泌等功能亦具有重要的调节作用。μ 受体激动药的镇痛作用最强；κ 受体则与内脏化学刺激疼痛有关，并参与吗啡成瘾的形成；δ 受体参与吗啡的镇痛作用。对孤啡肽的初步研究结果表明，孤啡肽对痛觉调制具有双重作用，在脑内引起痛觉过敏及异常疼痛作用；在脊髓内也具有镇痛作用，并参与了吗啡耐受和电针耐受的形成。

孤啡肽在下丘脑、脑干（特别是中脑导水管周围灰质、蓝斑等）、海马、杏仁复合体、丘脑含量较高，提示它可能参与执行痛觉调制、学习记忆、运动调控等功能。阿片受体的功能、类型和分布部位见表 1-1。

表 1-1　阿片受体的功能、类型和分布部位

| 功能 | 受体类型 | 分布部位 |
| --- | --- | --- |
| 痛抑制 | μ 和 δ | 脊髓及其以上水平延髓网状结构 |
| | σ | |
| | κ | 脊髓水平 |
| 体温调节 | μ：可能调节降温 | 下丘脑 |
| | δ：可能调节升温 | — |
| 运动 | μ：加强运动 | $A_9$，$A_{10}$，DA 系统 |
| 行为、精神活动 | μ、δ 和 κ：镇静 | — |
| | σ：致幻 | — |
| | μ 和 δ：欣快 | — |
| | κ 和 σ：烦躁不安 | — |
| 呼吸 | μ 和 δ：可能调节呼吸抑制 | 脑干 |
| 心血管调节 | μ、δ 和 κ | 孤束核 |
| 食欲调节、摄食行为 | μ、δ 和 κ | 腹侧背盖区 |

阿片类药物的作用机制可能是通过与体内不同部位的阿片受体结合，模拟内阿片肽而发挥作用的。在脊髓感觉神经末梢也发现有阿片受体，研究表明脑啡肽可能通过抑制感觉神经末梢释放 P 物质，从而干扰痛觉冲动传入中枢。新近研究发现，疼痛时，外周感觉神经的阿片受体上调，内源性阿片肽可由免疫细胞（T 和 B 淋巴细胞、单核细胞和巨噬细胞）释放而产生局部镇痛作用，由于不通过血 - 脑脊液屏障，可避免中枢的不良反应，可能发展成一类新型的外周镇痛药。

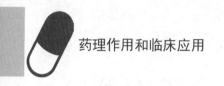

## 第二节　阿片受体激动药

阿片受体激动药是指主要作用于 μ 受体的激动药。其典型的代表是吗啡。自从哌替啶合成以来，又相继合成了一系列药物，其中临床麻醉应用最广泛的是芬太尼及其衍生物。麻醉性镇痛药也主要指这类药物。

### 一、吗　啡

阿片为罂粟科植物罂粟未成熟蒴果浆汁的干燥物，含 20 余种生物碱，含量达 25%。吗啡是阿片中的主要生物碱，在阿片中的含量约为 10%。其化学结构于 1925 年被确定。吗啡及其他有镇痛作用的阿片生物碱都具有由 Ⅰ、Ⅱ、Ⅲ 三个环构成的氢化菲核作为基本骨架。吗啡的环 Ⅰ 的 3 位和环 Ⅲ 的 6 位分别有一个羟基，具有重要的药理作用。3 位羟基被甲氧基取代，成为可待因，其镇痛作用减弱；3 位和 6 位羟基均被甲氧基取代，成为蒂巴因，后者经结构修饰成为能产生强大镇痛作用的药物如埃托啡。环 Ⅰ 与环 Ⅲ 之间有氧桥连接。此氧桥如被破坏，就形成阿扑吗啡，失去其镇痛效能而产生很强的催吐作用。环 Ⅱ 9 位与 13 位之间有乙撑胺链 [—$CH_2CH_2$—N（$CH_3$）—] 相连。吗啡的镇痛作用取决于 γ–苯基 –N– 甲基吡啶的存在。这也是许多合成镇痛药所共有的基本结构。此结构的 N 上的甲基被烯丙基取代，则变成吗啡的拮抗药物，如烯丙吗啡和纳洛酮。

（一）体内过程

皮下注射吸收不恒定，肌内注射吸收良好，15~30 分钟出现作用，45 ~ 90 分钟达高峰，作用维持时间 4 ~ 6 小时。吗啡吸收后分布全身，仅少量通过血 – 脑脊液屏障，可透入胎盘、乳汁中。主要在肝内与葡萄糖醛酸结合，10% 代谢为去甲基吗啡，主要经肾脏排出。

（二）药理作用

1. 中枢神经系统

（1）镇痛作用：特点为高选择性、高效、范围广、作用较持久，同时伴有镇静作用。作用机制为与不同脑区的阿片受体（主要为 μ 受体）结合，产生类似阿片介导的作用，拟内源性镇痛系统而发挥镇痛作用；抑制痛觉初级传入神经末梢 P 物质的释放，减少或阻断痛觉冲动向中枢传递；改变情绪反应，提高机体对痛觉的耐受性。

（2）抑制呼吸：抑制呼吸中枢，使呼吸频率减慢及潮气量减少。主要为降低呼吸中枢对 $CO_2$ 的敏感性，也可能为吗啡对 $μ_2$ 受体激动的结果。

（3）镇咳作用：抑制咳嗽中枢，与它作用于延髓孤束核阿片受体有关。因易成瘾，一般不做镇咳用。

（4）其他：尚有缩瞳、恶心、呕吐等其他中枢作用。

2. 消化道

有止泻和致便秘的作用。主要是提高胃肠道平滑肌张力，甚至达到痉挛的程度，蠕动受抑制，使胃肠内容物的通过受阻，减弱便意反射，抑制消化液分泌等因素所致。也使胆道括约肌收缩，使胆囊压力升高。

3. 心血管系统

扩张阻力血管及容量血管，引起直立性低血压。与释放组胺及作用于孤束核阿片受体，使中枢交感张力降低有关。

（三）临床应用

1. 镇痛

对各种疼痛有效，但易成瘾，短期用于其他镇痛药无效的急性剧痛及晚期癌症患者的三阶梯止痛。

2. 治疗心源性哮喘

除输氧及用强心苷外，静脉注射吗啡可暂时缓解肺水肿症。

3. 止泻

常选用阿片酊或复方樟脑酊。

4. 手术前辅助麻醉用药

可缓解疼痛和焦虑情绪。与安定药合用，静脉注射可用于全身麻醉。

（四）不良反应

（1）眩晕、恶心、呕吐、呼吸抑制、便秘、排尿困难、嗜睡、心动过缓、直立性低血压等。

（2）连用 3 ~ 5 天即产生耐受性，1 周以上可成瘾。

（3）过量可引起急性中毒，主要表现为昏迷、呼吸深度抑制、瞳孔极度缩小或呈针尖样大、血压下降甚至休克。急性中毒的解救措施包括人工呼吸、给氧等，静脉注射阿片受体阻断药纳洛酮有显著对抗效果。

（五）禁忌证

呼吸衰竭、颅内压增高和颅脑损伤患者、支气管哮喘，肺源性心脏病代偿失调、严重肝功能障碍患者，哺乳妇、待产妇、婴儿禁用。

**二、哌替啶**

哌替啶又名度冷丁，为苯基哌啶的衍生物。

（一）体内过程

肌内注射后 10 分钟出现镇痛作用，45 分钟达高峰，维持 2 ~ 4 小时分布至各组织，可通过胎盘屏障，少量经乳汁排出。主要经肝脏代谢为哌替啶酸、去甲哌替啶酸，与葡萄糖醛酸形成结合型或游离型经肾脏排出，少量原型经肾排出。

（二）药理作用

镇痛强度为吗啡的 1/10 ~ 1/8。等效剂量时产生与吗啡同样的镇痛、镇静及呼吸抑制作用，但出现较迟，维持时间较短。中度提高平滑肌张力，致便秘作用较弱，对胆道括约肌的兴奋作用使胆道压力升高，但亦较吗啡弱。仅有轻微镇咳作用。对妊娠末期子宫，不对抗缩宫素兴奋子宫的作用，不改变子宫节律性收缩，也不延缓产程。无缩瞳作用（因其有抗胆碱作用）。成瘾、性较轻，产生也较慢。有弱的局麻作用。

（三）临床应用

代替吗啡用于各种剧痛，对内脏绞痛（胆绞痛及肾绞痛）须与阿托品合用，用于分娩止痛时，须监视本品对新生儿的呼吸抑制作用。常与氯丙嗪、异丙嗪组成人工冬眠合剂。也用于心源性哮喘、麻醉前辅助给药及静脉复合麻醉。

（四）不良反应

急性中毒表现为呼吸抑制、嗜睡，进而昏迷、血压下降；偶尔可出现阿托品样中毒症状，瞳孔散大、心动过速、兴奋、谵妄甚至惊厥，然后转入抑制。对中毒出现的兴奋惊厥等症状，纳洛酮可使其症状加重，此时只能用地西泮或巴比妥类药物，解除禁忌同吗啡。

### 三、芬太尼及其衍生物

芬太尼及其衍生物——舒芬太尼、阿芬太尼和瑞芬太尼都是合成的苯基哌啶类药物。

由于这四种药对心血管系统影响小，常用于心血管手术麻醉。芬太尼是当前临床麻醉中最常用的麻醉性镇痛药，舒芬太尼与阿芬太尼的应用也有逐渐增多。瑞芬太尼是芬太尼家族中的最新成员，由于其独特的性能，被誉为 21 世纪的阿片类药。芬太尼及其衍生物都可产生依赖性，但较吗啡和哌替啶轻。

（一）芬太尼

1.体内过程

静脉注射 1 分钟出现作用，4 分钟达高峰，镇痛作用维持 30 ~ 60 分钟。肌内注射约 7 ~ 8 分钟出现作用，维持 1 ~ 2 小时。主要在肝脏代谢，经肾脏排泄。

2.药理作用

芬太尼为 μ 型阿片受体激动药，属短效镇痛药。作用与吗啡相似。镇痛强度为吗啡的 80 ~ 100 倍；作用快而短，静脉注射后 1 ~ 2 分钟达高峰，维持约 10 分钟；肌内注射 15 分钟起效，维持 1 ~ 2 小时；不释放组胺，对心血管功能影响小，对呼吸抑制作用弱于吗啡。此外，有微弱的拟胆碱作用。

3.临床应用

一般不单用于镇痛，主要用于麻醉辅助用药和静脉复合麻醉，或与氟哌啶合用，组成

所谓 Ⅱ 型 NLA。由于此药对心血管系统影响小，常用于心血管手术麻醉。并适用胃镜、泌尿系统检查和处理等短时强效镇痛。

4. 不良反应

可见眩晕、恶心、呕吐、胆道括约肌痉挛，偶见肌抽搐或强直。静脉注射速度过快或大剂量易抑制呼吸。反复用药能产生依赖性。不宜与单胺氧化酶抑制药合用。禁用于支气管哮喘、重症肌无力、颅脑肿瘤或颅脑外伤引起昏迷的患者以及两岁以下小儿。

（二）阿芬太尼和舒芬太尼

1. 体内过程与药理作用

阿芬太尼为超短效麻醉性镇痛药。镇痛强度为芬太尼的 1/4，持续时间为其 1/3。起效快，静脉注射后，1 ～ 2 分钟内出现最大效应，持续 10 分钟。在肝脏内代谢，代谢产物从肾排泄。

舒芬太尼与芬太尼、阿芬太尼比较，因其亲脂性更高，易于透过血 – 脑脊液屏障，与阿片受体亲和力强，故其镇痛作用最强，为芬太尼的 5 ～ 10 倍，持续时间为芬太尼的 2 倍。注射后在肝脏中代谢，代谢产物从肾脏排泄。

2. 临床应用

阿芬太尼和舒芬太尼在临床麻醉中也主要用作复合全麻药的组成部分。舒芬太尼的镇痛作用最强，用于复合全麻的效果更佳，心血管状态更稳定。镇痛作用强、作用时间长，而且对心血管影响小，用于复合麻醉的效果更理想。阿芬太尼很少出现蓄积作用。短时间手术可分次静脉注射，长时间可用持续静脉滴注。应用更加灵活。

3. 不良反应

舒芬太尼快速滴注可引起胸壁和腹壁肌肉僵硬而导致影响通气，可用非极化型神经肌肉阻断药或阿片受体拮抗药处理。舒芬太尼反复注射或大剂量注射后，可在用药后 3 ～ 4 小时出现呼吸抑制，临床上应引起注意。肝、肾功能不全者慎用；不用于分娩过程。

（三）瑞芬太尼

1. 体内过程与药理作用

瑞芬太尼是纯 μ 受体激动药。瑞芬太尼的效价与芬太尼相似，为阿芬太尼的 15 ～ 30 倍。注射后起效迅速，药效消失快，是真正的短效阿片类药。瑞芬太尼可增强异氟烷的麻醉作用，降低其 MAC，其程度与年龄有关。瑞芬太尼对呼吸的抑制程度与阿芬太尼相似，但停药后恢复更快，停止滴注后 3 ～ 5 分钟即恢复自主呼吸。可使动脉压和心率下降 20% 以上，下降幅度与剂量不相关。

瑞芬太尼由于其结构中有酯键，可被组织和血浆中非特异性胆碱酯酶迅速水解，主要代谢物经肾排出。消除率不依赖于肝、肾功能，即使在严重肝硬化患者，其药代动力学与健康人相比无显著差别，只是对通气抑制更敏感，可能与血浆蛋白含量低、游离药物增加有关。不论静脉输注时间多长，其血药浓度减半的时间（即静输即时半衰期）始终在 4 分钟以内。

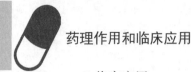

2.临床应用

瑞芬太尼由于其独特的药代学特点，更适合于静脉滴注。控制输注速率时，可达到预定的血药浓度。用于心血管手术患者，其消除率在心肺转流后无改变。其缺点是手术结束停止滴注后没有镇痛效应。手术后改用镇痛剂量滴注。目前所用的制剂中含甘氨酸，不能用于椎管内注射。部分麻醉性镇痛药的药代动力学参数见表1-2。

表1-2 麻醉性镇痛药的药代动力学参数

| 药名 | 与血浆蛋白<br>结合率（%） | 分布容积<br>（L/kg） | 清除率<br>[ml/（min·kg）] | 清除半衰期<br>（h） |
|---|---|---|---|---|
| 吗啡 | 30 | 3.2 ~ 3.7 | 14.7 ~ 18.0 | 2 ~ 3 |
| 哌替啶 | 60 | 3.8 | 10.4 ~ 15.1 | 2.4 ~ 4 |
| 芬太尼 | 84 | 4.1 | 11.6 ~ 13.3 | 4.2 |
| 舒芬太尼 | 92.5 | 1.7 | 12.7 | 2.5 |
| 阿芬太尼 | 92 | 0.86 | 6.4 | 1.2 ~ 1.5 |
| 瑞芬太尼 | 70 | 0.39 | 41.2 | 9.5 |

**四、其他阿片受体激动药**

（一）羟考酮

1.体内过程

本药口服吸收迅速，1小时后达最大效应，单剂作用可持续3 ~ 4小时（控释制剂作用可持续12小时）。本药进入体内后可分布于骨骼肌、肝脏、肠道、肺、脾和脑组织中。在肝脏广泛代谢，代谢产物为有活性的去甲羟考酮和羟吗啡酮，主要经肾脏排泄。

2.药理作用

羟考酮是从生物碱蒂巴因中提取的半合成阿片类药物。羟考酮为半合成的纯阿片受体激动药，其药理作用及作用机制与吗啡相似，主要通过激动中枢神经系统内的阿片受体而起镇痛作用，镇痛效力中等。关于羟考酮的作用靶点，研究发现其原型可作用于 K 型阿片受体产生抗伤害性感受作用，而其代谢产物羟吗啡酮作用于 μ 受体产生镇痛作用。

3.临床应用

由于羟考酮生物利用度高，给药途径多，因而在临床上应用广泛。但在临床发现羟考酮同样具有其他阿片类药物常见的不良反应。口服制剂主要用于治疗需要服用数天阿片类镇痛药物的中、重度疼痛患者，静脉制剂也常用于围术期镇痛。临床适用于关节痛、背痛、癌性疼痛、手术后疼痛等。同时，在癌痛治疗中也常被用于吗啡的替代药物。

4.不良反应

常见不良反应有欣快、便秘、乏力、眩晕、恶心呕吐、瘙痒等。罕见不良反应有食欲减退、焦虑、腹泻、尿潴留、呼吸抑制等。在大剂量时，也可引起呼吸减浅、心动过缓、呼吸停止甚至死亡。

（二）氢吗啡酮

1. 体内过程

氢吗啡酮的口服、鼻内给药等方式生物利用度较低。在治疗血药浓度下，氢吗啡酮与血浆蛋白的结合率为 8% ~ 19%，在静脉注射一定剂量后，稳态分布容积为 302.9L，氢吗啡酮是通过肝脏中的葡糖糖醛酸大量代谢，主要代谢为氢吗啡酮 –3– 葡糖甘酸，并伴随少量的 6– 羟基还原代谢产物。氢吗啡酮静脉注射后最终消除半衰期约为 2.3 小时，但患者存在肾功能损害时，其消除半衰期可长达 40 小时。

2. 药理作用

氢吗啡酮又名二氢吗啡酮或双氢吗啡酮，是一种纯 μ 阿片类受体激动药的半合成衍生物。氢吗啡酮具有较吗啡更高的脂溶性及透过血 – 脑脊液屏障的能力，因此其药效更强，一般为吗啡的 5 倍。

3. 临床应用

主要用于镇痛治疗，因其口服及经鼻给药等方式生物利用度低，故一般使用其静脉制剂。

4. 不良反应

与盐酸氢吗啡酮注射液有关的严重不良反应包括呼吸抑制和循环抑制。一般常见的不良反应有头晕、眩晕、便秘、恶心呕吐、瘙痒等。

# 第三节　阿片受体部分激动药

## 一、喷他佐辛

（一）体内过程

喷他佐辛又名镇痛新。此药皮下注射、肌内注射均易吸收，口服有明显首关消除，1 小时后产生作用。体内过程个体差异大。经肝脏代谢，口服药的 8% ~ 24% 以原型随尿排出。

（二）药理作用

喷他佐辛镇痛效力为吗啡的 1/3，呼吸抑制为吗啡的 1/2，成瘾性小，属非麻醉性镇痛药。对心血管作用与吗啡不同，引起血压升高和心率加快，肺动脉压升高，增加心脏负荷，因此不用于心绞痛患者。

（三）临床应用

喷他佐辛适用于慢性中度疼痛和麻醉前给药。

（四）不良反应

本品可致恶心、呕吐、眩晕、便秘、尿潴留等。大剂量可引起呼吸抑制、血压上升及心率加速。肌内注射时可有注射区疼痛，严重者可组织坏死。

## 二、丁丙诺啡

（一）体内过程

丁丙诺啡为蒂巴因的半合成衍生物，结构与埃托啡极其相似。该药口服首关消除明显，有效镇痛时间可维持 5 ~ 8 小时。在肝代谢，经肾排泄。能透过血 – 脑脊液屏障和胎盘屏障。

（二）药理作用

镇痛作用强于哌替啶、吗啡，等效剂量为吗啡的 1/25。其特点为起效慢、持续时间长。达到一定剂量后，再增量反而使镇痛作用减弱。成瘾性轻，不引起便秘。该药既可诱发吗啡成瘾者的戒断反应，也可抑制吗啡反应。

（三）临床应用

用于中度至重度的止痛，如各种术后疼痛、癌性疼痛、烧伤痛、肢体痛、心绞痛等。也可作为戒毒的维持治疗。也可用于辅助麻醉和戒毒。

（四）不良反应

常见有头晕、嗜睡、恶心、呕吐等。在使用其他阿片类药物的基础上使用可能有戒断症状。呼吸抑制出现时间晚，在给药后约 3 小时发生，持续时间长，呼吸抑制需较大剂量纳洛酮才能对抗。长期应用亦能产生耐受性与成瘾性，戒断症状较轻。

## 三、布托啡诺

布托啡诺作用类似喷他佐辛。镇痛强度为吗啡的 3 ~ 7 倍、哌替啶的 30 ~ 40 倍、喷他佐辛的 20 倍。对平滑肌兴奋作用弱。口服首关消除明显。肌内注射后 10 分钟生效，30分钟达高峰，维持 3 ~ 4 小时。大部分在肝脏和葡萄糖醛酸结合，主要随胆汁排出。

布托啡诺用于中度至重度疼痛，如术后、外伤、癌症、肾或胆绞痛等的止痛。也可用作麻醉前用药。

常见嗜睡、呼吸抑制、拟精神病等作用与吗啡相似。呼吸抑制时间与剂量相关。镇痛剂量可使心脏兴奋，肺动脉压升高，因而不能用于心肌梗死的疼痛。

## 四、地佐辛

地佐辛作用强于喷他佐辛，是 κ 受体激动药，也是 μ 受体拮抗剂。成瘾性小。最常给药方式为静脉给药，皮下、肌内也可给药，肌内注射 30 分钟内生效，静脉注射 15 分钟内生效。地佐辛 5 ～ 10mg 的镇痛效力相当于哌替啶 50 ～ 100mg。$t_{1/2}$ 为 2 ～ 2.8 小时。在肝脏代谢，用药 8 小时内 80% 以上经尿排泄。用于术后痛、内脏及癌性疼痛。

常见不良反应有恶心、呕吐、镇静、头晕、畏食、定向障碍、幻觉、出汗、心动过速。静脉注射可引起呼吸抑制，纳洛酮可对抗此抑制作用。冠心患者慎用。

# 第四节　阿片受体阻断药

### 一、纳洛酮

#### （一）体内过程

纳洛酮又名 N- 烯丙去甲羟基吗啡酮。此药首关消除明显，口服大部分被肝脏迅速代谢失效。静脉或气管内给药 1 ～ 3 分钟，肌内注射或皮下给药 5 ～ 12 分钟产生效应，作用持续 45 ～ 90 分钟。主要在肝脏中与葡萄糖醛酸结合，形成纳洛酮 –3– 葡萄糖醛酸化合物，经肾脏排泄。纳洛酮代谢快，常需重复给药以保持所需血药浓度。

#### （二）药理作用

纳洛酮与吗啡结构极相似，为阿片受体的完全、特异性阻断药，对阿片受体阻断作用强度依次为 μ ＞ κ ＞ δ 受体。注射 0.4 ～ 0.8mg 纳洛酮后，1 ～ 2 分钟即能拮抗吗啡、哌替啶、芬太尼、二氢埃托啡的作用，消除中毒症状，如呼吸抑制、瞳孔缩小、胃肠道痉挛、血内压升高，并立即诱导吗啡等成瘾者的戒断症状。

治疗量（0.4 ～ 0.8mg）的纳洛酮本身无明显药理效应及毒性作用，使用比治疗剂量大几十倍（6 ～ 12mg）的纳洛酮也没有明显的药理效应。动物使用较大剂量才对呼吸和循环产生轻微影响。

#### （三）临床应用

用于麻醉性镇痛药急性中毒，或手术后因阿片类药物引起的中枢抑制的解毒，对脑梗死、急性乙醇中毒、镇静催眠药中毒也有较好的疗效。纳洛酮能拮抗吗啡所产生的全部效应，也作为成瘾者或复吸者的诊断及用戒毒药后的支持疗法，在镇痛药的研究中是重要的工具药。最近研究发现，而极小剂量 [0.25μg/（kg·h）] 使用不仅能减少或减轻吗啡所致的不良反应，还能增强吗啡的镇痛作用。

#### （四）不良反应

毒性很低，偶有纳洛酮有引起急性心肌梗死、急性肺水肿、惊厥、抽搐等不良反应报道，个别患者可出现恶心、呕吐，多发生于用药后 5 分钟，为一过性。

## 二、纳曲酮

纳曲酮药理作用与纳洛酮极为相似，可竞争阿片受体，阻断吗啡及类似物的各种作用，作用强而持久。对阿片类成瘾者可促发戒断症状。常用于防止成瘾者戒断后的复吸。用于戒毒治疗，成瘾者必须先戒断 7 ~ 10 天，或尿检分析及纳洛酮激发试验阴性，方可应用。由于此药目前只有口服制剂，临床麻醉中无应用价值。

## 三、纳美芬

纳美芬为纳曲酮的衍生物，与后者的区别是 6 位的氧被亚甲基取代。这 6 位的亚甲基团不仅可增加其效价和延长半衰期，而且增加其生物的利用度。纳美芬作用与纳洛酮相似，但作用维持时间长。口服有效，为 11 小时，静脉注射后的 $t_{1/2}$ 为 8 ~ 9 小时。

用于术后阿片类药物的呼吸抑制和阿片类药物过量中毒解救。先静脉注射 0.5mg/70kg，2 ~ 5 分钟后增加至 1mg/70kg，总量不超过 1.5mg/70kg。不良反应主要为眩晕、嗜睡、疲劳感和恶心。

# 第二章 局部麻醉药

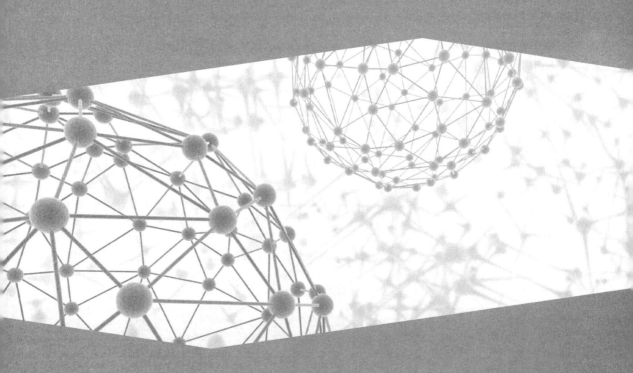

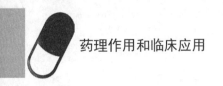

# 第一节 概　述

## 一、分类和构效关系

局麻药的结构主要由三部分组成：芳香基团、中间链和氨基团。芳香基团为苯核，是局麻药亲脂疏水性的主要结构；改变这部分的结构，可产生不同脂溶性的局麻药。中间链长 0.6 ~ 0.9nm，由酯键或酰胺键组成，决定局麻药的代谢途径并影响作用强度，在一定范围内，链增长则麻醉强度也将增加。氨基大多数为叔胺，少数是仲胺；氨基团决定局麻药的亲水疏脂性，主要影响药物分子的解离度。

局麻药的分类方式很多。依中间链的不同，局麻药可分为两大类：中间链为酯键者为酯类局麻药，常用药物有普鲁卡因、氯普鲁卡因和丁卡因；中间链为酰胺键者为酰胺类局麻药，常用药物有利多卡因、丁哌卡因、丙胺卡因、罗哌卡因和依替卡因等。也可根据局麻药作用时效进行分类。短效局麻药有普鲁卡因、氯普鲁卡因；中效有利多卡因、甲哌卡因和丙胺卡因；长效有丁卡因、丁哌卡因、左旋丁哌卡因、罗哌卡因和依替卡因。

局麻药的分子结构决定其理化性质和药理性质。例如普鲁卡因的芳香基团加上丁基就成为丁卡因，脂溶性增加 100 多倍，蛋白结合率增加 10 多倍，麻醉强度和作用时间也增加。依替卡因的中间链比利多卡因多一个 $C_2H_5$ 侧链，并以丙基取代利多卡因氨基上的乙基，结果脂溶性和麻醉强度都明显高于利多卡因。将甲哌卡因氨基上的甲基改为丁基，则成为丁哌卡因，后者的脂溶性和蛋白结合率都较前者明显增加，局麻作用增强、时效延长。脂溶性的大小与局麻药的作用强度相关，脂溶性高者其麻醉作用强度也大。而蛋白结合率则与局麻药的作用时效相关，通常蛋白结合率越高，药物作用时间越长。总的来说，酰胺类局麻药起效快、弥散广、阻滞明显、时效长，临床应用较酯类局麻药广泛（表 2-1）。

### 表 2-1 常用局麻药的理化性质和麻醉作用

| 局麻药 | pK$_a$ | 脂溶性 | 蛋白结合率（%） | 强度 | 起效时间（min） | 持续时间（h） | 分子量 |
|---|---|---|---|---|---|---|---|
| 普鲁卡因 | 8.9 | 0.6 | 6 | 1 | 1 ~ 3 | 0.75 ~ 1 | 273 |
| 氯普鲁卡因 | 9.1 | 0.4 | 4 | 1 | 3 ~ 5 | 0.5 ~ 0.7 | 305 |
| 丁卡因 | 8.5 | 80 | 76 | 8 | 5 ~ 10 | 1.0 ~ 1.5 | 300 |
| 利多卡因 | 7.9 | 2.9 | 70 | 2 | 1 ~ 3 | 2 ~ 3 | 271 |
| 甲哌卡因 | 7.6 | 1.0 | 77 | 2 | 1 ~ 3 | 1 ~ 2 | 285 |
| 丙胺卡因 | 7.9 | 0.9 | 55 | 2 | 1 ~ 3 | 1.5 ~ 3 | 257 |

续表

| | | | | | | | |
|---|---|---|---|---|---|---|---|
| 丁哌卡因 | 8.1 | 28 | 95 | 8 | 2 ～ 10 | 2 ～ 8 | 324 |
| 左旋丁哌卡因 | 8.1 | 28 | 96 | 8 | 2 ～ 10 | 4 ～ 8 | 324 |
| 依替卡因 | 7.9 | 141 | 94 | 6 | 5 ～ 15 | 4 ～ 8 | 312 |
| 罗哌卡因 | 8.0 | 29 | 94 | 8 | 1 ～ 5 | 2 ～ 6 | 274 |

注：*局部浸润注射后持续时间

### 二、局麻药的作用机制

神经细胞膜上 $Na^+$ 内流产生动作电位，通常认为局麻药通过阻止 $Na^+$ 内流发挥局部麻醉作用。关于局麻药如何阻止 $Na^+$ 内流的学说较多。有人认为主要是局麻药对细胞膜磷脂直接作用，从而间接影响钠通道所致，如通过干扰 $Ca^{2+}$ 和膜磷脂结合（$Ca^{2+}$ 学说），或引起细胞膜膨胀而体积增加，从而阻断和破坏钠通道（膜膨胀学说）。目前公认的是受体学说：局麻药直接作用细胞膜电压门控钠通道，从而抑制钠内流，阻断动作电位的产生。进一步研究发现，局麻药主要是可逆地封闭钠通道的内口，而非膜表面的外口，且与钠通道上一个或更多的特殊位点（受体）结合。对钠通道的研究证实，钠通道是大分子糖基蛋白复合物，它有三个亚单位：$\alpha$（分子量 260kDa）、$\beta_1$（36kDa）及 $\beta_2$（33kDa）。$\alpha$ 亚单位是钠通道的主要功能单位，包括四个相似的区段（D1 ～ D4），而每一区段又由六个螺旋结构的跨膜片段组成（$S_1$ ～ $S_6$）。局麻药在钠通道内侧的作用点是位于 $\alpha$ 亚单位的第 $D_4$ 区的 $S_6$ 节段上的氨基酸残基。

局麻药阻滞 $Na^+$ 内流的作用，具有使用依赖性即频率依赖性：神经组织受到的刺激频率越高，开放的通道数目越多，受阻滞就越明显，局麻作用也越强。因此，局麻药的作用与神经状态有关，局麻药对静息状态下的神经作用较弱，增加电刺激频率则使局麻药作用加强。

局麻药分子在体液中存在两种形式：未解离的碱基和解离的阳离子，两者在阻滞神经传导功能的过程中都是必要的。碱基具有脂溶性，能穿透神经鞘膜或神经膜而进入细胞内接近钠通道内口的特殊位点。碱基浓度越高，穿透膜的能力越强。细胞内的 pH 较膜外低，在细胞内，部分碱基变成解离的阳离子。只有阳离子才能与带负电的膜内的受体相结合，使钠通道关闭，阻滞 $Na^+$ 内流，从而阻滞神经传导功能。

### 三、药理作用

#### （一）局部的神经阻滞作用

局麻药对所有神经（外周或中枢、传入或传出、突起或胞体、末梢或突触）冲动的产生和传导都有阻滞作用。阻滞的程度与局麻药的剂量、浓度、神经纤维类别及刺激强度等因素有关。局麻药必须与神经组织直接接触后才发生作用。浓度自低至高，痛觉最先消失，依次为冷热、触觉和深部感觉，最后才是运动功能。局麻药欲获得满意的神经传导阻滞应具备三个条件：

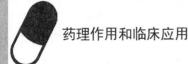

药理作用和临床应用

（1）必须达到足够的浓度。

（2）必须有充分的时间，使局麻药分子到达神经膜上的受体部位。

（3）有足够的神经长轴与局麻药直接接触。局麻药应至少接触1cm的神经，以保证传导的阻滞，因为有鞘神经纤维的冲动能跳越2～3个Ranvier节。

（二）吸收后的全身作用

局麻药经局部血管吸收入血后可产生全身作用，其中最重要的是对中枢神经系统和心血管系统的影响。局麻药剂量过大，或浓度过高，或将药物误注入血管内，当血中药物达到一定浓度时甚至诱发严重的局麻药的毒性反应。

1.局麻药对中枢神经系统的影响

局麻药对中枢神经系统的作用通常是抑制作用，但中毒时多表现为先兴奋后抑制。这是由于中枢抑制性神经元对局麻药较中枢兴奋性神经元更敏感，首先被局麻药所抑制，因此引起脱抑制而出现兴奋现象。局麻药引起的惊厥是抑制的减弱而非兴奋的加强。苯二氮䓬类能增强边缘系统GABA能神经元的抑制作用，有较好的对抗局麻药中毒性惊厥的效果。局麻药对中枢神经系统的作用取决于血内局麻药的浓度。低浓度有抑制、镇痛、抗惊厥作用，高浓度则诱发惊厥。

2.局麻药对心血管系统的影响

局麻药对心血管系统有直接抑制作用。通常是局麻药阻碍心肌动作电位快速相，使心肌兴奋性降低，复极减慢，延长不应期。对心房、房室结、室内传导和心肌收缩力均呈剂量相关性抑制。随着血中局麻药浓度的升高，心脏各部位的传导都延缓，在心电图上则呈PR和QRS复合波时间的延迟。当达极高的浓度时，则抑制窦房结自然起搏的活动，引起心动过缓乃至窦性停搏。

同中枢神经系统对局麻药的反应相比，心血管系统具有更大的耐受性。动物实验发现，引起心血管毒性的局麻药用量为引起中枢神经毒性的3倍以上。因此临床所见的局麻药毒性反应以中枢神经系统症状较多，也较早出现。

此外，局麻药还有不同程度的抗心律失常作用。

**四、影响局麻药药理作用的因素**

（一）剂量

剂量的大小可影响局麻药的显效快慢、阻滞深度和持续时间。增加药物浓度和容量都可增加药物剂量，但临床常采用增加浓度的方法以达到适当的阻滞深度。例如丁哌卡因，在容量不变情况下，以0.125%～0.5%的不同浓度来满足不同阻滞深度要求。但神经阻滞和硬膜外腔阻滞常以增大容积来扩大阻滞范围。如1%利多卡因30ml进行硬膜外阻滞，其阻滞范围比用3%利多卡因10ml时要宽3～4个神经节段。然而，剂量的增加往往可导致毒性反应的发生，应避免片面追求麻醉效果而忽略过量引起的不良反应。

（二）加入血管收缩药

局麻药液中加入适量肾上腺素，因其收缩血管作用可减慢局麻药从作用部位的吸收，降低血内局麻药的浓度，延长局麻药的作用时间，减少全身的不良反应。局部浸润、周围神经阻滞时，肾上腺素的浓度以 1 ∶ 20 万（5μg/ml）为宜。若增大肾上腺素浓度，不仅不会增加其效果，甚至会引起出汗、心动过速等交感神经兴奋的反应。肾上腺素延长局麻药的时效与所用局麻药的种类、浓度及注药部位有关。在局部浸润麻醉和外周神经阻滞时，肾上腺素可显著延长所有局麻药的作用时间。但肾上腺素延缓局麻药在硬膜外腔内的吸收，因不同药物而异，如利多卡因约可延缓33%、甲哌卡因为22%、丙胺卡因就更差些。

（三）pH

局麻药多为弱碱性的叔胺或仲胺，这些氨基不溶于水且不稳定。为了应用，必须与酸结合而形成可溶于水的盐，如盐酸普鲁卡因。可用下式表示：

RN+HCl → RNH·Cl⁻

在水溶液中，上述盐将解离为带电荷、可溶于水的阳离子（RNH+，解离型）和不带电荷、可溶于脂的碱基（RH，非解离型）。

$RNH^+ \rightarrow RN+H^+$（2-1）

当达到平衡时，根据质量作用定律可知：

$K_a$=[H⁺][RH]/[RNH⁺]=[H⁺][ 碱基 ]/[ 阳离子 ]（2-2）

式（2-2）中，$K_a$ 为酸溶液的解离常数；[] 表示浓度。$K_a$ 多以负对数表示，$K_a$ 的负对数记为 $pK_a$。[H⁺] 的负对数记为 pH。故两边取负对数，式（2-2）则改为：

$pK_a$=pH-lg（[ 碱基 ]/[ 阳离子 ]）（2-3）

RN 脂溶性高，是药物通过神经细胞膜的必需形式。RNH 为带电的阳离子，在膜内阻断钠通道，但不能通过细胞膜，是与受体结合的必需形式。由式（2-3）可见，[ 碱基 ] 与 [ 阳离子 ] 的比例取决于局麻药本身的 $pK_a$ 与其周围的 pH。$pK_a$ 为各局麻药所固有。因此，pH 的变化可显著地改变 [ 碱基 ]/[ 阳离子 ] 的比值。为了通过 pH 了解阳离子与碱基之比，可将（2-3）改写为：

$10^{pK_a-pH}$=[ 阳离子 ]/[ 碱基 ]（2-4）

大多数局麻药的 $pK_a$ 处于 7.5 ~ 9.0 之间。从式（2-4）可见，在酸性条件下，存在较高浓度的阳离子；在碱性条件下，存在较高浓度的碱基。从理论上讲，局麻药分子透过神经膜的数量取决于碱基的浓度。pH 升高，碱基浓度增加，增强局麻药透过神经膜的能力。当细胞外液 pH 7.4 时，碱基占 2% ~ 20%，碱基进入细胞后，由于细胞内 pH（7.08）较细胞外液 pH（7.4）偏低，又变为成带电的阳离子。因此临床上可遇到酸中毒患者使用局麻药但作用较差的现象，尤其是作用较弱的局麻药。

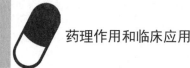

**（四）局麻药的混合应用**

不同局麻药的起效时间、作用强度和作用时间都不相同，不同局麻药混合应用旨在利用不同药物的作用特点相互补偿，以期获得所需的临床效果。一般以起效快的中、短效局麻药与起效慢的长效局麻药混合应用。如临床上常把利多卡因与丁卡因、丁哌卡因、左旋丁哌卡因或罗哌卡因混合应用于硬膜外或区域神经阻滞，可达到起效快、作用时间长和阻滞深度良好的临床效果，同时也可延缓局麻药的耐受发生。不同比例的局麻药混合可得到不同浓度的局麻药混合液，根据临床需要合理配置，但需注意不应超过局麻药的使用极量。计算局麻药混合液的极量时，可把所含不同局麻药的剂量换算成某一种局麻药的剂量，总和后的剂量即为该局麻药混合液的极量。

**（五）快速耐药性**

局麻药的快速耐药性是指在反复注射局麻药之后，出现神经阻滞效能减弱、时效缩短，连续硬膜外阻滞时甚至有缩小阻滞节段范围的趋向。尤其当上次局麻药消退的第一体征出现后 15 分钟才追加局麻药，则更易于出现快速耐药性。反复注药的次数越多，就越易出现上述现象。快速耐药性与局麻药的 $pK_a$ 直接相关，如 $pK_a$ 接近于 7.4 的局麻药（如甲哌卡因）更易于出现。也可能与注射部位的局部组织反应有关，如组织水肿和纤维蛋白沉淀可阻碍药物的弥散。及时追加局麻药、交替使用不同局麻药、局麻药混合应用等均可有效延缓快速耐药性的发生。

**五、体内过程**

**（一）吸收**

剂量的大小、注药部位、是否加用血管收缩药都可影响血药浓度。在不同部位注射局麻药后，血药浓度递减顺序依次为：肋间＞骶管＞硬膜外＞臂丛＞蛛网膜下隙＞皮下浸润。另外，同一部位注药时，局麻药的吸收速率大小与该部位血流灌注充足与否直接相关。多数局麻药液中加入血管收缩药可明显降低吸收速率，如利多卡因、甲哌卡因等。但某些药物如丁哌卡因和依替卡因加肾上腺素应用于硬膜外阻滞时，血药浓度变化不大。食管和胃黏膜对局麻药的吸收作用不明显，局麻药也可受胃内酸性环境破坏。正常尿道黏膜对局麻药的吸收慢，但一旦黏膜被损伤后吸收也很快，所以尿道表面麻醉引起中毒反应并不罕见。

**（二）分布**

局麻药吸收后，随着血液循环迅速分布到全身。局麻药的分布取决于各药理化性质、各组织器官的血流量等因素。时效较短的局麻药（如普鲁卡因、利多卡因）在体内分布呈二室模式。时效较长、脂溶性较高的局麻药（如丁卡因、丁哌卡因）理应属于三室模式。快速分布相（γ）是高灌流器官对局麻药摄取的结果，通常以快分布相半衰期（$t_{1/2\gamma}$）表示。慢速分布相（α）主要是低灌流器官对局麻药的摄取。局麻药的生物转化和排泄称为 β 相，$t_{1/2\beta}$ 的长短表示生物转化速度的快慢（表 2-2）。

表 2-2 酰胺类局麻药的药代动力学参数

| 局麻药 | $t_{1/2\gamma}$（min） | $t_{1/2\alpha}$（min） | $t_{1/2\beta}$（h） | $V_{dss}$（L/kg） | CL（L/min） |
|---|---|---|---|---|---|
| 丙胺卡因 | 0.5 | 5.0 | 1.5 | 2.73 | 2.84 |
| 利多卡因 | 1.0 | 9.6 | 1.6 | 1.3 | 0.95 |
| 甲哌卡因 | 0.7 | 7.2 | 1.9 | 1.2 | 0.78 |
| 丁哌卡因 | 2.7 | 28.0 | 3.5 | 1.02 | 0.47 |
| 左旋丁哌卡因 | — | — | 2.6 | 0.78 | 0.32 |
| 罗呢卡因 | — | — | 1.9 | 0.84 | 0.72 |
| 依替卡因 | 2.2 | 19.0 | 2.6 | 1.9 | 1.22 |

注：$V_{dss}$：稳态分布容积；CL：清除率

（三）生物转化与排泄

酯类局麻药主要通过假性胆碱酯酶水解，也有小部分以原型排出。不同药物水解速率不同，氯普鲁卡因最快，普鲁卡因居中，丁卡因最慢。酯酶主要存在于血浆中，肝细胞含量亦高，脑脊液中甚微。

酰胺类局麻药主要通过肝微粒体酶、酰胺酶分解。经过 N- 脱烃、脱氨基等步骤生成 2,6- 二甲代苯酸。该类药物在肝内代谢的速率各不相同，代谢产物主要经肾脏排出，仅有不到 5% 以原型从尿排出。利多卡因还有小部分通过胆汁排泄。

## 六、不良反应

局麻药的不良反应可分为两类。一类是全身性不良反应，如毒性反应、变态反应、高敏反应以及特异质反应等；另一类是接触性不良反应，如神经毒性、组织毒性和细胞毒性等。

（一）毒性反应

局麻药经局部血管吸收入血液，或是不慎被直接误注入血管，引起血中局麻药浓度升高，超过一定阈值时就会出现不同程度的全身毒性反应，临床主要表现为中枢神经系统和心血管系统毒性反应。

局麻药的中枢神经系统毒性反应多表现为先兴奋后抑制。初期为舌或唇麻木、头痛、眩晕、耳鸣、多语、视力模糊、烦躁不安，进一步发展为眼球震颤、语无伦次、肌肉震颤、神志不清及全身抽搐，最后转入昏迷、呼吸停止。需要指出的是，当局麻药短时间大量进入血液时，中枢神经系统直接表现为抑制状态，而不出现早期兴奋状态。引起中枢神经毒性时，局麻药血中浓度一般多在 4 ~ 6g/ml，但强效丁哌卡因或丁卡因在较低浓度（2g/ml）就可出现毒性症状。局麻药引起的惊厥为全身性强直或阵挛性惊厥。由于肌肉不协调的痉挛而造成呼吸困难，同时也因心血管抑制造成脑血流减少和低氧血症，间接影响了脑功能。

局麻药中毒初期血压上升及心率加快是中枢兴奋的结果，以后表现为心率减慢、血压下降、传导阻滞直至心搏停止。局麻药心脏毒性大小的排序为：丁卡因＞依替卡因＞右旋丁哌卡因＞丁哌卡因＞左旋丁哌卡因＞罗哌卡因＞甲哌卡因＞利多卡因＞普鲁卡因。

自丁哌卡因用于临床以来，其心脏毒性越来越引起人们关注。与利多卡因相比，它有以下五点不同：

（1）产生不可逆心血管虚脱的剂量与产生中枢性惊厥的剂量之比（CC/CNS），丁哌卡因、依替卡因要比利多卡因低。动物实验表明利多卡因的 CC/CNS 为 $7.1 \pm 1.1$，而丁哌卡因和依替卡因则分别为 $3.7 \pm 0.55$ 与 $4.4 \pm 0.9$。

（2）血管内误注入丁哌卡因引起室性心律失常与致死性室颤，而利多卡因则一般不会。

（3）孕妇比非怀孕患者对丁哌卡因的心脏毒性更为敏感。

（4）丁哌卡因引起的心跳骤停复苏困难。

（5）酸中毒和缺氧可显著强化丁哌卡因的心脏毒性。

新近使用的罗哌卡因和左旋丁哌卡因的临床作用时效与丁哌卡因相似，但其心脏毒性则有明显改善。

丁哌卡因等长效局麻药引起的心跳骤停往往复苏困难，病死率很高。最近的国内外临床经验推荐尽早静脉推注 20% 脂肪乳剂（1 ~ 2ml/kg），继续静脉维持 0.25ml/（kg·min），可有效提高心肺复苏的成功率。其机制可能与亲脂性的局麻药分子溶于高脂血浆，从而被隔离于组织之外，继而通过再分布、代谢等方式延缓并削弱了局麻药的心脏毒性，但尚需更多研究加以证实。

预防局麻药毒性反应，关键在于防止或尽量减少局麻药吸收入血和提高机体的耐受力。其措施包括：

（1）使用安全剂量。

（2）局麻药液中加入血管收缩药，延缓吸收。

（3）注药时注意回抽，避免血管内意外给药。

（4）警惕毒性反应先兆，如突然入睡、多语、惊恐、肌肉抽搐等。

（5）麻醉前尽量纠正患者的病理状态，如高热、低血容量、心衰、贫血及酸中毒等，术中避免缺氧和 $CO_2$ 蓄积。

对局麻药毒性反应要高度警惕，做到早发现早治疗。治疗原则包括：

（1）立刻停止用药，开放静脉输液，保持患者呼吸道通畅，面罩吸氧。轻度毒性反应如多语、耳鸣等一过性症状，吸氧观察即可，一般无须特殊处理。

（2）出现烦躁、惊恐、肌肉抽搐、惊厥发作者可静脉注射地西泮或咪达唑仑，同时面罩加压给氧辅助呼吸。如继续加重，可辅用短效肌肉松弛药，并行气管插管，建立人工通气。

（3）注意生命体征监测，维持血流动力学和血氧指标稳定。对血管扩张或血容量不足的患者应重视扩容治疗。

（4）对不可逆的循环虚脱应立刻抗休克治疗，对出现呼吸心跳骤停者，即刻实施心肺复苏，尽早使用脂肪乳剂可提高复苏成功率。

（二）高敏反应

指患者接受小量（最大剂量的 1/3 ～ 2/3）局麻药，可突然发生昏厥、呼吸抑制甚至循环衰竭等毒性反应的先兆。高敏反应一般归因于个体差异。但即使是同一患者，处于不同的病理生理状况及受周围环境的影响，亦可出现。如脱水、酸碱平衡失调、感染或室温过高等都是促成高敏反应的因素。

（三）特异质反应

指患者接受极小剂量的局麻药即可引起严重毒性反应。特异质反应极其罕见，可能与遗传因素有关。但与变态反应不同，没有一个致敏的过程。凡对某种药有特异反应者，不应再用此药，亦应避免使用同类局麻药。

（四）变态反应

变态反应又称过敏反应，属抗原 - 抗体反应。轻者仅见皮肤斑疹或血管性水肿，重者表现为呼吸道黏膜水肿、支气管痉挛、呼吸困难，甚至发生肺水肿及循环衰竭，可危及生命。合成的局麻药是低分子量物质，并不足以成为抗原或半抗原，但当它或它的降解产物和血浆蛋白等物质结合，可转变为抗原，这在酯类局麻药较多见。酰胺类局麻药制剂中的防腐剂——对羟基苯甲酸甲酯的分子结构与对氨苯甲酸相似，也被认为有引起过敏反应的可能。

局麻药皮试假阳性者达 40%，因此不能仅以皮试为依据。如遇患者主诉有局麻药过敏史，应首先与毒性反应或血管收缩药的反应相鉴别。同类局麻药，由于结构相似而可能出现交叉变态反应，故对酯类局麻药过敏者可改用酰胺类局麻药。

（五）神经毒性

脊髓或外周神经直接接触局麻药的浓度过高或时间过长均可能诱发神经损害。有关局麻药神经毒性的机制尚不明确。尽管动物研究已经证实所有局麻药均显示与浓度相关的对周围神经纤维的损害，但临床所用的局麻药浓度对外周神经来说都是安全的。若在神经或神经束内直接注射麻醉药，则可引起神经功能或结构上的改变，这并非单纯药物本身所致，而与物理因素（压力）有关。另外，有研究显示脊神经根硬脊膜处和脊神经后根入脊髓处存在易损区，直接接触局麻药后更易诱发损伤，表现为神经组织病理学、生理学或行为 / 临床改变，包括疼痛、运动或感觉缺陷以及肠道和膀胱功能障碍。一般认为利多卡因的神经毒性较显著，而罗哌卡因则弱得多，常用局麻药脊髓神经毒性强弱顺序为：利多卡因 > 丁卡因 > 丁哌卡因 > 普鲁卡因 > 左旋丁哌卡因 > 罗哌卡因。尽管临床流行病学研究显示脊髓麻醉后患者术后神经损伤的发病率小于 0.7%，但局麻药椎管内阻滞后发生神经根和脊髓功能损伤的临床报道也不少，尤其在某些特定的条件下，如原有神经系统疾病、脊髓外伤或炎症等，神经细胞对麻醉药比较敏感，容易诱发或加重神经并发症。因此局麻药的潜在神经毒性应引起足够关注。

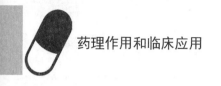

# 第二节　酯类局麻药

## 一、普鲁卡因

普鲁卡因又名奴佛卡因，为短效局麻药。其盐酸盐水溶液不稳定，受热、光照或久贮后氧化呈淡黄色。深黄色的药液局麻效应下降。普鲁卡因至今仍为临床普遍应用，主要是其局麻作用稳定、毒性小，作用时间 45 ～ 60 分钟。$pK_a$ 高，在生理 pH 范围内呈高解离状态。

因为普鲁卡因的扩散与穿透能力差，故不适用于表面麻醉。静脉注射小剂量普鲁卡因 < 0.2mg/（kg·min）有镇静和镇痛作用，可用于全身麻醉和急性疼痛治疗。临床研究表明，以 1mg/（kg·min）的速度静脉输注 30 分钟后，血液中普鲁卡因浓度达稳定状态，并能降低恩氟烷的 MAC 约 39.3%，相当于吸入 40% 氧化亚氮，所以可与静脉全麻药、吸入全麻药或镇痛药合用，施行普鲁卡因复合麻醉。此外，还用于神经阻滞、硬膜外阻滞、脊髓麻醉等。

普鲁卡因在体内主要由血浆假性胆碱酯酶水解，代谢速度很快，消除半衰期很短，约 10 分钟，代谢产物多由肾脏排泄。偶见普鲁卡因导致过敏性休克，使用前应做皮试。

## 二、氯普鲁卡因

氯普鲁卡因是普鲁卡因的氯化同类物，作用与普鲁卡因相似。氯普鲁卡因的全身毒性低于其他所有的局麻药，因为它很快被血浆胆碱酯酶水解，这就缩短了它的血浆半衰期。用于表面麻醉无效，常用于局部浸润麻醉、神经阻滞和硬膜外麻醉而发挥起效快的特点。对其可否用于脊髓麻醉尚未做充分研究。曾报道因意外大量注入蛛网膜下隙后引起神经刺激症状，这一反应认为是药液中含有作为稳定剂的重亚硫酸钠之故。

## 三、丁卡因

丁卡因又名地卡因，为长效局麻药。麻醉效价为普鲁卡因的 10 倍，毒性为普鲁卡因的 10 ～ 12 倍。毒性反应率比普鲁卡因高。起效时间 10 ～ 15 分钟。脂溶性高，穿透性较强，与神经组织结合快而牢固，表面麻醉效果较好。主要由血浆假性胆碱酯酶水解，但大部分都先须经过氨基脱羟，代谢速度慢。代谢产物由肾脏排泄，仅极小量以原型随尿排出。

用于表面麻醉、神经阻滞、硬膜外阻滞，一般不单独用于浸润麻醉。丁卡因毒性大，麻醉指数小，应严格掌握剂量。只要无禁忌，均应加入肾上腺素以延缓药物的吸收。

## 四、可卡因

可卡因为第一个成功用于临床的局麻药，具有良好的表面麻醉作用。但毒性大，长期反复应用可产生依赖性，滴眼可引起角膜浑浊或溃疡。现已不用于临床麻醉。

## 五、苯佐卡因

苯佐卡因几乎不溶于水，不易被吸收。麻醉作用弱而持久，主要用于皮肤和黏膜的表面麻醉，不能作浸润麻醉。是在缓解晒伤、瘙痒和轻度烧伤止痛时应用最广泛的药物之一。制剂为 5% ~ 10% 的软膏或涂布剂，用于创伤或溃疡面。也可制成栓剂用于痔疮止痛。

# 第三节　酰胺类局麻药

## 一、利多卡因

利多卡因为中效局麻药。利多卡因盐酸盐水溶液稳定，高压消毒或长时间贮存不分解，不变质。具有起效快、穿透性强、弥散广、无明显扩张血管作用的特点。其中枢作用随药物浓度增加而增大，血药浓度较低时，患者表现为镇静、痛阈提高，因而静脉滴注曾用于全身麻醉而现已很少用。血药浓度大于 $5\mu g/ml$ 时可出现毒性反应症状，甚至引起惊厥。与普鲁卡因相比，其毒性在 0.5% 浓度时与普鲁卡因相似，1% 浓度时比普鲁卡因大 40%，2% 浓度则增加 2 倍。

利多卡因用药后 1 小时内可有 80% ~ 90% 进入血液循环，与血浆蛋白结合。进入体内的利多卡因约 72% 在肝内转化和降解，代谢产物经肾脏排出。仅有 3% ~ 5% 左右以原型从尿排出。还可有 3% 左右由胆汁排泄。

广泛用于表面麻醉、浸润麻醉、神经阻滞、硬膜外阻滞等。利多卡因有明显神经毒性，且腰麻时平面难以调控，所以一般不用于腰麻。

## 二、丁哌卡因

丁哌卡因又名丁吡卡因，结构与甲哌卡因很相似，不过在其氮己环上加 3 个甲基侧链，使其脂溶性与蛋白质结合力增加。正常消除半衰期约为 8 小时，新生儿达 9 小时。

丁哌卡因的麻醉作用时间比利多卡因长 2 ~ 3 倍，比丁卡因长 25%。对丁哌卡因是否加用肾上腺素问题，有过争论。但近来认为，加用肾上腺素可进一步提高麻醉效能，降低血内浓度。临床常用浓度为 0.25% ~ 0.75% 溶液，成人安全剂量为 150mg，极量为 225mg。胎儿／母血的浓度比率为 0.30 ~ 0.44，故对产妇的应用较为安全，对新生儿无明显抑制。丁哌卡因适用于神经阻滞、硬膜外阻滞和腰麻。

25% ~ 0.5% 溶液适用于神经阻滞；若用于硬膜外阻滞，则对运动神经阻滞差，加肾上腺素则适于术后镇痛。0.5% 等渗溶液可用于硬膜外阻滞，但对腹部手术的肌松不够满意，起效时间约 15 分钟，时效可达 3 ~ 6 小时。0.75% 溶液用于硬膜外阻滞，其起效时间可缩短，且运动神经阻滞更趋于完善，适用于外科大手术。0.125% ~ 0.15% 溶液适用于分娩时镇痛或术后镇痛，对运动的阻滞较轻。

### 三、左旋丁哌卡因

左旋丁哌卡因与右旋丁哌卡因是同分异构体。丁哌卡因为消旋体型，即为左旋（S–）与右旋（R+）两种对映体的等量混合型，其中枢神经系统和心脏毒性主要来源于右旋体。去除右旋体得到左旋丁哌卡因，其麻醉作用与丁哌卡因相仿，但神经和心脏毒性均明显降低，使用更安全，有取代丁哌卡因的趋势。

临床应用单次最大剂量为 150mg。0.25% ~ 0.5% 区域阻滞时其效能与同浓度丁哌卡因相似。0.375% ~ 0.75% 进行硬膜外阻滞时，感觉与运动阻滞的起效时间、作用时间均与同浓度丁哌卡因相近。而 0.125% ~ 0.15% 适用于分娩镇痛或术后镇痛。0.5% 左旋丁哌卡因 2 ~ 3ml 蛛网膜下隙阻滞也适用于下肢、盆腔与下腹部手术。

### 四、罗哌卡因

罗哌卡因化学结构与丁哌卡因、甲哌卡因相似，只是在其氮己环的侧链被丙基所取代。与多数酰胺类局麻药所不同的，它不是左消旋混合物而是单一对映结构体。脂溶性大于甲哌卡因、利多卡因而小于丁哌卡因，神经阻滞效能大于利多卡因而小于丁哌卡因，但罗哌卡因对 A$\delta$ 和 C 神经纤维的阻滞较丁哌卡因更为广泛，对感觉纤维的阻滞优于运动纤维，有感觉与运动阻滞分离的特点。对心脏兴奋和传导抑制均弱于丁哌卡因，罗哌卡因的心脏和神经毒性均显著低于丁哌卡因。利多卡因、丁哌卡因和罗哌卡因的惊厥量之比相当于5：1：2；致死量之比约为 9：1：2。罗哌卡因与左旋丁哌卡因一起，成为当前使用最广泛的两种新型长效酰胺类局麻药。

临床上 1.0% 罗哌卡因与 0.75% 丁哌卡因在起效时间和运动时间阻滞的时效无显著差异。0.25% ~ 1.0% 溶液适用于神经阻滞和硬膜外阻滞，0.125% ~ 0.15% 溶液适用于急性疼痛，如分娩及术后镇痛等，可避免运动神经的阻滞，起效时间 5 ~ 15 分钟，感觉时间阻滞可大于 4 ~ 6 小时。加用肾上腺素不能延长运动神经阻滞时效。罗哌卡因也用于蛛网膜下隙阻滞，剂量 10 ~ 15mg，作用时间 2 ~ 4 小时。

**五、其他**

（一）辛可卡因

又名地布卡因，为长效局麻药。起效时间 15 ～ 20 分钟，麻醉时效 3 ～ 4 小时。麻醉作用和毒性均为普鲁卡因的 12 ～ 15 倍。主要在肝脏代谢，代谢产物大部分由肾脏排泄。主要用于表面麻醉、腰麻等。

（二）依替卡因

为长效局麻药。起效快，麻醉作用为利多卡因的 2 ～ 3 倍。对感觉和运动神经阻滞都较好。因此主要用于需要肌松的手术麻醉，而在分娩镇痛或术后镇痛方面应用有限。局部和全身的毒性较大。

（三）甲哌卡因

又名卡波卡因。麻醉作用、毒性与利多卡因相似，但维持时间较长（2 小时以上）。有微弱的直接收缩血管作用。主要在肝脏代谢，以葡萄糖醛酸结合的形式由肾脏排出，仅有 1% ～ 6% 原型出现于尿液。与利多卡因相比，其血中浓度要高 50%，母体内浓度高势必通过胎盘向胎儿转移，故不适用于产科手术。用于局部浸润、神经阻滞、硬膜外阻滞和脊麻。

（四）丙胺卡因

起效较快，约 10 分钟。时效与利多卡因相似，为 2.5 ～ 3 小时。代谢快，降解产物 α - 甲苯胺可使低铁血红蛋白氧化成高铁血红蛋白，临床表现为青紫、血氧饱和度下降以及血红蛋白尿等。该药可透过胎盘。主要用于浸润麻醉、神经阻滞、硬膜外阻滞等，也可用于静脉内局麻。

（五）制剂与用法

1. 盐酸普鲁卡因

注射剂：0.25%/ml、0.5%/10ml、1%/10ml、2%/2ml，用于局部浸润麻醉、神经阻滞及局部封闭治疗。粉剂：150mg/ 安瓿，主要用于腰麻。

2. 盐酸丁卡因

注射剂：1%/2ml、1%/5ml，用于腰麻。0.3% 或 0.5%/20ml，用于连续硬膜外阻滞。粉剂：100g/ 安瓿，根据需要配制成不同制剂。

3. 盐酸利多卡因

注射剂：2%/5ml、10ml、20ml，用于各种神经阻滞和表面麻醉，或静脉注射治疗室性心律失常。4%/5ml，用于表面麻醉。

4. 盐酸丁哌卡因

注射剂：0.25%/5ml、0.5%/5ml、0.75%/5ml，用于神经阻滞、硬膜外阻滞及镇痛。0.5%/2ml、0.75%/2ml，主要用于腰麻。

5. 盐酸左旋丁哌卡因

注射剂：0.25%/5ml、0.5%/5ml、0.75%/5ml，用于神经阻滞、硬膜外阻滞及镇痛。

6. 盐酸氯普鲁卡因

浸润局麻用 0.5% 溶液，200ml。2% ~ 3% 溶液适用于硬膜外阻滞和其他神经阻滞。使用时宜加肾上腺素。

7. 盐酸辛可卡因

0.3% ~ 0.5% 软膏用于表面麻醉。腰麻用 0.2% ~ 0.25% 高密度溶液 5 ~ 10mg，加肾上腺素 150 ~ 300μg。

8. 盐酸丙胺卡因

浸润局麻用 0.25% ~ 0.5% 浓度，神经阻滞用 1% ~ 2% 浓度，硬膜外阻滞用 2% ~ 3% 浓度。腰麻用 5% 浓度，1 次 0.6 ~ 2ml。

8. 盐酸罗哌卡因

注射剂：2mg/ml、7.5mg/ml、10mg/ml。2mg/ml 溶液用于急性疼痛治疗；神经阻滞：0.25% ~ 0.5% 浓度，1 次最大剂量为 200mg；硬膜外腔阻滞：0.5% ~ 1.0% 浓度，1 次最大剂量 150mg。

# 第三章　正性肌力药

ZHANGJIE

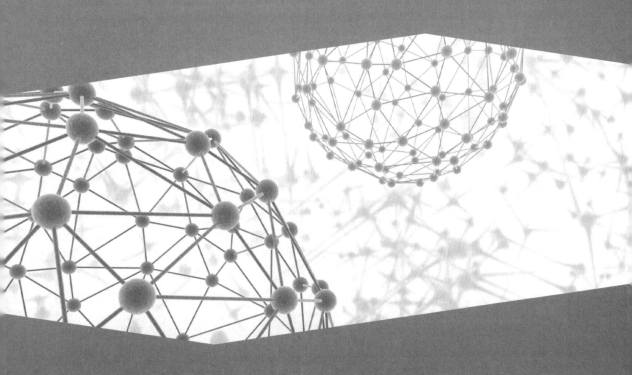

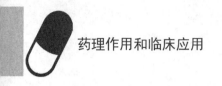

# 第一节　正性肌力药作用机制

充血性心力衰竭（CHF），或称慢性心力衰竭（CHF）是一种临床综合征，为各种病因所致心脏疾病终末阶段的一种病理生理状态，症状复杂，预后不良。充血性心力衰竭（CHF）时心脏血流动力学发生变化，在适量静脉回流的情况下，由于心肌收缩性减弱，造成心脏不能排出绝对或相对足量的血液维持机体组织代谢的需要，而引起静脉系统瘀血，动脉系统灌注减少。

正性肌力药也称强心药，是指选择性增强心肌收缩力，主要用于治疗心力衰竭的药物。正性肌力药通常分为强心苷和非苷类正性肌力药。心肌收缩过程由以下因素决定：即收缩蛋白及其调节蛋白、物质代谢与能量供应、兴奋 – 收缩偶联的关键物质 $Ca^{2+}$。强心苷作用机制是通过增加兴奋时心肌细胞内 $Ca^{2+}$ 量而发挥正性肌力作用。非苷类正性肌力药又可分为磷酸二酯酶抑制剂、多巴胺类 β 受体激动药和钙增敏药。非苷类正性肌力药作用机制为通过抑制磷酸二酯酶或激动 β 受体提高心肌细胞中 cAMP 含量，并增加肌钙蛋白 C 对 $Ca^{2+}$ 的敏感性，从而发挥正性肌力和扩张血管作用。

强心苷选择性地与心肌细胞膜的 $Na^+$，$K^+$–ATP 酶结合而抑制其活性，导致钠泵失灵，使心肌细胞内 $Ca^{2+}$ 增加，产生促进心肌细胞兴奋 – 收缩偶联作用，故心肌收缩力加强。生理状态的 $Na^+$，$K^+$–ATP 酶为四聚体，由 2 个 α 和 2 个 β 亚基组成，即有 2 个 α 和 2 个 β 亚基组成，即 $2\alpha2\beta$。其最小功能单位为二聚体 αβ，其中 α 是催化亚基，贯穿膜内外两侧，分子量约 112kDa，含 1 015 个氨基酸残基。β 亚基是一种糖蛋白，分子量 35kDa，能促进 α 在细胞膜中的稳定性，形成稳定而有活性的二聚体。

α 亚基的结构和功能：$α_1$ 亚基是关键性的结构，其 N 端富含赖氨酸，可能与阳离子转运有关。接着是 8 个（即 $H_1 \sim H_8$）疏水性的跨膜 α 螺旋段，各含 20 多个相连的疏水氨基酸残基，其间夹杂少数亲水性氨基酸残基。

强心苷与 $Na^+$、$K^+$–ATP 酶结合并抑制其活性的过程是可逆的。生理状态下，酶构象呈周期性变化，其 α 亚基胞浆侧 β – 天冬氨酸被磷酸化后，生成构象稳定的 $E_2P$，活性下降，强心苷与 $E_2P$ 有高度亲和性。细胞外 $K^+$ 促进 $Na^+$，$K^+$–ATP 酶脱磷酸，使其与强心苷的亲和性降低，这是 $K^+$ 拮抗强心苷某些毒性反应的可证机制。

8 个跨膜段中，$H_1 \sim H_2$ 之间的胞外小袢是强心苷的结合部位，$H_3 \sim H_4$ 间的小袢是否参与，目前尚无定论。$H_4 \sim H_5$ 间的胞内巨大中央袢含有 ATP、核苷酸结合部位和磷酸化部位。

Na⁺，K⁺–ATP 酶抑制与正性肌力作用的关系：$Na^+$，$K^+$–ATP 酶是细胞膜上"钠泵"的酶性部分，于细胞内水解释出 ATP，提供能量，驱动，钠泵。维持 $Na^+$、$K^+$ 的主动转运。在体内，酶活性受抑制 20% ~ 40%，细胞内 $Na^+$ 量可增加 2 ~ 5mmol/L，而 $K^+$ 减少。胞内 $Na^+$ 量增多是正性肌力作用的关键步骤。此时，双相性 $Na^+$–$Ca^{2+}$ 交换机制使 $Na^+$ 内流减少，$Ca^{2+}$ 外流减少；或 $Na^+$ 外流增多，$Ca^{2+}$ 内流增多，最终导致细胞内 $Na^+$ 浓度下降，$Ca^{2+}$ 浓度上升。又使肌浆网摄取 $Ca^{2+}$ 增加，储存 $Ca^{2+}$ 增多。细胞内 $Ca^{2+}$ 增加，$Ca^{2+}$ 离子流增强，使每一动作电位 2 相 $Ca^{2+}$ 内流增多。此 $Ca^{2+}$ 又能促使肌浆网释放出 $Ca^{2+}$，即"以钙释钙"。因此强心苷使心肌细胞内可利用的 $Ca^{2+}$ 增加，心肌收缩加强。

# 第二节　强心苷

强心苷为来源于植物具有强心作用的苷类化合物，药用历史悠久，古埃及、希腊都有记载。1785 年 W.Withering 发现洋地黄治疗水肿有效，至今已 200 余年。洋地黄第一个用于治疗充血性心力衰竭，目前常用的地高辛，是毛花洋地黄叶中提取的结晶性强心苷。

## 一、构效关系

强心苷有一级苷和二级苷之分，植物中天然存在的是一级苷，提取过程中加碱水解失去乙酰基，并由酶水解失去葡萄糖生成二级苷。常用的一级苷有毛花苷丙，二级苷有地高辛、洋地黄毒苷等。强心苷由苷元和糖两部分组成。苷元含甾核和一个不饱和内酯环。强心苷分子中的糖除葡萄糖外，均为稀有糖如洋地黄毒糖、鼠李糖，能增强并延长苷元的作用。

强心苷药理学活性主要取决于苷元的结构特征。甾核 $C_3$ 和 $C_{14}$ 位为 β 构型的羟基，否则将失去强心作用。$C_3$ 位 β–羟基是甾核与糖的结合部位，脱糖后 $C_3$ 位羟基转为 α 型而失去活性。$C_{14}$ 位也需有一个 β 构型的羟基，否则失活。$C_{12}$ 位的羟基能增强苷元极性。$C_{17}$ 联接 β 构型的不饱和内酯环，环被打开、饱和其双键或由 β 位转为 α 位则活性明显减弱甚至消失。强心苷产生作用和作用持续时间与甾核上羟基数目有关，多则产生作用快，持续时间短；同时与甾核结合的糖的种类和数目有关，可增加强心苷的溶解度，增强对心肌亲和力而提高作用强度和持久性，三糖苷作用最强。不同强心苷作用性质基本相同，但作用强弱、起效快慢、持续长短存在差异。见表 3–1。

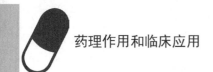

表 3-1　主要强心苷甾核上的羟基

| 分类 | 强心苷 | $C_1$ | $C_3$ | $C_5$ | $C_{11}$ | $C_{12}$ | $C_{14}$ |
|---|---|---|---|---|---|---|---|
| 长效 | 洋地黄毒苷<br>（Dlgltoxln） | H | （D-洋地黄毒糖）$_3$ | H | H | H | OH |
| 中效 | 地高辛 | H | （D-洋地黄毒糖）$_3$ | H | H | OH | OH |
| | 去乙酰毛花苷丙 | H | （D洋地黄毒糖）$_3$、D-葡萄糖 | H | H | OH | OH |
| | 毛花丙苷 | H | （D-洋地黄毒糖）$_3$、乙酰洋地黄毒糖、D葡萄糖 | H | H | OH | OH |
| 短效 | 毒毛旋花子苷C<br>（Ouabaln） | OH | 鼠李糖 | OH | OH | H | OH |

## 二、体内过程

强心苷化学结构中羟基等极性基团的多少决定其体内过程及药代动力学特征的不同。洋地黄毒苷仅在 $C_{14}$ 位有一羟基，极性低，脂溶性高，口服吸收及代谢程度较高而经肾排泄差。毒毛花K有3个羟基，极性高而脂溶性低，故口服吸收差，肾排泄多。地高辛有2个羟基，介于两者之间。见表3-2。

表 3-2　四种强心苷的药代动力学参数及给药方案

| 项目 | 洋地黄毒苷 | 地高辛 | 毛花苷C | 毒毛花苷K |
|---|---|---|---|---|
| 口服吸收/% | 90～100 | 60～85 | 20～30 | 2～5 |
| 蛋白结合/% | 97 | 25 | <20 | 5 |
| 肝肠循环/% | 26 | 7 | 少 | 少 |
| 代谢转化/% | 70 | 20 | 少 | 少 |
| 原型肾排/% | 10 | 60～90 | 90～100 | 100 |
| 分布容积/（L/kg） | 0.6 | 5.1～3.1 | 4.4 | — |
| 半衰期/h | 5～7天 | 36 | 33 | 19 |
| 治疗血药浓度/（ng/ml） | 10～35 | 0.5～2.0 | — | — |
| 给药法 | 口服 | 口服 | 静脉注射 | 静脉注射 |
| 作用开始时间/h | 2 | 1～2 | 10～30min | 5～10min |
| 达峰时间/h | 8～12 | 4～8 | 1～2 | 0.5～2.0 |
| 毒性消失/天 | 3～10 | 1～2 | 1～1.5 | 6h |
| 作用完全消失/天 | 2～3周 | 3～6 | 3～6 | 1～3 |
| 全效量/mg | 0.8～1.2 | 0.75～1.25 | 1～1.2 | 0.25～0.5 |
| 每日维持量/mg | 0.05～0.1 | 0.125～0.5 | — | — |

（一）吸收

不同强心苷口服吸收率差异很大，如表3-2所示。地高辛口服吸收个体差异大，且不同厂家生物利用度存在差异，与地高辛颗粒、溶出度有关。强心苷口服，部分经胆道排泄入肠再吸收，形成肝肠循环。洋地黄毒苷约26%、地高辛约7%进入肝肠循环。

（二）分布

强心苷与血浆蛋白不同程度结合，结合率见表3-2。洋地黄毒苷为90%～97%，地高辛为25%，毒毛花苷K为5%。地高辛肾中浓度最高，其他组织依次为心>胰>肝>骨骼肌＞脑。与某些血浆蛋白结合率高的药物合用，可提高强心苷游离血药浓度，导致中毒，如地高辛不宜与奎尼丁合用。

（三）代谢

洋地黄毒苷与地高辛在肝中代谢高。洋地黄毒苷主要有三种代谢方式：经 P450 氧化脱糖成苷元，进一步转化为洋地黄毒苷元而失效；$C_{12}$ 经羟化成地高辛类产物，仍具活性，但仅为总代谢量的 8%；代谢物被结合成水溶性物质经肾排出。肝药酶诱导剂苯巴比妥、保泰松等可促进洋地黄毒苷的代谢。地高辛在肠道菌群作用下转化为二氢地高辛，红霉素、四环素等抗生素可抑制肠道细菌生长，减少二氢地高辛的生成，提高地高辛血药浓度，增强其效应。毒毛花苷 K 几乎不被代谢，以原型经肾排泄。

（四）排泄

洋地黄毒苷经肾小球滤过后在近曲小管被重吸收，原型经肾排出甚少。其代谢产物经肾排出，少量经粪排出。地高辛约 60% ～ 90% 以原型经肾排泄，其余经由胆道排泄，肾功能不全者易中毒。毒毛花苷 K 极性大，水溶性高，几乎全部以原型经肾排泄。

心功能不全时消化道及肝、肾瘀血，致药物吸收不良及代谢、排泄障碍，需调整给药方案，以免影响药效或造成强心苷中毒。

### 三、药理作用

（一）正性肌力作用

强心苷对心脏具有高度选择性，可显著加强衰竭心脏收缩力，增加心排血量，缓解心力衰竭症状。

强心苷正性肌力作用为：

（1）加快心肌纤维收缩速度，使心肌收缩敏捷，舒张期相对延长。

（2）加强心肌收缩力而不增加心肌耗氧量，甚至使心肌耗氧量有所降低。

（3）增加心排血量

CHF 患者心脏压力容积环明显向右上移位，说明其收缩末期及舒张末期容积增大，压力上升，心排血量减少。强心苷治疗后则见压力容积环向左下移位，说明用药后舒张期压力与容积都下降，心排血量增加。

强心苷可增强心肌缩短的程度和速度，使左心室功能曲线（心搏出量与 LVEDP 关系曲线）上移左移，提示左心室舒张末压（LVEDP）一定时，搏出量明显增加，表明心肌收缩力增强。

强心苷可选择性地加强心肌收缩性，对心房、心室、正常心和衰竭心及离体心乳头状肌和心肌细胞均有效。对完整心脏而言就是收缩敏捷有力，最高张力提高，左心室压力上升，最大速率增大（$dp/dt_{max}$），心肌最大缩短速率（$v_{max}$）加快。在前后负荷不变的情况下，心脏搏出量增加。

心脏收缩增强可使每搏输出量增加。心肌缩短速率提高使心肌收缩更敏捷，心动周期收缩期缩短，舒张期延长，有利于静脉回流，使每搏输出量增加。

强心苷对 CHF 患者和正常人心脏都具有正性肌力作用，但只增加 CHF 患者的心排血量。强心苷对正常人有收缩血管、提高外周阻力作用，可抵消正性肌力效应。同时，正常心脏亦无更多回血量供提高心排血量之用。CHF 患者由于心肌收缩力减弱，心排血量降低，导致交感神经张力增强，外周阻力增大。强心苷增强心脏收缩功能，通过压力感受器反射性地降低交感神经张力，使外周阻力下降，加上舒张期延长，使回心血量增加，而导致心排血量增加。

强心苷发挥正性肌力作用时氧耗很少。长期治疗时，由于心室体积和压力已降低，室壁张力减少，甚至可以降低氧耗。对正常心脏，因收缩性增加而心肌耗氧量增加。对 CHF 患者心脏，因心肌肥厚，需较多氧维持高室壁张力，强心苷的正性肌力作用可使心脏容积缩小，室壁张力下降，氧耗降低。降低部分往往超过正性肌力作用所引起的增加部分，因此心肌总氧耗降低。

（二）负性频率作用（减慢心率）

治疗量强心苷对正常心率影响小，但对心率加快及伴有房颤的心功能不全者则可显著减慢心率。心功能不全时由于心排血量减少，可通过血管压力感受器反射性地提高交感神经功能，降低迷走神经张力，使窦房结兴奋性增高，心率加快，这是一种代偿性反应。强心苷可使心肌收缩力加强，心排血量增加，交感神经张力减弱，迷走神经功能增强，从而抑制窦房结引起心率减慢。强心苷也可通过增加心肌对迷走神经的敏感性减慢心率。心率减慢可延长舒张期，有利于心脏的休息，有利于冠脉血液供应和心脏灌注，可增加静脉回流，提高心排血量。

强心苷能改变 CHF 患者异常的自主神经活性，包括交感神经活性增高、迷走神经功能抑制及窦弓压力感受器敏感性降低等。

CHF 患者体内交感神经被过度激活，部分与窦弓压力感受器反射敏感性降低有关。正常时，窦弓压力感受器接收减压反射信号，并由此传入中枢，抑制交感传出活性，提高迷走外周活性，从而降低血压。CHF 患者，窦弓压力感受器细胞膜 $Na^+$，$K^+$-ATP 酶增加，细胞内 $K^+$ 增加，细胞呈超极化，不易兴奋，感受器敏感性降低，正常减压反射减弱，对交感的抑制减少，交感活性增加，使血浆中去甲肾上腺素、肾素、加压素浓度升高。强心苷可抑制 $Na^+$，$K^+$-ATP 酶，恢复压力感受器的敏感性，使过高的交感神经活性降低。

强心苷可敏化传入通路窦弓压力感受器，兴奋迷走神经中枢，增进结状神经节的传递功能，提高传出纤维兴奋性，增强心肌对乙酰胆碱反应性。迷走效应是强心苷减慢心动频率和抑制房室传导的作用基础，也是其治疗室上性心律失常的主要依据。中毒量强心苷则增强交感神经活性，包括激活交感神经中枢及外周作用，同时重度抑制 $Na^+$，$K^+$-ATP 酶，使细胞内 $Na^+$、$Ca^{2+}$ 大量增加，$K^+$ 明显减少，而引起各种心律失常。

正常人静脉注射强心苷，可增加动脉压力及静脉压力，减少前臂血流量。CHF 患者则能增加前臂血流量及心脏指数，降低心率与骨骼肌交感纤维活性。此外，有研究认为强心苷可降低交感神经过高活性，包括降低血浆去甲肾上腺素、肾素、醛固酮的浓度，增加严重 CHF 患者体内脑钠肽含量。

（三）对电生理特性的影响

影响复杂，有强心苷的直接作用，也有通过迷走神经的间接作用，并因不同心肌组织、不同剂量而异。见表 3-3。

表 3-3 强心苷主要电生理作用

| 电生理特性 | 窦房结 | 心房 | 房室结 | 浦肯野纤维 |
|---|---|---|---|---|
| 自律性 | ↓ | | | ↑ |
| 传导速度 | | | ↓ | |
| 有效不应期 | | ↓ | | ↓ |

1. 对自律性的影响

治疗量强心苷通过兴奋迷走神经降低窦房结及心房传导组织的自律性。迷走神经兴奋可加快 $K^+$ 外流，使最大舒张电位增大，4 相坡度变平，因而自律性降低。

通过迷走效应而间接降低窦房结自律性，迷走神经兴奋促进细胞 $K^+$ 外流，增加最大舒张电位（MDP）（负值更大），加大阈电位的间距，致自律性下降而窦性频率减慢。

强心苷可直接抑制膜 $Na^+$，$K^+$-ATP 酶，减少细胞内 $K^+$，使 MDP 减少（负值减少），阈电位间距缩小，浦肯野纤维自律性提高，这是强心苷引起室性期前收缩的原因之一。

2. 对传导性的影响

小剂量强心苷通过增强心肌收缩力，反射性地兴奋迷走神经，减慢 $Ca^{2+}$ 内流而减慢房室结的传导速度，此作用可被阿托品拮抗。中毒剂量强心苷可抑制 $Na^+$，$K^+$-ATP 酶，使细胞内失 $K^+$，减小最大舒张电位，使自律性增加，导致室性期前收缩，此时阿托品无效。

迷走神经减少房室结细胞 $Ca^{2+}$ 内流，使其除极和传导速度减慢。部分抑制 $Na^+$，$K^+$-ATP 酶的直接作用，可减少细胞内 $K^+$，减弱 MDP 而减慢传导速度。减慢房室传导速度是强心苷治疗房颤可有效控制心室频率的主要依据。

3. 对不应期的影响

强心苷加速 $K^+$ 外流，使心房肌复极加速，有效不应期缩短。强心苷降低膜电位使除极发生在较小膜电位而缩短心室肌及浦肯野纤维的有效不应期。

缩短心房有效不应期为迷走神经促 $K^+$ 外流、缩短动作电位 3 相的结果，是治疗房扑时将房扑先转为房颤的依据。

缩短浦肯野纤维有效不应期可直接抑制 $Na^+$，$K^+$-ATP 酶，减少细胞内 $K^+$，降低最大舒张电位，使除极发生在较小膜电位，是强心苷中毒时出现室性心动过速或室颤的机制。

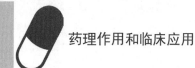

（四）对心电图（ECG）影响

治疗量最早引起 T 波幅度减小，波形压低以至倒置，ST 段压低呈鱼钩状，为动作电位 2 相缩短的反映，也是临床判断是否服用强心苷的依据之一。随后见 P-R 间期延长，提示房室传导减慢；Q-T 缩短，提示浦肯野纤维和心室肌有效不应期和动作电位时程缩短；P-P 间期延长，提示窦性频率减慢。中毒量强心苷可引起各种心律失常，ECG 也有相应变化。

（五）对血管的作用

强心苷能直接收缩血管平滑肌，增加外周阻力。该作用与交感神经系统及心排血量的变化无关。正常人用药后外周阻力增加 23%，血压升高。但 CHF 患者用药后，因其降低交感神经活性的作用超过直接收缩血管的效应，而使血管阻力下降、心排血量及组织灌流增加、动脉压不变或略升。

（六）利尿作用

强心苷可通过改善心功能增加 CHF 患者肾血流量和肾小球滤过功能，也通过直接抑制肾小管 $Na^+$，$K^+$-ATP 酶，减少肾小管对 $Na^+$ 的重吸收，促进 $Na^+$ 和水排出，发挥利尿作用。

（七）对神经和内分泌系统的作用

中毒剂量强心苷可兴奋延髓及后区催吐化学感受区引起呕吐，还可兴奋交感神经中枢，明显增加交感神经冲动发放，而引起快速型心律失常。强心苷减慢心率和抑制房室传导作用也与其兴奋脑干副交感神经中枢有关。

强心苷还能降低 CHF 患者血浆肾素活性，进而减少血管紧张素 n 及醛固酮含量，对心功能不全时过度激活的 RAAS 产生抑制作用。

## 四、临床应用

（一）治疗慢性心功能不全

各种原因引起的 CHF，凡有收缩功能障碍者，均可给予强心苷治疗：

（1）对伴有心房颤动或心室率快的 CHF 疗效最佳。

（2）对瓣膜病、先天性心脏病、风湿性心脏病（高度二尖瓣狭窄的病例除外）、冠状动脉粥样硬化性心脏病和高血压性心脏病所致的 CHF 疗效较好。

（3）对继发于严重贫血、甲状腺功能亢进及维生素 $B_1$ 缺乏症所致的 CHF 疗效较差，因此时心肌能量代谢已有障碍，应针对病因进行治疗。

（4）对肺源性心脏病、风湿活动期、严重心肌损伤所致的 CHF，因伴有心肌缺氧，能量代谢障碍，血中儿茶酚胺增多，并使细胞低钾，强心苷疗效较差且易中毒。

（5）对严重二尖瓣狭窄及缩窄性心包炎等机械性原因引起的心功能不全，由于左心室舒张充盈受限，强心苷不能增加心排血量，难以消除症状，疗效很差甚至无效。

（二）心律失常

1. 心房颤动

心房颤动的主要危害在于心房过多冲动下传到达心室，引起心室频率过快，妨碍心室排血而导致严重循环障碍。强心苷不在于取消或停止房颤，而在于使过多冲动不能通过房室结下达心室而隐匿在房室结中，减慢心室频率，保护心室免受来自心房过多冲动的影响。用药后多数患者房颤并未停止，而循环障碍得到纠正，可长期用于非紧急房颤患者。

2. 心房扑动

心房扑动时心房冲动虽比房颤时少，但因冲动强而规则，更易传入心室，使心室率快且难于控制。强心苷能不均一地缩短心房肌有效不应期，引起折返激动，使房扑转为房颤，发挥其治疗房颤作用。对某些患者，转为房颤后停用强心苷，就是取消其缩短心房不应期作用，而相对延长不应期，使折返冲动较多地落入较长的不应期而消失，折返停止，窦性节律恢复。

3. 阵发性室上性心动过速

强心苷可增强迷走神经功能，降低心房兴奋性而终止阵发性室上性心动过速的发作。但强心苷中毒亦出现阵发性室上性心动过速，用药前应鉴别其发病原因。

**五、用法用量**

全效量后再用维持量为经典给药方案，即先在短期内给予充分发挥最大疗效（"洋地黄"化）的剂量，即全效量，然后逐日给予维持量。全效量可首次口服地高辛0.25～0.5mg，随后每6h0.25mg，至总量1.25～1.5mg，也可口服洋地黄毒苷0.1mg/次，3～4次/天，至总量0.8～1.2mg。维持量可口服地高辛每日0.125～0.5mg，洋地黄毒苷为每日0.1mg。该给药法显效快，但易致强心苷中毒，临床已少用。

每日维持量疗法对慢性心功能不全患者，目前倾向小剂量维持量疗法，每日给予0.25～0.375mg地高辛维持量，6～7日后（经4～5个半衰期），血药浓度达稳态水平，此法较安全，中毒发生率较低。

**六、不良反应及防治**

强心苷治疗安全范围小，一般治疗量已接近中毒量的60%，且生物利用度及强心苷敏感性个体差异大，极易发生不同程度的毒性反应。特别是当低血钾、高血钙、低血镁、心肌缺氧、酸碱平衡失调、发热、心肌病理状态、高龄及合并用药不当等因素存在时更易诱发和加重强心苷中毒。强心苷类药物宜做临床血药浓度监测，地高辛血药浓度超过3ng/ml、洋地黄毒苷超过45ng/ml，可确认中毒。

（一）心脏反应

是强心苷最严重、最危险的不良反应，约50%患者发生各型心律失常。

1. 快速性心律失常

强心苷中毒最多见和最早见室性期前收缩，约占心脏毒性的1/3。也可发生二联律、三联律及心动过速，甚至发生室颤。

强心苷引起快速性心律失常除与 $Na^+$，$K^+$-ATP 酶被高度抑制有关外，也与强心苷引起迟后除极有关。近年来有人主张应用 $Ca^{2+}$ 通道阻滞剂治疗由强心苷中毒引起的快速性心律失常。

2. 房室传导阻滞

强心苷引起房室传导阻滞与提高迷走神经兴奋性有关，也与高度抑制 $Na^+$，$K^+$-ATP 酶有关。细胞失钾，静息膜电位变小（负值减少），使 0 相除极速率降低，而发生传导阻滞。

3. 窦性心动过缓

强心苷可抑制窦房结、降低其自律性而引起窦性心动过缓。如心率降至60次/分以下，可作为停药的指征之一。

氯化钾对强心苷中毒所致的快速性心律失常有效，轻者可口服钾盐，重者宜静脉滴注钾盐。钾离子能与强心苷竞争心肌细胞膜上的 $Na^+$，$K^+$-ATP 酶，减少强心苷与酶的结合，从而减轻或阻止毒性的发生和发展。钾与心肌结合比强心苷与心肌结合疏松，强心苷中毒后补钾只能阻止强心苷继续与心肌细胞结合，而不能置换已与心肌细胞结合的强心苷，故预防低血钾比治疗补钾更重要。补钾不可过量，同时要注意患者的肾功能情况，以防止高血钾发生。对并发传导阻滞的强心苷中毒不宜补钾，否则可致心脏停搏。

严重心律失常可用苯妥英钠。苯妥英钠不仅有抗心律失常作用，还能与强心苷竞争 $Na^+$，$K^+$-ATP 酶，恢复其活性，因而有解毒效应。

利多卡因可用于强心苷中毒引起的室性心动过速和心室颤动。

对强心苷中毒引起的心动过缓和 Ⅱ、Ⅲ 度房室传导阻滞等缓慢性心律失常，不宜补钾，可给予 M 受体阻断药阿托品治疗。

地高辛抗体 Fab 片段对强心苷有高度选择性和强大亲和力，能竞争性置换与 $Na^+$，$K^+$-ATP 酶结合中的强心苷，解救危及生命的重度中毒。

（二）胃肠道反应

为常见早期中毒症状，主要表现为畏食、恶心、呕吐及腹泻等。剧烈呕吐可导致失钾而加重强心苷中毒，应补钾或考虑停药。注意与心力衰竭致心脏瘀血产生的恶心、呕吐相鉴别。

（三）中枢神经系统反应

主要表现有眩晕、头痛、失眠、疲倦和谵妄等症状及视觉障碍，如黄视、绿视症及视物模糊等。视觉异常通常为强心苷中毒的先兆，可作为停药的指征。

## 第三节　磷酸二酯酶抑制剂

20 世纪 70 年代强心苷的临床治疗地位受到挑战，非苷类正性肌力药如多巴胺类 β 受体激动药、磷酸二酯酶抑制剂和钙增敏药等相继问世。临床应用有效，理论上也证明对 CHF 治疗有利，但长期大规模使用却增加病死率，因而近年研究减少。

磷酸二酯酶（PDE）广泛分布于心肌、平滑肌、血小板及肺组织。目前已知有 7 种亚型，各亚型对不同底物的特异性、亲和性不同。分布于心肌细胞与血管平滑肌细胞肌浆网的 PDE Ⅲ能分解 cAMP 为 AMP 而使其失效。

磷酸二酯酶抑制药（PDEI）通过抑制 PDEDI 提高心肌细胞内 cAMP 含量。cAMP 在心肌细胞内通过激活蛋白激酶 A（PKA）使钙通道磷酸化，促进钙内流增加细胞内钙浓度，或增加血管平滑肌细胞 cGMP，激活 PKG，引起血管尤其静脉血管及肺血管舒张。兼有正性肌力和血管舒张双重作用，可使心排血量增加，心脏负荷降低，心肌氧耗量下降而缓解心衰症状，属正性肌力扩血管药。PDE Ⅲ抑制药也具有抑制血小板聚集、抗心肌缺血等作用。

磷酸二酯酶抑制药（PDEI）可降低心脏前、后负荷和肺动脉压，改善心脏舒张功能和收缩功能，但常用药物如米力农、依诺昔酮可增加病死率。兼具抑制 $K^+$ 通道的维司力农及具钙增敏作用的匹莫苯也有此作用，从而使其治疗意义和价值受到挑战。但小剂量应用，即用 1/3 ~ 1/6 原来剂量，可改进血流动力学参数，提高运动耐力，不增加心率，不致心律失常，不增加病死率。与 β 受体阻断药合用，因两药作用靶部位不同，有利于正性肌力作用的发挥，β 受体阻断药能减慢心率，抑制心律失常，而 PDEI 抑制药可抵消 β 受体阻断的负性肌力作用。但 PDEI 抑制药能否降低心力衰竭患者的病死率，或延长其寿命，尚有争论。目前主要用于心力衰竭短时间支持疗法，尤其是对强心苷、利尿药及血管扩张药疗效不佳患者。

### 一、氨力农（安诺可，氨吡酮，氨基双吡酮，氨利酮，氨联吡啶酮，氨联双吡酮，氨联酮，氨双吡酮，乳酸氨力农）

为早期磷酸二酯酶抑制药，属双吡啶类衍生物，兼有正性肌力和扩张血管作用。其正性肌力作用主要通过抑制磷酸二酯酶Ⅲ，使心肌细胞内环磷酸腺苷（cAMP）浓度升高，进而使细胞内钙含量增加，心肌收缩力增强，心排血量增加。其血管扩张作用可能是直接作用于小动脉或心功能改善后交感神经过度激活减轻所致。

药理作用和临床应用

（一）吸收

口服 1h 起效，1 ~ 3h 达最大效应，作用维持 4 ~ 6h。静脉注射 2min 内起效，10min 作用达高峰，持续 1 ~ 1.5h。

（二）分布

表观分布容积 1.2 ~ 1.6L/kg。蛋白结合率为 10% ~ 20%。

（三）消除

正常人半衰期约 3 ~ 6h，心力衰竭患者延长（平均为 5.8h）。大部分经肝脏代谢，代谢产物及约 30% 的原型药由肾排出。

（四）剂量方案

成人静脉给药负荷量 0.5 ~ 1mg/kg，用适量生理盐水稀释后，缓慢静脉注射（5 ~ 10min），继之以 5 ~ 10μg/（kg·min）维持静脉滴注。根据病情调整剂量，必要时 30min 后再静脉注射 1 次。单次剂量最大不超过 2.5mg/kg，极量为一日 10mg/kg。疗程不超过 2 周。

（五）特殊剂量方案

药物约 30% 以原型随尿液排出，肾功能不全者应减量。

新生儿建议给予负荷量 3 ~ 4.5mg/kg，分次给药，维持量为 3 ~ 5μg/（kg·min）静脉滴注。婴儿建议给予负荷量 3 ~ 4.5mg/kg，分次给药，维持量为 10μg/（kg·min）静脉滴注。

（六）不良反应

1. 消化系统

可见恶心、呕吐、食欲缺乏、腹痛、畏食、腹泻、消化性溃疡和味觉障碍。亦见肝脏酶学指标升高和肝细胞损伤。

2. 血液系统

大剂量长期应用可引起血小板减少，且呈剂量依赖性，常于用药后 2 ~ 4 周出现，但减量或停药后即好转。每日剂量不超过 300mg，不易发生。

3. 心血管系统

可引起胸痛、低血压，诱发心律失常（室性期前收缩、心室颤动和室性心动过速）。血钾过低可加重心律失常。

4. 过敏反应

表现为心包炎、胸膜炎和腹腔积液、伴胸部 X 线间质性阴影和血沉增快的心肌炎、低氧血症、黄疸、伴结节性肺密度改变的脉管炎，甚至死亡。

5. 其他

可见眩晕、头痛（可能为扩血管效应）、代谢性酸中毒、低钾血症、嗅觉异常、肺浸润性改变、发热、咳嗽、胸痛、肌痛、关节痛、多尿、泪液分泌减少、斑丘疹、皮肤干燥、指（趾）甲褪色等。注射部位烧灼感，漏于血管外可致组织坏死。可产生耐药性。

（七）注意事项

对氨力农或亚硫酸氢盐过敏、严重低血压、严重失代偿性循环血容量减少、室上性心动过速和室壁瘤、严重肾功能不全、梗阻性肥厚型心肌病（因增强心肌收缩力而加重梗阻）、严重阻塞性心瓣膜病（如主动脉瓣或肺动脉瓣狭窄）患者禁用。肝肾功能不全、急性心肌梗死或其他急性缺血性心脏病、低血压患者、儿童、孕妇及哺乳期妇女应慎用。FDA妊娠安全性分级为C级。用药前后及用药期间应检查或监测血压、心率、心律、心电图、血小板计数、肝肾功能和电解质变化，保持水、电解质平衡。

长期口服不良反应大，可增加病死率，目前仅限于强心药、利尿药及血管扩张药疗效不佳的急性及难治性心力衰竭的短期治疗，不适于慢性充血性心力衰竭的长期治疗。粉针于氨力农溶剂中成盐速度较慢，需40～60℃温热、振摇，待溶解完全后方可稀释使用。静脉注射液或粉针用生理盐水稀释为1～3mg/ml的溶液，禁用含有右旋糖酐和葡萄糖的溶液。与呋塞米混用可产生沉淀。如出现血清丙氨酸氨基转移酶升高，并伴有临床症状时，应立即停药。

（八）相互作用

与血管紧张素转化酶抑制药、硝酸酯类药合用有协同作用，与儿茶酚胺类强心药、硝苯地平合用可增强疗效小剂量氨力农与血管舒张剂合用，一次口服100mg和肼曲嗪75～100mg，每日3次，也可增强疗效，减少不良反应。氨力农对洋地黄、利尿药或血管舒张剂治疗无效的顽固性心力衰竭有效。氨力农不增强洋地黄正性肌力作用，故应用期间不必停用洋地黄或利尿药。但合用强利尿药可使左心室充盈压过度下降，需注意水、电解质平衡。与丙吡胺合用可导致血压过低。

（九）临床应用

用于洋地黄、利尿药、血管扩张药治疗无效或效果欠佳的各种原因引起的急、慢性顽固性充血性心力衰竭的短期治疗。可增强房室结功能和传导功能，对伴有室内传导阻滞的患者较安全，有抗血栓形成、改善微循环、肺顺应性及增加冠脉血流量等作用。尤适用于合并房+室传导阻滞和心肌缺血的心力衰竭患者，可使心肌耗氧量平均降低30%。慎用于急性心肌梗死合并心力衰竭患者，对原发性肺动脉高压及心源性休克亦有良好效果，能使心脏指数、肺毛细血管楔压、右房压、体循环阻力和肺血管阻力均得到明显改善。

（十）剂型规格

注射液：50mg：2ml；100mg：2ml；50mg：10ml。注射用氨力农：50mg。

**二、米力农（甲腈氨利酮，甲腈吡酮，力康，米利酮，乳酸米力农）**

为氨力农同类物，但作用较强，为氨力农的10～30倍。心血管效应与剂量有关，小剂量主要表现为正性肌力作用，剂量增加扩张血管作用也随之加强。增加心脏指数作用优于氨力农，对动脉血压和心率无明显影响，患者耐受性较好。已取代氨力农，用于严重充血性心力衰竭（CHF）的短期治疗。

（一）吸收

口服 0.5h 内起效，1 ~ 3h 达最大效应，$t_{1/2}$ 为 2h，作用维持 4 ~ 6h，80% 以原型从尿中排泄。静脉给药 5 ~ 15min 起效，$t_{1/2}$ 为 2 ~ 3h。

（二）分布

生物利用度 76% ~ 85%，蛋白结合率 70%。

（三）消除

主要于肝脏代谢失活，代谢产物 80% 随尿排泄，原型 60% 于用药后 2h 内排出，90% 于 8h 内排出。消除半衰期为 2 ~ 3h。

（四）剂量方案

充血性心力衰竭推荐负荷剂量为 37.5 ~ 50μg/kg，在 10min 内缓慢静脉注入（注射过快可诱发室性期前收缩），继之以 0.375 ~ 0.75μg/（kg·min）的速度静脉滴注维持。滴注速度应根据血流动力学和临床反应调整，持续时间取决于患者反应。心脏外科手术后低心排患者同。充血性心力衰竭。日最大剂量不超过 1.13mg/kg。疗程不超过 2 周。脑血管痉挛，一次 2.5 ~ 15mg，通过动脉插管以 0.25mg/min 速度动脉注射给药。

（五）特殊剂量方案

肾功能不全患者消除半衰期显著延长，宜减少剂量，并减慢输液速度，日最大剂量不超过 1.13mg/kg，见表 3-4。

表 3-4　肾功能损害者输液速度调整表

| 肌酐清除率 /[ml/（min·1.73m²）] | 输液速度 /[μg/（kg·min）] |
| --- | --- |
| 5 | 0.20 |
| 10 | 0.23 |
| 20 | 0.28 |
| 30 | 0.33 |
| 40 | 0.38 |
| 50 | 0.43 |

老年患者无须调整剂量。

儿童非高动力性感染性休克，负荷量为 75μg/kg，静脉注射，继之以 0.75 ~ 1μg/（kg·min）速度静脉滴注。每增加 0.25μg/（kg·min），负荷量增加 25μg/kg，以便迅速达稳态血药浓度。心脏外科手术后低心排儿童患者：负荷量为 50μg/kg（心肺分流术后），5min 内静脉注射，继之以约 3μg/（kg·min）的速度静脉滴注 30min，之后以 0.5μg/（kg·min）的速度静脉滴注维持。

（六）不良反应

不良反应较氨力农少见。可见室性心律失常（包括室性异位搏动、非持续性室性心动过速、持续性室性心动过速、心室颤动）、室上性心律失常、心房颤动、窦性心动过速、低血压、心绞痛症状加重、胸痛。其他可见低钾血症、支气管痉挛、肝肾功能异常、轻致中度头痛、头晕、震颤、发热、恶心、呕吐、血小板减少。停药后可缓解或消失。

（七）注意事项

对本药或氨力农过敏（对氨力农过敏者可对本药交叉过敏）、心肌梗死急性期、严重低血压、严重室性心律失常、严重梗阻性主动脉瓣或肺动脉瓣疾病（如肥厚型主动脉瓣狭窄，本药可加重左心室梗阻）、梗阻性肥厚型心肌病患者（可加重梗阻）禁用。低血压、血容量不足、急性缺血性心脏病、心动过速、肝肾功能不全、心房颤动或扑动、电解质紊乱、近期发生过心肌梗死的患者慎用。儿童用药的安全性和有效性尚不明确。动物实验无致畸作用，但孕妇用药对胎儿的影响尚不明确，应权衡利弊。FDA妊娠安全性分级为C级。是否经乳汁分泌尚不明确，哺乳期妇女慎用。用药前后及用药时应检查或监测心率、血压、心电图、体液和电解质、肾功能、血小板计数，并尽可能监测肺动脉楔嵌压、心排血量、血气等。

禁与呋塞米混合注射（可产生沉淀），也不可与布美他尼配伍。心排血量增加导致多尿时，需减少利尿药用量。过度利尿引起钾丢失过多时，可增加洋地黄化患者发生心律失常危险性，用药前或用药期间需补钾以纠正低血钾症。给药时间应视患者反应而定，目前尚无使用48h以上临床用药经验。过量可致低血压，应减量或停药。目前尚无特殊解毒药，应采用支持治疗。

（八）相互作用

参见氨力农。

（九）临床应用

用于各种原因引起的急性心力衰竭及慢性难治性心力衰竭的短期治疗。

（十）剂型规格

片剂：2.5mg；5mg。注射液：5mg：5ml；10mg：10ml；20mg：20ml。注射用米力农：5mg，10mg；20mg。米力农氯化钠注射液：100ml（米力农20mg，氯化钠860mg）。

### 三、依诺昔酮（甲硫咪唑酮，苯氧咪酮）

为咪唑类衍生物，通过抑制PDE Ⅲ活性而发挥正性肌力和扩张血管作用。

（一）吸收

口服易吸收。

（二）分布

吸收后迅速分布，蛋白结合率为65%。

**（三）消除**

主要经尿排泄，口服消除半衰期为 2.9h，静脉注射半衰期为 1.26h。肝功能减退患者为 2.16h，肾功能减退患者为 1.33h。

**（四）剂量方案**

口服 150 ~ 200mg/ 次，每日 3 次。长期口服可增加病死率，建议短期静脉注射。静脉注射 0.5 ~ 1.0mg/kg，速度不应超过 12.5mg/min，然后隔 30min 按 0.5mg/kg 给药至出现满意疗效，或使总量达 3mg/kg 为止。静脉滴注 1.25 ~ 7.5μg/（kg·min），滴注 10 ~ 30min。

**（四）不良反应**

低血压、头痛、失眠、焦虑、恶心、呕吐、腹泻、水钠潴留、室性心律失常等。但较轻，减少剂量或停药即可消失。

**（五）相互作用**

本品与儿茶酚胺类并用，可明显增加心排血量和每搏量，但对动脉压无变化。

**（六）临床应用**

适用于严重充血性心力衰竭的短期治疗。

**（七）剂型规格**

片剂：50mg；100mg。注射液：100mg：20ml。

### 四、维司力农

是一种口服有效的正性肌力药物，兼有中等强度的扩血管作用。作用机制复杂，能选择性地抑制 PDE Ⅲ，但比双吡啶类弱。能激活 $Na^+$ 通道，促进 $Na^+$ 内流；抑制 $K^+$ 通道，延长动作电位时程；促进 $Ca^{2+}$ 内流，增加细胞内 $Ca^{2+}$ 含量。还可增加肌钙蛋白 C 对 $Ca^{2+}$ 的敏感性，抑制 CHF 患者体内 TNF-α 和干扰素 -γ 等细胞因子的产生和释放，临床应用可缓解心衰患者症状，提高生活质量。

# 第四章　利尿药

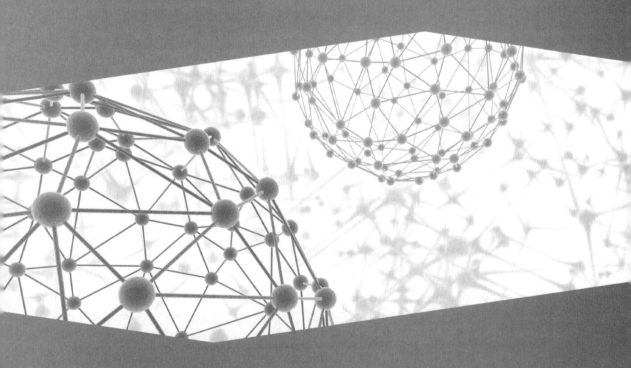

利尿药是作用于肾脏，增加电解质特别是 $Na^+$、$Cl^-$ 及水排泄，使尿量增多，细胞间液减少的药物。临床主要用于治疗各种原因引起的水肿，也可用于某些非水肿性疾病，如高血压、肾结石、高血钙症等。利尿药按其作用强度可分为高效、中效、低效利尿药。

高效利尿药主要作用于肾脏髓袢升支粗段髓质部和皮质部，利尿作用强大，包括呋塞米、托拉塞米、依他尼酸及布美他尼等。

中效利尿药主要作用于髓袢升支粗段皮质部和远曲小管近端，利尿作用中等，包括噻嗪类利尿药及氯噻酮、吲哒帕胺、美托拉宗等。

低效利尿药主要作用于远曲小管和集合管，利尿作用弱于以上两类，包括保钾利尿药如螺内酯、氨苯蝶啶、阿米洛利，还有主要作用于近曲小管的碳酸酐酶抑制剂，如乙酰唑胺等。

# 第一节　利尿药的生理生化基础

肾脏是由肾单位构成，肾单位是肾脏结构和功能的基本单位，它与集合管共同完成尿的生成过程，两侧肾脏共含有 170 万～240 万个肾单位。集合管因在胚胎发育中起源于尿道嵴，故不属于肾单位。集合管与远曲小管相连，每一集合管有多条远曲小管汇集而成。集合管在尿液生成过程中，特别是在尿液浓缩过程中起着重要作用。

尿液的生成是通过肾小球滤过，肾小管和集合管重吸收及肾小管和集合管的分泌与交换而实现的。尿液在集合管生成后，汇入乳头管，最后经肾盏、肾盂、输尿管进入膀胱储存。

## 一、肾小球的滤过

肾小球是入球小动脉分支成的毛细血管袢，其包囊称肾小囊，由两层上皮细胞组成，内皮紧贴于毛细血管壁，外层与肾小管相连。两层上皮细胞之间的间隙称为囊腔，与肾小管管腔相通。

循环血液经过肾小球毛细血管时，血浆中的水和小分子溶质，包括少量分子量较小的血浆蛋白，可以滤入肾小囊的囊腔而形成滤过液。原尿量的生成与肾小球的有效滤过压和滤过膜通透性密切相关。此外还受滤过面积、肾血流量等因素的影响。有效滤过压 = 肾小球毛细血管血压 –（血浆胶体渗透压 + 肾小囊内压）。在正常情况下，肾小球毛细血管压为 45mmHg，血浆胶体渗透压为 20mmHg，肾小囊内压为 10mmHg，因此，有效滤过压为 15mmHg。

影响肾小球滤过的因素较多，包括肾小球毛细血管血压、囊内压、血浆胶体渗透压、肾血浆流量等。

（一）肾小球毛细血管血压

全身动脉血压的改变，可影响肾小球毛细血管的血压。由于肾血流量具有自身调节机制，动脉血压变动于 80 ~ 180mmHg 范围内时，肾小球毛细血管血压维持稳定，肾小球滤过率基本保持不变。但当动脉血压降到 80mmHg 以下时，肾小球毛细血管压将相应下降，于是有效滤过压降低，肾小球滤过率也减少。当动脉血压降到 40 ~ 50mmHg 以下时，肾小球滤过率将降低到零，因而无尿。在原发性高血压病晚期，入球小动脉由于硬化而缩小，肾小球毛细血管血压可明显降低，于是肾小球滤过率减少而导致少尿。

（二）囊内压

正常情况下，肾小囊内压比较稳定。肾盂或输尿管结石、肿瘤压迫或其他原因引起的输尿管阻塞，都可使肾盂内压显著升高。此时囊内压也将升高，致使有效滤过压降低，肾小球滤过率因此而减少。有些药物如果浓度太高，可在肾小管液的酸性环境中析出结晶；某些疾病时溶血过多，血红蛋白过高可堵塞肾小管，这些情况也会导致囊内压升高而影响肾小球滤过。

（三）血浆胶体渗透压

人体血浆胶体渗透压在正常情况下不会有很大变动。但若全身血浆蛋白的浓度明显降低时，血浆胶体渗透压也降低，此时有效滤过压将升高，肾小球滤过率也随之增加。例如由静脉快速注入生理盐水使血液稀释时，肾小球滤过率将增加，其原因之一可能是血浆胶体渗透压的降低。

（四）肾血浆流量

肾血浆流量对肾小球滤过率有很大影响，主要影响滤过平衡的位置。如果肾血流量加大，肾小球毛细血管内血浆胶体渗透压的上升速度减慢，滤过平衡就靠近出球小动脉端，有效滤过压和滤过面积就增加，肾小球滤过率将随之增加。如果肾血流量进一步增加，血浆胶体渗透压上升速度就进一步减慢，肾小球毛细血管全长都达不到滤过平衡，全长都有滤过，肾小球滤过率就进一步增加。相反，肾血浆流量减少时，血浆胶体渗透压的上升速度加快，滤过平衡就靠近入球小动脉端，有效滤过压和滤过面积就减少，肾小球滤过率将减少。在严重缺氧、中毒性休克等病理情况下，由于交感神经兴奋，肾血流量和肾血浆流量将显著减少，肾小球滤过率也因而显著减少。

凡能增加有效滤过压的药物都可利尿，如强心苷、多巴胺、氨茶碱等，通过增加心肌收缩性，增加肾血流量及肾小球滤过率而利尿。但由于肾脏存在球、管平衡的调节机制，终尿量并不能明显增多，利尿作用很弱。

肾小球旁器又称近球小体，由球旁细胞核、致密斑及球外系膜细胞组成。球旁细胞是入球微动脉近血管膜内的管壁平滑肌细胞转变成的上皮样细胞，细胞质内涵丰富的分泌颗粒，可分泌肾素。致密斑为远曲小管在靠近血管极一侧，管壁上皮细胞变为单层柱状，且排列紧密，所形成的椭圆形斑。致密斑是离子感受器，可感受远端小管内尿液的 $Na^+$ 浓度变化。利尿药和降压药产生耐药性的机制以及利尿药引起低血钾的机制与此有关。球外系膜细胞是入球小动脉和出球小动脉之间的一群细胞，具有吞噬功能，它们与致密斑相互联系，细胞内有肌丝，故也有收缩能力。由于组成球旁器的这些特殊细胞在部位上非常靠近，它们能将髓袢升支粗段中小管液化学变化的信息传递到肾单位的肾小球，从而也能调节该肾单位球旁细胞肾素的释放量和肾小球滤过率。

### 二、肾小管和集合管的重吸收及转运

肾小管包括近曲小管、髓袢、远曲小管和集合管。正常人每日能形成 180L 原尿，但进入输尿管的终尿每日仅 1 ~ 2L，可见约 99% 的原尿在肾小管被重吸收，它是影响终尿量的主要因素。不仅如此，滤过液中的葡萄糖已全部被肾小管重吸收回血；$Na^+$、尿素不同程度地重吸收；肌酐、尿酸和 $K^+$ 等还被肾小管分泌入管腔中。目前常用的利尿药多数通过减少肾小管对电解质及水的重吸收而发挥利尿作用。

（一）近曲小管

此段重吸收 $Na^+$ 约占原尿 $Na^+$ 量的 60% ~ 65%，原尿中约有 85% 的 $NaHCO_3$ 及 69%$Cl^-$、50%$K^+$ 和全部葡萄糖在此段被重吸收。

$Na^+$ 在近曲小管的转运可分成二相，$Na^+$ 通过腔膜侧进入上皮细胞内，再通过基膜离开细胞，后者由钠泵（$Na^+$，$K^+$-ATP 酶）所驱动。此外，$Na^+$ 在近曲小管可通过 $Na^+$-$H^+$ 反向转运系统与 $H^+$ 按 1 : 1 进行交换而进入细胞内。$H^+$ 由小管细胞分泌到小管液中，并将小管液中的 $Na^+$ 换回细胞内。$H^+$ 的产生来自 $H_2O$ 与 $CO_2$ 所生成的 $H_2CO_3$，这一反应需上皮细胞内碳酸酐酶的催化，然后 $H_2CO_3$ 再解离成 $H^+$ 和 $HCO_3^-$，$H^+$ 将 $Na^+$ 换入细胞内，再由 $Na^+$ 将 $Na^+$ 送至组织间液。若 $H^+$ 的生成减少，则 $Na^+$-$H^+$ 交换减少，致使 $Na^+$ 的重吸收减少而引起利尿。碳酸酐酶抑制剂乙酰唑胺能使 $H^+$ 的生成减少而发挥利尿作用，但作用弱，易致代谢性酸血症，故现少用。

目前尚无高效作用于近曲小管的利尿药，原因是药物抑制了近曲小管 $Na^+$ 的重吸收，使近曲小管腔内原尿增多，小管有所扩张，原尿吸收面积增大，尿流速度减慢而停留时间延长，从而近曲小管本身出现代偿性重吸收，同时近曲小管以下各段肾小管也出现代偿性重吸收增多现象。

近曲小管对水有高度通透性，盐和水呈正相关重吸收，小管液为等渗。当静脉注射葡萄糖或甘露醇等高渗溶液时，因甘露醇等不易被重吸收，小管液渗透压升高，通过渗透压效应，阻碍近曲小管水的重吸收，使小管液增加。

（二）髓袢升支粗段的髓质部和皮质部

髓袢升支的功能与利尿药作用关系密切，也是高效利尿药的重要作用部位，此段重吸

收原尿中 30% ~ 35% 的 $Na^+$，而不伴有水的重吸收。髓袢升支粗段 NaCl 的重吸收受腔膜侧 $K^+-Na^+-2Cl^-$ 共同转运系统所控。该转运系统可将 2 个 $Cl^-$、1 个 $Na^+$ 和 1 个 $K^+$ 同向转运到细胞内，其驱动力来自间液侧 $Na^+$，$K^+-ATP$ 酶对胞内 $Na^+$ 的泵出作用，即共同转运的能量来自 $Na^+$ 浓度差的势能。进入胞内的 $Cl^-$，通过间液侧离开细胞，$K^+$ 则沿着腔膜侧的钾通道进入小管腔内，形成 $K^+$ 的再循环。

当原尿流经髓袢升支时，随着 NaCl 的重吸收，小管液由肾乳头部流向肾皮质时，也逐渐由高渗变为低渗，进而形成无溶质的净水（$H_2O$），这就是肾对尿液的稀释功能。同时 NaCl 被重吸收到髓质间质后，由于髓袢的逆流倍增作用，以及在尿素的共同参与下，使髓袢所在的髓质组织间液的渗透压逐步提高，最后形成呈渗透压梯度的髓质高渗区。这样，当尿液流经开口于髓质乳头的集合管时，由于管腔内液体与高渗髓质间存在着渗透压差，血管升压素，水被重吸收，即水由管内扩散出集合管，大量的水被重吸收回去，称净水的重吸收，这就是肾对尿液的浓缩功能。

综上所述，如当髓袢升支粗段髓质部和皮质部对 NaCl 的重吸收被抑制时，一方面肾的稀释功能降低（净水，即非渗透压所吸引的水生成减少）；另一方面肾的浓缩功能也降低（净水再吸收减少），排出大量渗透压较正常尿低的尿液，就能引起强大的利尿作用。高效利尿药托拉塞米等，可抑制升支粗段髓质部和皮质部对氯化钠的重吸收，使肾的稀释功能降低，净水生成减少，同时又使肾的浓缩功能降低。中效噻嗪类利尿药等，抑制髓袢升支粗段皮质部（远曲小管开始部分）对 NaCl 的重吸收，使肾的稀释功能降低，但不影响肾的浓缩功能。

（三）远曲小管及集合管

此段重吸收原尿 $Na^+$ 约 5% ~ 10%，其再吸收方式除继续进行 $Na^+-H^+$ 交换外，同时也有 $Na^+-K^+$ 交换过程，这是在醛固酮调节下进行的。醛固酮有三个作用：增加渗透酶蛋白的合成而增强腔膜侧 $Na^+$ 的内流；兴奋间液侧的 $Na^+$，$K^+-ATP$ 酶；促进细胞的生物氧化过程以提供 ATP，为 $Na^+$ 泵活动供能。通过这些作用增加远曲小管、集合管对 $Na^+$ 的重吸收并分泌 $K^+$。如能拮抗醛固酮的调节功能或直接抑制 $K^+-Na^+$ 交换，就会造成排 $Na^+$ 保 $K^+$ 而致利尿。远曲小管对水亦不通透，NaCl 的重吸收进一步稀释了尿液。此外，在远曲小管，$Ca^{2+}$ 经 $Ca^{2+}$ 通道、以 $Ca^{2+}-Na^+$ 交换方式被重吸收，甲状旁腺激素（PTH）可调节 $Ca^{2+}$ 的重吸收。集合管有水通道蛋白分布（AQP2、3、4），是重吸收水的主要部位。当集合管腔内尿液流经高渗性的髓质区域时，稀释的尿液与高渗区之间的渗透压差，驱使水分子通过水通道从管腔流向间质。在抗利尿激素作用下，AQP2 转到细胞的管腔膜，与管周膜上的 AQP3 和 AQP4 协同，完成水的重吸收。在此过程中，尿液被浓缩，成为肾脏的浓缩功能。螺内酯、氨苯蝶啶等药作用于此部位，又称保钾利尿药。

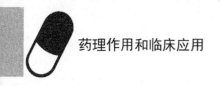

## 第二节 利尿药的作用机制

根据利尿药的作用部位、化学结构及作用机制可分为以下几类：袢利尿药、噻嗪类利尿药、保钾利尿药、碳酸酐酶抑制剂、渗透性利尿药。

### 一、袢利尿药

最早用于临床的袢利尿药为有机汞化合物，如汞撒利。因其对心脏和肝脏的毒性较大，现已不用。目前用于临床的袢利尿药主要有：呋塞米、依他尼酸、布美他尼和托拉塞米等。

本类药物主要作用于髓袢升支粗段，既可影响尿的稀释过程，也能影响尿液的浓缩过程，利尿作用强大，为高效能利尿药。本类药物与氯化物竞争结合位于髓袢升支粗段管腔膜的 $Na^+$–$K^+$–$2Cl^-$ 协同转运载体，从而抑制 $Na^+$、$Cl^-$ 的重吸收。袢利尿药 98% 以上与蛋白结合，因此，不能经肾小管自由滤过，而是借助有机阴离子载体分泌到肾小管腔。袢利尿药的分泌可因内生性有机酸水平增加而减少，如肾衰，使用丙磺舒、水杨酸盐和非甾体类抗炎药等情况。

袢利尿药除抑制 NaCl 重吸收外，也抑制 $Ca^{2+}$、$Mg^{2+}$、$K^+$ 重吸收，使血液中 $Ca^{2+}$、$Mg^{2+}$、$K^+$ 的浓度降低。因此此类药物可以治疗高血钙症。袢利尿药还有扩张血管的作用，是治疗急性肺水肿的药物之一。同时还能抑制前列腺素分解酶的活性，使前列腺素 $E_2$ 含量升高，从而具有扩张血管作用。扩张肾血管，降低肾血管阻力，使肾血流量尤其是肾皮质深部血流量增加，是其用于预防急性肾功能衰竭的理论基础。另外，与其他利尿药不同，袢利尿药在肾小管液流量增加的同时肾小球滤过率不下降，可能与流经致密斑的 $Cl^-$ 减少，从而减弱或阻断了球–管平衡有关。扩张肺部静脉，降低肺毛细血管通透性，及其利尿作用，使回心血量减少，左心室舒张末期压力降低，有助于急性左心衰竭的治疗。

### 二、噻嗪类利尿药

噻嗪类利尿药于 1956 ~ 1957 年用于临床，氯噻嗪应用最早，随后发展为一系列的衍生物。目前国内应用最广泛的是氢氯噻嗪，此外还有环戊噻嗪、苄氟噻嗪等，氯噻酮、美托拉宗在化学结构上与前者不同，但药理效应相似，也归于此类。本类利尿药的优点是急性毒性较小，治疗范围较广；缺点是能降低肾小球滤过率，肾功能不全者应慎用，肌酐清除率 < 25ml/min 时不主张使用。

（一）利尿作用

动物实验表明，噻嗪类药物直接作用于肾脏，经肾小球滤过和肾小管分泌进入管腔，通过竞争远曲小管近端管腔膜上的 $Na^+$-$Cl^-$ 协同转运载体而抑制 $Na^+$、$Cl^-$ 的重吸收，肾小管腔内渗透浓度增高，大量的 NaCl 带着水分排出体外。此功能段重吸收的钠量有限，故本类利尿药产生的利尿效应有限，为中效能利尿药。除抑制 $Na^+$、$Cl^-$ 的重吸收以外，也增加 $K^+$ 排泄。其作用机制尚不清楚，有研究认为与 $Na^+$，$K^+$-ATP 酶有关，药物通过抑制该酶的活性而减少肾小管对 $Na^+$、$Cl^-$ 主动重吸收所需要的能量，从而使 $Na^+$、$Cl^-$ 主动重吸收减弱，水的重吸收也随之减少。也有人认为，酯化脂肪酸是供给肾小管重吸收 $Na^+$ 所需要的能量，噻嗪类药物能够降低肾组织对酯化脂肪酸的利用而影响肾小管对 $Na^+$ 的重吸收。另外，15-羟前列腺素脱氢酶抑制剂吲哚美辛能够对抗噻嗪类利尿药的作用，故有人推测此类药物的利尿作用可能与肾脏的前列腺素合成相关。

噻嗪类利尿药可使肾小管中尿钙排泄减少 40%～50%，从而使肾小管尿钙沉着减少，减少高尿钙引起的肾结石，可治疗特发性高尿钙症。其作用机制尚不清楚，推测可能是噻嗪类药物阻止肾小管 $Na^+$ 重吸收所产生的继发作用。噻嗪类利尿药可增加 $K^+$、$Mg^+$ 的排泄，导致低 $K^+$、低 $Mg^+$、低 $Cl^-$ 血症及酸碱平衡失调，但不影响该类药物的利尿效果。

噻嗪类利尿药可使血浆容量减少而影响肾脏血流量，导致肾小球滤过率下降，从而引起醛固酮分泌增加而影响该类药物的利尿效果。

（二）降压作用

噻嗪类利尿药是治疗高血压的基础药物之一，有作用温和、持久，长期应用无明显耐受性、不良反应小及加强其他降压药降压效果等优点。噻嗪类利尿药降压作用机制尚不清楚，一般认为其早期降压作用与利尿有关，通过大量排泄水和钠，使血容量及细胞外液减少、血压下降。但长期服用则利尿作用消失，血容量和心排血量恢复，但外周血管阻力仍降低，仍保持降压作用，这与血容量改变无关。

二氮嗪属噻嗪类化合物无利尿作用，相反可引起钠、水潴留，但却是有效降压药，从而提示噻嗪类利尿药的降压作用尚有其他机制参与。可能与减少了交感神经元突触前纤维及阻力血管壁细胞内的钠含量而导致去甲肾上腺素的释放减少，细胞内外 $Na^+$-$Ca^{2+}$ 交换减弱，从而改变了血管平滑肌的反应性有关。

噻嗪类利尿药也可以通过抑制血管平滑肌对 ATP 的利用而降低血管的紧张性，另外可能与影响了肾脏内前列腺素的合成有关。

（三）抗利尿作用

噻嗪类利尿药治疗由于抗利尿激素不足所引起的垂体性尿崩症和集合管对抗利尿激素不敏感所致的肾性尿崩症均有效，其作用机制尚不清楚，可能是由于药物的排 $Na^+$ 作用使血浆的晶体渗透压降低而减轻口渴症状使饮水量减少，也可能是由于排 $Na^+$ 后血浆容量减少，肾小球滤过率下降，使远端肾小管对水和钠的重吸收比较完全而达远端肾小管的水钠

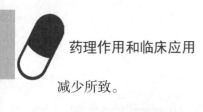

减少所致。

### 三、保钾利尿药

包括氨苯喋啶、阿米洛利、螺内酯、坎利酸钾。前两者主要作用于远曲小管上皮细胞，抑制钠的重吸收，增加 $Na^+$、$Cl^-$ 排泄而产生利尿作用，对钾则有潴留作用。后二者为醛固酮拮抗剂，可在远曲小管和集合管竞争性地对抗醛固酮的作用，抑制 $Na^+$-$K^+$ 交换，增加 $Na^+$、$Cl^-$ 排泄，产生留钾排钠的利尿作用，在肾灌注减少时具有特别的优势，这是因为到达作用部位的药量与肾小球过滤无关。该类药利尿作用弱，为低效能利尿药。在心力衰竭时与袢利尿药合用可克服利尿药产生的耐药，减少钾的丢失。

### 四、碳酸酐酶抑制剂

包括乙酰唑胺、双氯非那胺、醋甲唑胺等，主要作用于近曲小管，能抑制在肾近曲小管和其他部位（如眼房）的碳酸重吸收中起重要作用的碳酸酐酶。该酶是催化二氧化碳和水生成碳酸的酶，广泛分布于肾皮质、胃黏膜、胰腺、红细胞、眼和中枢神经系统。碳酸酐酶缺乏时可抑制 $H^+$ 的进一步分泌，使 $HCO_3^-$ 重吸收减少 80%。在 $HCO_3^-$ 大量滤过（血清碳酸 > 28mmol/L）时，乙酰唑胺是有效的利尿药。而此类药物对远曲小管无作用，故利尿作用弱，目前主要用于治疗非水肿性疾病。

### 五、渗透性利尿药

渗透性利尿药又称脱水药，是一类非电解物质，无明显药理活性。主要药物有：甘露醇、山梨醇、尿素、甘油、高渗葡萄糖、甘油果糖等。此类药物进入循环系统后不宜透过毛细血管壁，迅速升高血液渗透压，促使细胞内液和细胞间液中的水分逐步向血浆渗透，引起细胞组织脱水。渗透性利尿药大多不被代谢，多半采用静脉注射给药，经肾小球滤过后不易被肾小管再吸收或吸收很少，提高肾小管内渗透压，产生渗透性利尿作用。

# 第三节　利尿药的临床应用

## 一、水肿

### （一）心源性水肿

水、钠潴留引起血容量增加及间质液增多是临床形成心力衰竭的重要因素。利尿药治疗心力衰竭的目的就是排出过多的钠和水，减少血管壁 $Ca^{2+}$ 的含量，使血管壁的张力下降，外周阻力降低，从而减少静脉回流，降低前后负荷，改善心功能，减轻肺瘀血和外周水肿，降低房室舒张压，从而降低室壁肌张力，并改善心内膜下血流灌注，阻止左心室功能恶化。其适于左心充盈压增高（＞2.4kPa）或右心充盈压增高（＞1.3kPa）的心力衰竭患者，是液体潴留心力衰竭治疗策略的重要组成部分。

不同类型的利尿药适应不同情况的心力衰竭。作用于髓袢升支皮质部和远曲小管的利尿药如噻嗪类适用于轻度心力衰竭。作用于髓袢升支髓质部的强效利尿药适用于急性、中度心力衰竭及急性肺水肿。作用于远曲小管的利尿药如螺内酯、氨苯蝶啶适用于与中、强效排钾利尿药配伍治疗中、重度心力衰竭。积极利尿可引起电解质紊乱，尤其要避免发生低钾血症，故如无急性肺水肿存在时，每日体重下降以不超过 1kg 为宜。

所有心力衰竭患者，有液体潴留证据或原先有过液体潴留者，均应给予利尿药。应用利尿药后心力衰竭症状得到控制，临床状态稳定者不能将利尿药作为单一治疗，一般应与 ACE 抑制剂和 β 受体阻滞剂合用。

1. 用法与用量

起始与维持剂量：通常从小剂量开始，逐渐增量直至尿量增加，体重每日减轻 0.5 ~ 1.0kg 为宜。以最小有效量长期维持，一般需无限期使用。在长期维持期间，仍应根据液体潴留情况随时调整剂量。

2. 制剂选择

轻度水肿且肾功能正常者，选用噻嗪类，氢氯噻嗪 100mg/ 天已达最大效应，再增剂量也无效。严重水肿尤其伴肾功能损害者，选用呋塞米，其剂量与效应成线性关系，因此剂量不受限制。

3. 利尿药抵抗

当疾病严重时，常需加大利尿药剂量。最终，最大剂量也无反应，即出现利尿药抵抗。处理如下：当口服药的吸收欠佳时，应改用肌内或静脉应用利尿药，如呋塞米持续静脉滴注 1 ~ 5mg/h 联合用药；应用增加肾血流量的药物，如短期应用小剂量的多巴胺 2 ~ 5μg/（kg·min）。

（二）肾源性水肿

肾脏疾病使肾小球滤过功能降低而发生水钠潴留，利尿药可以直接抑制肾小管对钠、水的重吸收，同时还可通过降低肾血管阻力，增加肾皮质血流量，改善肾小球滤过功能，使尿量增加、水肿改善。

1. 肾病综合征

水肿是典型肾病综合征患者的临床表现之一。水肿的治疗一方面要严格限制水钠摄入，另一方面要合理恰当地应用利尿药。此类患者，通常需用的利尿药用量偏大，其主要原因可能是利尿药与经肾小球滤过的尿蛋白发生了结合，使到达发挥利尿作用部位的利尿药剂

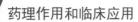

量减少所致。如单纯加大利尿药剂量难奏效时，宜联合其他种类的利尿药。

2. 肾功能减退患者

应用利尿药更需慎重。用药前需了解患者的生理病理变化以及血、电解质等情况，慢性肾功能不全者对血容量的增加与减少比较敏感，即使血容量轻微减少，也能使肾功能进一步恶化。当有血容量增高伴高血压、心力衰竭等情况，需用利尿药时，以袢利尿药为主。急性肾功能衰竭时需静脉用呋塞米，也可加用多巴胺，多巴胺能增加肾血流和抑制钠的重吸收，使尿量增加。

3. 肝源性水肿

肾脏潴钠是肝硬化腹腔积液形成的重要因素之一。在腹腔积液形成的过程中，可能由于血醛固酮量增高和肾血流量减少，肾小管近段及远端回收钠量均增加，形成正钠平衡。纠正时首先要注意控制饮食中钠含量。多数人当钠摄入量控制在 250 ~ 300mg/ 天时，可取得钠平衡。此外由于抗利尿激素分泌增加，肾排水功能下降，为防止低钠血症，水分摄入应控制在 1000 ~ 1500ml/ 天。当控制钠与水无效，需用利尿药时，螺内酯常为首选。其起始剂量为 40mg/ 天，根据需要增量至 120mg/ 天，偶可增至 120mg/ 天以上，对轻、中度腹腔积液往往有效。螺内酯治疗无效时，可加用呋塞米（40 ~ 80mg/ 天）或氢氯噻嗪（25 ~ 50mg/ 天）。治疗期间需注意尿量，监测体重。一般体重下降 0.5 ~ 1kg/ 天时，患者往往可以耐受。积极利尿易引起不良反应，如低血容量、低血钾、碱中毒等，从而诱发肝性脑病。

4. 急性肺水肿和脑水肿

目前对急性肺水肿的治疗主张首先使用强效利尿药，通过大量的水钠排泄，可使血容量及细胞外液量明显减少，迅速降低回心血容量，减少左心室充盈压，并可通过舒张血管、增加静脉血容量、降低心室前负荷及左心室舒张末压使肺脏瘀血量迅速减少，从而及时快速控制肺水肿。

由于利尿药的利尿作用，可使血液浓缩，血浆渗透浓度增高，有助于脑水肿的治疗，尤其是合并左心衰竭的脑水肿患者。

5. 其他水肿

对一些不明原因的水肿及营养不良性水肿、淋巴性水肿、恶性胸腹腔积液或阻塞远端水肿等，利尿药可改善或缓解症状，但应积极寻找和治疗原发病。

## 二、高血压

利尿药治疗高血压已有 50 年的历史，目前仍广泛应用于临床，是作用温和、价廉、小量应用不良反应少的抗高血压药物。《美国高血压预防、监测、评估和治疗联合委员会第七次报告》（JNC-72003）和《欧洲高血压治疗指南》中均推荐利尿药作为无并发症高血压患者的首选药。噻嗪类利尿药由于疗效确切、作用持久、价格低廉、患者依从性好等优点，迄今仍是常用抗高血压药物之一。JNC-7 特别强调了噻嗪类利尿药的治疗地位：

（1）应作为多数患者的初始用药。

（2）当超过正常血压 20/10mmHg 时应联合应用抗高血压药物，通常是噻嗪类利尿药。

（3）噻嗪类利尿药适用于高血压并发心力衰竭、冠心病高危因素和糖尿病等患者。

利尿药通常和其他抗高血压药物联合治疗高血压，并且已有许多固定的联合治疗模式，如噻嗪类利尿药与利血平、肼屈嗪、ACE 抑制剂和血管紧张素Ⅱ受体拮抗剂、β 受体阻滞剂、盐酸可乐定、甲基多巴等。极低剂量的利尿药和 β 受体阻滞剂的复方制剂，如氢氯噻嗪 + 比索洛尔以及氯噻酮 + 倍他洛尔，这些方案已被 FDA 批准作为一线治疗药物。

吲哒帕胺作为较新一代的噻嗪类长效利尿药，近几年来受到人们的关注。大量循证医学证据如 ARGUS、PATS、PROGRESS、SHEP、MRCMHT 等试验表明，吲哒帕胺单独或联合使用均有确切的降压效果和预防脑卒中作用，可减轻左心室肥厚，不影响糖、脂代谢，且可减轻糖尿病性微蛋白尿的排出率，对血钾几乎无影响，具有广阔的应用前景。

利尿药治疗高血压剂量宜小不宜大，同时要根据有无伴随疾病及病情轻重选择利尿药的类型。有糖耐量降低或糖尿病、痛风或血尿酸增高的患者，不宜用氢氯噻嗪。肾功能正常时噻嗪类利尿药的降压效果比呋塞米好，当肾功能不全时应选用呋塞米。高血压急症宜用短效类利尿药如呋塞米，长期高血压治疗可选用长效利尿药如吲哒帕胺。

### 三、尿崩症

噻嗪类利尿药、高效利尿药均有此作用，其中噻嗪类利尿药在临床上最为常用。对中枢性尿崩症能使尿量减少 50%，自觉症状改善，但主要还是替代疗法。

### 四、高钙血症和高钙尿症

强效利尿药可增加钙盐的排泄，在高钙危象无透析的条件时，可采用大剂量呋塞米加生理盐水治疗，治疗成功的关键是利尿时不能脱水，静脉输液量不能落后于尿量。噻嗪类利尿药可降低尿钙，对高钙尿症有治疗作用，可预防特发性高钙尿所致的肾结石，也可以减少这种结石所致的肾绞痛发作。

### 五、心绞痛

越来越多的证据表明，利尿药可为慢性稳定性心绞痛提供有效的辅助治疗。利尿药因为能够降低卧床患者的血管内容量和室壁张力而被推荐用于治疗卧位型心绞痛；通过防止血管扩张时容量增加，也可用来治疗硝酸酯耐药。但是，最新研究发现对于没有充血性心力衰竭的心绞痛患者，在使用硝酸甘油治疗的基础上加入利尿药，不能预防硝酸酯耐药。但单独使用利尿药治疗，却能提高患者对运动平板试验的耐受性从而显示利尿药在心绞痛治疗方面的优点。利尿药还能增加心绞痛阈值。

利尿药治疗的优点在于能降低运动中的左心室前负荷，从而降低心肌需氧量。但是，由于长期应用利尿药对代谢的负影响，在同时有其他抗心绞痛治疗情况下，利尿药不应作为常规治疗的一部分。当顽固性心绞痛对其他治疗无效或不能耐受时，可考虑使用利尿药。

### 六、某些中毒性疾病

利尿药尤其是强效利尿药可结合输液用于主要经过肾脏排泄的药物或毒物中毒的急救处理，借助其利尿作用加速毒物的排出。

### 七、支气管哮喘

近年有研究报道吸入呋塞米可舒张支气管，缓解哮喘。口服呋塞米对哮喘无效。其作用机制尚未阐明，可能为：

（1）抑制 $Na^+$–$K^+$–$2Cl^-$ 同向转运进入气管上皮基膜，降低细胞内 $Na^+$、$Ca^{2+}$ 浓度，使气管平滑肌松弛。

（2）抑制气道内炎症细胞释放介质，降低气道高反应性。

（3）增加气道上皮 $PGE_2$ 生成，抑制 $PGE_2$ 转变为 $PGE_2$，缓解支气管痉挛。

### 八、其他

呋塞米可用于治疗抗利尿激素分泌过多症（SIADH）。氢氯噻嗪对近端型肾小管酸中毒有一定的疗效。螺内酯具有抗雄性激素的作用，可用于治疗妇女多毛症，促进女性排卵，治疗男性脱发及用于脂溢性皮炎的治疗。对于高尿酸血症，可用天尼酸治疗。对急性高尿酸血症可一次性给予大剂量强效利尿药。但应注意一般利尿药对血尿酸的作用具有双重性，长期应用可使尿酸排泄降低。眼球睫状体中的碳酸酐酶有促使房水形成的作用，碳酸酐酶抑制剂乙酰唑胺使房水生成速度减慢，从而降低眼压，故可用于急性和慢性青光眼的治疗。

## 第四节　利尿药的不良反应及注意事项

### 一、利尿药主要不良反应

（一）水、电解质及酸碱平衡紊乱

1. 低血钾

低血钾常见于接受利尿药治疗的患者。排钾利尿药引起低钾比较常见，尤其是老年患者。有报道，老年人服用排钾利尿药低钾发生率为5%。这可能与老年人日常饮食中含钾量不足，体内钾储备量不够有关。低钾可加重地高辛的心肌毒性。心肌梗死患者同时有低血钾时，发生心室颤动的机会增加。急性心肌梗死患者如在24h内应用排钾利尿药，病死率增高。

2. 低镁血症

有关评价利尿药引起镁缺乏的对照试验很少。Davies和Frasier通过对大量文献的回顾，发现在利尿药治疗中，血清或血浆镁浓度与基础水平相比既有增加也有减少。但是该回顾涉及的试验主要以噻嗪类利尿药治疗为基础，保钾利尿药则始终与血清和细胞内镁浓度增加有关。理论上讲，长期使用大剂量袢利尿药可引起镁的负平衡。袢利尿药作用于髓袢升支粗段，该部位约重吸收60%滤过的镁离子。镁是$Na^+$，$K^+$-ATP酶和髓袢升支粗段钾重吸收的重要辅助因子。镁的缺乏往往同时伴有尿钾大量丢失而引起低血钾。一项研究表明，41%的低血钾患者伴有低血镁。另两项研究指出，充血性心力衰竭使用袢利尿药治疗后，19%～37%的患者发生低血镁。

3. 低钠血症

低钠血症一般由噻嗪类利尿药引起。由于噻嗪类利尿药作用于肾皮质，对髓质浓缩功能无影响，保证了抗利尿激素作用下最大程度水的重吸收。而袢利尿药抑制髓质的钠氯转运，阻止了最大渗透梯度的形成。此外，使用噻嗪类利尿药，常伴有游离水摄入增加、肾小球滤过率降低及抗利尿激素浓度增加，促进了低钠血症的发生。严重低钠血症常见于老年人，并发生于开始治疗的最初2周内。

4. 低磷血症

利尿药的钠利尿也使尿磷排出增加，引起低磷血症，噻嗪类利尿药导致本症较袢利尿药为多。

5. 高钙血症

噻嗪类利尿药能增加肾小管的钙吸收，尿钙排出减少，导致高钙血症。

6. 高钾血症

长期服用保钾利尿药，尤其是肾功能不全、补充钾盐、老年人服用ACE抑制剂和分解代谢旺盛的疾病。糖尿病伴低肾素性醛固酮减少症、高渗状态及胰岛素血症时，用保钾利尿药导致高血钾的危险性增加。

（二）低血容量、低血压状态

过度利尿使血容量下降，个别甚至可发生低血容量休克、直立性低血压、脑供血不足等严重情况。

（三）肝脏毒性

加重肝功能损害，诱发肝昏迷。

（四）肾脏毒性

噻嗪类利尿药降低肾小球滤过率，减少肾血流量，加重肾功能不全。

（五）高血糖

作用于髓袢升支髓质部的呋塞米及作用于髓袢升支皮质部的如噻嗪类药可降低糖耐量，升高血糖。这可能是通过抑制胰岛细胞分泌胰岛素，使血浆胰岛素水平下降所致。此外血钾降低时，血糖向细胞内转移和糖原合成减少。因此糖尿病患者需长期应用利尿药时必须监测血糖、尿糖，调整降糖药物的剂量。

（六）高尿酸血症

利尿药治疗常引起高尿酸血症和尿酸排出减少，其主要机制是血浆容量减少，肾小球尿酸滤过减少，近曲小管重吸收增加。同时，呋塞米、氢氯噻嗪在肾小管竞争抑制尿酸的排出，故长时间应用可使血尿酸升高，诱发或加重痛风发作。

（七）过敏反应

部分利尿药可发生过敏反应，表现为皮疹、嗜酸性细胞增多、粒细胞减少、血小板减少性紫癜和胰腺炎等。利尿药偶可引起急性间质性肾炎，可能与噻嗪类及呋塞米有类似磺胺结构有关，依他尼酸则少见，停药后可恢复。

（八）消化系统及血液系统

部分利尿药可致恶心呕吐、血小板减少、白细胞减少等不良反应。

（九）内分泌失调

长期用螺内酯可引起男性乳房发育、阳痿、性欲减退、女性月经不调等内分泌功能紊乱，因为其结构类似孕酮，具有抗雄性激素作用。

（十）耳毒性

实验和临床研究均已证明袢利尿药与耳毒性有关，但袢利尿药引起听力丧失的确切机制还不清楚。耳毒性可由静脉或口服依他尼酸、呋塞米和布美他尼引起，通常发生于药物输注 20min 内，为可逆性，但也有永久性耳聋的报道。肾衰患者和同时使用氨基糖苷类抗生素者最易出现袢利尿药引起的耳毒性。耳毒性与输注速度和血清峰浓度明显相关。

二、注意事项

利尿药在治疗疾病中起到了重要作用，但鉴于其不良反应，应用利尿药时应严格掌握适应证、禁忌证，并根据病情轻重不同选择不同类型的利尿药，避免滥用。同时要注意如下事项：

（1）定期检测血清电解质、血气分析、24h 电解质排泄量、液体出入量，避免水、电解质和酸碱平衡紊乱。

（2）避免过度利尿导致低血容量状态，必要时可根据情况进行血流动力学检测。

（3）袢利尿药能迅速减少循环血量，易有暂时性的血容量减少，相应减少肾血流量及肾小球滤过率，有反射性抑制近曲小管利钠激素的作用，并增加醛固酮和抗利尿激素的水、钠潴留作用，使利尿作用减弱。因此强利尿药应间歇给药，以允许体液重新平衡而有利于下一次的利尿作用。如出现血循环量减少表现如低血压、脉压差小、心率增快、血尿素氮增高等应暂停强效利尿药。

（4）了解肝肾功能，避免利尿药使用不当而加重肝肾功能的损害。

（5）治疗慢性心力衰竭应从小剂量开始，逐渐增量，以体重每日减轻 0.5 ~ 1kg 为宜。液体潴留消退后应予以维持治疗。

（6）急性左心衰竭时选用静脉注射袢利尿药，如呋塞米或布美他尼，有效的血流动力学改善出现在开始利尿之前。

（7）对于顽固性水肿，除限制钠盐入量和利尿外，还必需限制水分入量（约每日700ml），否则易出现低钠血症；必要时加大呋塞米或布美他尼剂量。近年经验，髓袢性利尿药合用卡托普利对严重心力衰竭合并低钠血症可产生显著的利尿和纠正低血钠作用。

（8）充分卧床休息可增加利尿效果。

（9）过量摄钠可减低利尿药效果。

（10）老年人慎用利尿药。

# 第五节　常用药物

## 一、高效利尿药

（一）呋塞米（呋喃苯胺酸，腹安酸，利尿磺胺，利尿灵，速尿，速尿灵）

呋塞米为强效利尿药，主要通过抑制肾小管髓袢升支粗端对 NaCl 的主动重吸收，使管腔液 $Na^+$、$Cl^-$ 浓度升高，而髓质间液 $Na^+$、$Cl^-$ 浓度降低，使渗透压梯度差降低，肾小管浓缩功能下降，从而导致水、$Na^+$、$Cl^-$ 排泄增多。由于 $Na^+$ 重吸收减少，远端小管 $Na^+$ 浓度升高，促进 $Na^+$-$K^+$ 和 $Na^+$-$H^+$ 交换增加，$K^+$ 和 $H^+$ 排出增多。呋塞米通过抑制亨氏袢对 $Ca^{2+}$、$Mg^{2+}$ 的重吸收而增加 $Ca^{2+}$、$Mg^{2+}$ 排泄。呋塞米能抑制前列腺素分解酶的活性，使前列腺素 $E_2$ 含量升高，从而具有扩张血管作用。另外，与其他利尿药不同，袢利尿药在肾小管液流量增加的同时肾小球滤过率不下降，可能与流经致密斑的 $Cl^-$ 减少，从而减弱或阻断了球 - 管平衡有关。呋塞米能扩张肺部容量静脉，降低肺毛细血管通透性，加上其利尿作用，使回心血量减少，左心室舒张末期压力降低，有助于急性左心衰竭的治疗。

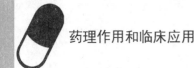

药理作用和临床应用

### 1. 吸收

口服吸收率为60% ~ 70%，进食能减慢吸收，但不影响吸收率及其疗效。终末期肾脏疾病患者的口服吸收率降至43% ~ 46%。充血性心力衰竭和肾病综合征等水肿性疾病，由于肠壁水肿，口服吸收率也下降。口服和静脉用药后作用开始时间分别为30 ~ 60min和2 ~ 5min，最大利尿效应于口服后1 ~ 3h出现，作用持续时间分别为6 ~ 8h和2h。肌内注射为30min，作用维持4 ~ 6h。

### 2. 分布

主要分布于细胞外液，分布容积0.1L/kg，血浆蛋白结合率为95% ~ 99%。在急性肾衰时蛋白结合率降低9% ~ 14%。能通过胎盘屏障，并可泌入乳汁中。

### 3. 消除

$t_{1/2\beta}$存在较大的个体差异，正常人为30 ~ 60min，无尿患者延长至75 ~ 155min，肝肾功能同时严重受损者延长至11 ~ 20h。新生儿由于肝肾廓清能力较差，延长至7 ~ 8h。88%以原型经肾脏排泄，其余经肝脏代谢由胆汁排泄。肾功能受损者经肝脏代谢增多。本药不被透析清除。

### 4. 剂量方案

（1）成人

1）治疗水肿性疾病。口服，开始每日20 ~ 40mg，每日1 ~ 2次，以后根据需要可加至60 ~ 120mg。当每日剂量超过40mg时，可以每隔4h一次分服。紧急情况或不能口服者，可静脉注射，开始20 ~ 40mg，必要时每2h追加剂量，直至出现满意疗效。维持用药阶段可分次给药。治疗急性左心衰竭时，起始40mg静脉注射，必要时每小时追加80mg，直至出现满意疗效。治疗急性肾功能衰竭时，可用200 ~ 400mg加于氯化钠注射液100ml内静脉滴注，滴注速度每分钟不超过4mg。有效者可按原剂量重复应用或酌情调整剂量，每日总剂量不超过1g。利尿效果差时不宜再增加剂量，以免出现肾毒性，对急性肾衰肾功能恢复不利。治疗慢性肾功能不全时，一般每日剂量40 ~ 120mg。

2）治疗高血压危象时，起始40 ~ 80mg静脉注射，伴急性左心衰竭或急性肾功能衰竭时，可酌情增加剂量。

3）治疗高钙血症时，可静脉注射，一次20 ~ 80mg。

（2）小儿：治疗水肿性疾病，起始按1mg/kg静脉注射，必要时每隔2h追加1mg/kg。最大剂量可达每日6mg/kg。新生儿应延长用药间隔。

### 5. 特殊剂量方案

孕妇尤其是妊娠前3个月应尽量避免应用。本药可经乳汁分泌，哺乳期妇女应慎用。新生儿的半衰期明显延长，故新生儿用药间隔应延长。

### 6. 治疗血浓

0.2 ~ 0.3μg/ml，一般应测定利尿效应。

7. 不良反应

主要不良反应有电解质紊乱，包括低钾血症、低氯血症、低氯性碱中毒、低钠血症、低钙血症等。可引起恶心、呕吐、腹痛、腹泻、胃肠出血等，长期应用可致胃及十二指肠溃疡。可引起耳毒性，耳鸣、听力障碍多见于大剂量静脉快速注射时（剂量大于 4 ~ 15mg/min），多为暂时性，少数为不可逆性，尤与其他耳毒性药物同时应用时。高尿酸血症。静脉注射偶致骨髓抑制导致粒细胞减少，血小板减少性紫癜和再生障碍性贫血，肝功能损害，指（趾）感觉异常，原有糖尿病加重。在高钙血症时，可引起肾结石。尚有报道本药可加重特发性水肿。

8. 注意事项

（1）药物剂量应个体化，从最小剂量开始，根据利尿反应调整剂量，以减少水、电解质紊乱等不良反应。

（2）存在低钾血症时，应注意补钾。

（3）对磺胺药和噻嗪类利尿药过敏者，对本药可能过敏。

（4）对诊断的干扰。可致血糖升高、尿糖阳性，尤其是糖尿病或糖尿病前期患者。过度脱水可使血尿酸和尿素氮水平暂时性升高。血 $Na^+$、$Cl^-$、$K^+$、$Ca^{2+}$ 和 $Mg^{2+}$ 浓度下降。

（5）治疗进展中的肾脏疾患，有血清尿素氮值增加和少尿现象发生时，应立即停用本品。

（6）无尿或严重肾功能损害者、糖尿病、高尿酸血症或有痛风病史者、严重肝功能损害者、急性心肌梗死、胰腺炎或有此病史者、有低钾血症倾向者（尤其是应用洋地黄类药物或有室性心律失常者）、红斑狼疮、前列腺肥大者慎用。

（7）老年人应用本药时发生低血压、电解质紊乱、血栓形成和肾功能损害的机会增多。

（8）长期（7 ~ 10 日）用药后利尿作用消失，故需长期应用者，宜采用间歇疗法：给药 1 ~ 3 日，停药 2 ~ 4 日。

9. 相互作用

（1）肾上腺皮质激素、促肾上腺皮质激素及雌激素能降低本药的利尿作用，并增加电解质紊乱尤其是低钾血症发生的机会。

（2）非甾体类抗炎镇痛药能降低本药的利尿作用，肾损害机会也增加，这与前者抑制前列腺素合成，减少肾血流量有关。

（3）与拟交感神经药物及抗惊厥药物合用，利尿作用减弱。

（4）与氯贝丁酯（安妥明）合用，两药的作用均增强，并可出现肌肉酸痛、强直。

（5）与多巴胺合用，利尿作用加强。

（6）饮酒及含乙醇制剂和可引起血压下降的药物能增强本药的利尿和降压作用；与巴比妥类药物、麻醉药合用，易引起直立性低血压。

（7）本药可使尿酸排泄减少，血尿酸升高，故与治疗痛风的药物合用时，后者的剂量应做适当调整。

（8）降低降血糖药的疗效。

（9）降低抗凝药物和抗纤溶药物的作用，主要是利尿后血容量下降，致血中凝血因子浓度升高，以及利尿使肝血液供应改善、肝脏合成凝血因子增多有关。

（10）本药加强非去极化肌松药的作用，与血钾下降有关。

（11）与两性霉素、头孢菌素、氨基糖苷类等抗生素合用，肾毒性和耳毒性增加，尤其是原有肾损害时。

（12）与抗组胺药物合用时耳毒性增加，易出现耳鸣、头晕。

（13）与锂合用肾毒性明显增加，应尽量避免。

（14）服用水合氯醛后静脉注射本药可致出汗、面色潮红和血压升高，此与甲状腺素由结合状态转为游离状态增多，导致分解代谢加强有关。

（15）与碳酸氢钠合用发生低氯性碱中毒机会增加。

10. 临床应用

（1）各类型水肿：包括充血性心力衰竭、肝硬化、肾脏疾病（肾炎、肾病及各种原因所致的急、慢性肾功能衰竭），尤其是应用其他利尿药效果不佳时，应用本类药物仍可能有效。与其他药物合用治疗急性肺水肿和急性脑水肿等。

（2）高血压：在高血压的阶梯疗法中，不作为治疗原发性高血压的首选药物，但当噻嗪类药物疗效不佳，尤其当伴有肾功能不全或出现高血压危象时，本类药物尤为适用。

（3）预防急性肾功能衰竭：用于各种原因导致肾脏血流灌注不足，例如失水、休克、中毒、麻醉意外以及循环功能不全等，在纠正血容量不足的同时及时应用，可减少急性肾小管坏死的机会。

（4）高钾血症及高钙血症。

（5）稀释性低钠血症，尤其是当血钠浓度低于 120mmol/L 时。

（6）抗利尿激素分泌过多症（SIADH）。

（7）急性药物、毒物中毒，如巴比妥类药物中毒等。

11. 规格

片剂：20mg。注射液：20mg：2ml。

（二）布美他尼（丁苯氧酸，丁尿胺，丁尿酸）

为呋塞米的衍生物，对水和电解质排泄的作用基本同呋塞米，其利尿作用为呋塞米的 20 ~ 40 倍。具有高效、速效、短效和低毒的特点。它对近曲小管有明显作用，还可扩张肾血管，改善肾血流量，但对远曲小管无作用，抑制碳酸酐酶的作用较弱，故排 $K^+$ 作用较呋塞米轻。

1. 吸收

口服吸收迅速且完全，生物利用度80% ~ 95%。用于充血性心力衰竭和肾病综合征等水肿性疾病时，由于肠道黏膜水肿，口服吸收率下降。口服和静脉注射的作用开始时间分别为 30 ～ 60min 和 5min，作用达峰时间为 1 ～ 2h 和 15 ～ 30min，作用持续时间为 4h（应用 1 ～ 2mg 时，大剂量时为 4 ～ 6h）和 3.5 ～ 4h。

2. 分布

血浆蛋白结合率为 94% ～ 96%，$V_d$ 为 0.15L/kg。

3. 消除

$t_{1/2\beta}$ 为 60 ～ 90min，肝肾功能受损时延长。不被透析清除。77% ～ 85% 经尿排泄，其中 45% 为原型，15% ～ 23% 由胆汁和粪便排泄。经肝脏代谢较少。

4. 剂量方案

（1）成人

1）治疗水肿性疾病或高血压，口服，一次 0.5 ～ 2mg，1 次 / 天，必要时可 2 ～ 3 次 / 天。总量可达一日 10mg。静脉或肌内注射起始 0.5 ～ 1mg，必要时每隔 2 ～ 3h 重复，最大剂量为每日 10mg。

2）治疗急性肺水肿，静脉注射起始 1 ～ 2mg，必要时隔 20min 重复，也可 2 ～ 5mg 稀释后缓慢滴注（不短于 30 ～ 60min）。

（2）儿童：肌内或静脉注射一次按体重 0.01 ～ 0.02mg/kg，必要时 4 ～ 6h1 次。口服剂量同肌内或静脉注射。

5. 特殊剂量方案

孕妇禁用；哺乳期妇女慎用。新生儿半衰期明显延长，故新生儿用药间隔应延长。严重肝肾功能不全、糖尿病、痛风患者慎用。

6. 不良反应

不良反应类似呋塞米，耳毒性少见，肾毒性较呋塞米多见。对磺胺药和噻嗪类利尿药过敏者，对本药可能亦过敏。少数男性患者可出现乳房发育。偶见有短暂性中性粒细胞降低，血小板减少等。

7. 注意事项

（1）长期或大量应用时，应定期检查电解质。

（2）肾功能不全患者大剂量应用时，可发生皮肤、黏膜及肌肉疼痛，但多数轻微，1 ～ 3h 后自行缓解，但持续过久应停药。

（3）可增加尿磷的排泄量，干扰尿磷的测定。

（4）注射液不宜加入酸性溶液中静脉滴注，以免产生沉淀。

8. 相互作用

同呋塞米。

9. 临床应用

主要作为呋塞米的代用品，对某些呋塞米无效的病例仍可能有效。

（1）水肿性疾病包括充血性心力衰竭、肝硬化、肾脏疾病（肾炎、肾病及各种原因所致的急、慢性肾功能衰竭）。与其他药物合用治疗急性肺水肿和急性脑水肿等。

（2）高血压。

（3）预防急性肾功能衰竭，用于各种原因导致肾脏血流灌注不足，如失水、休克、中毒、麻醉意外以及循环功能不全等，在纠正血容量不足的同时及时应用，可减少急性肾小管坏死的机会。

10. 剂型规格

片剂：1mg。注射液：0.5mg：2ml。

（三）依他尼酸（利尿酸）

依他尼酸为苯乙酸的不饱和衍生物，化学结构中不含磺酰氨基，但含有亚甲基和酮基。适合对磺胺药过敏者。作用部位和作用机制基本同呋塞米，也可增加前列腺素的合成，使肾血管扩张，降低肾血管阻力，增加肾血流量。

1. 吸收

口服吸收迅速完全，起效快。口服和静脉注射作用开始时间分别约 30min 和 5min，作用达峰时间分别为 2h 和 15 ～ 30min，作用持续时间分别为 6 ～ 8h 和 2h。

2. 分布

95% 以上与血浆蛋白结合。

3. 消除

67% 经肾脏排泄，33% 经胆汁和粪便排泄，其中 20% 以原型排泄。

4. 剂量方案

（1）各类水肿：口服，一次 25mg，1 ～ 3 次／天，如效果不佳可逐渐加量，一般一日剂量不超过 100mg，3 ～ 5 日 1 疗程。

（2）急性肺水肿：将本品 25 ～ 50mg 溶于 20 ～ 40ml 生理盐水中，在 10 ～ 20min 缓慢静脉注射或点滴。根据病情可增加剂量，但每次剂量不超过 100mg。

（3）急性肾衰：用于早期可减轻急性肾小管坏死的发生。将本品 25 ～ 50mg 溶于 40 ～ 50ml 生理盐水中缓慢静脉注射，一次剂量不超过 100mg，必要时可于 2 ～ 4h 后再注射一次。

5. 特殊剂量方案

孕妇、婴儿及无尿患者禁用。

6. 不良反应

对电解质的影响同呋塞米，也可引起电解质紊乱，但胃肠道反应、水样腹泻和耳毒性较呋塞米多见。尚可引起血尿和消化道出血。对糖代谢的影响较呋塞米轻。

极少数患者出现肝细胞损害、过敏性紫癜、粒细胞缺乏、皮疹、发热等。亦能引起高尿酸血症、高血糖及直立性低血压等。

7. 注意事项

（1）注意检查血电解质、肾功能、肝功能、血糖、血压、血尿酸等，如发现异常，应减量或停药。

（2）存在低钾血症或低钾血症倾向时，应注意补充钾盐。

（3）与降压药合用时，后者剂量应酌情调整。

（4）严重肝肾功能损害者、糖尿病、高尿酸血症或有痛风病史者、胰腺炎或有此病史者、有低钾血症倾向者（尤其是应用洋地黄类药物或有室性心律失常）、红斑狼疮患者（本药可加重病情或诱发活动）慎用。

（5）偶可因过度利尿造成脱水及严重电解质紊乱而突然死亡。因此，宜从小剂量开始应用，维持量宜用最小有效量并间歇用药（隔日用药或用药 3 ～ 5 天后停数日再用）。

8. 相互作用

同呋塞米。

9. 临床应用

用于充血性心力衰竭、急性肺水肿、肾性水肿、肝硬化腹腔积液、肝癌腹腔积液、血吸虫病腹腔积液、脑水肿及其他水肿。

10. 规格

片剂：25mg。注射用利尿酸钠：每支含利尿酸钠 25mg 和甘露醇 32.25mg。

（四）托拉塞米（托拉沙得，伊迈格，特苏尼）

为磺酰脲吡啶类利尿药，作用于髓袢升支粗段，抑制 $Na^+$-$K^+$-$2Cl^-$ 载体系统，使尿中 $Na^+$、$K^+$、$Cl^-$ 和水的排泄增加，发挥利尿作用。同时抑制前列腺素分解酶活性，增加血浆中 $PGE_2$ 和 $PGI_2$ 浓度，竞争拮抗 $TXA_2$ 和 $TXB_2$ 的缩血管作用。此外，还可抑制醛固酮分泌，抑制肾小管细胞浆中醛固酮与受体结合，降低醛固酮活性，进一步增加利尿排钠效果，且使其排钾作用明显弱于其他强效袢利尿药。利尿作用为呋塞米的 2 ～ 4 倍。

1. 吸收

吸收迅速完全，生物利用度约 80% ～ 90%，1h 后血药浓度达到峰值，在 2.5 ～ 200mg 剂量范围内，$C_{max}$ 和 AUC 与服用剂量呈比例关系。服药同时进食可使达峰时间延后 30min，但是 AUC 及利尿效果不受影响。肝肾功能不全不会影响托拉塞米的吸收。

2. 分布

血浆蛋白结合率为 97% ～ 99%，$V_d$ 为 0.2L/kg。肝功能不全者血浆分布容积加倍。

3. 消除

正常人，托拉塞米的血浆清除半衰期为 3.5h。托拉塞米主要通过肝脏代谢（约占总清除的 80%）和分泌到尿液（在肾功能正常的情况下，约占 20%）清除。主要代谢产物为无生物活性的羧酸衍生物，约 20% 以原型经尿排泄。肾功能不全时，很少产生蓄积，$t_{1/2}$ 不延长。但肝功能损害时可以蓄积，并延长半衰期。健康青年人为 3.3h，健康老年人 $t_{1/2}$ 为

3.7h，严重肾衰者（$CL_{cl} < 30ml/min$）$t_{1/2}$ 为 4.9h，肝硬化患者 $t_{1/2}$ 为 8h，充血性心力衰竭患者 $t_{1/2}$ 为 6.6h。

4. 剂量方案

（1）心力衰竭：口服或静脉注射，初始剂量一般为一次 5～10mg，一日一次，递增至一次 10～20mg，一日一次。

（2）急性或慢性肾功能衰竭：口服，开始 5mg，可增加至 20mg，均为一日一次。必要时静脉注射，剂量可用 100～200mg。

（3）肝硬化腹腔积液：口服，开始 5～10mg，一日一次；以后可增加至 20mg，一日一次，但最多不超过 40mg。静脉注射同口服，一日剂量不超过 40mg。

（4）高血压：口服，开始每日 5mg，需要时可增至每日 10mg，单用或与其他降压药合用。

5. 特殊剂量方案

不推荐怀孕期和哺乳期妇女使用。儿童患者是否安全有效尚不明确。肾功能衰竭无尿、肝昏迷前期或肝昏迷患者忌用。对本品及磺酰脲类过敏、低血压、低血容量、低钾或低钠血症、严重排尿困难（如前列腺肥大）患者禁用。

6. 不良反应

常见不良反应为消化道反应等，类似呋塞米，但产生失钾程度较轻，对尿酸、血糖、血脂无明显影响。

7. 注意事项

（1）定期检查血电解质（特别是血钾）、血糖、尿酸、肌酐、血脂等。

（2）开始治疗前排尿障碍必须纠正，特别对老年患者或治疗刚开始时要仔细监测电解质和血容量的不足及血液浓缩的有关症状。

（3）肝硬化腹腔积液患者应用本品利尿时，应住院治疗。这些患者如利尿过快，可造成严重电解质紊乱和肝昏迷。

（4）前列腺肥大患者排尿困难，使用本品尿量增多可导致尿潴留和膀胱扩张。

8. 药物相互作用

（1）引起的低钾可加重强心苷类的不良反应。

（2）可加强盐和糖皮质类固醇和轻泻剂的钾消耗作用。

（3）非甾体类抗炎药（如吲哚美辛）和丙磺舒可降低本品的利尿和降压作用。

（4）加强抗高血压药物的作用。

（5）连续用药或开始与 ACE 抑制剂合用可能会使血压过度降低。

（6）降低抗糖尿病药物的作用。

（7）在高剂量使用时可能会加重氨基糖苷类抗生素（如卡那霉素、庆大霉素、妥布霉素）、头孢菌素类等的耳毒性与肾毒性。

（8）可加强箭毒样肌松药和茶碱类药物的作用。

（9）可降低去甲肾上腺素和肾上腺素的作用。

（10）当患者使用大剂量水杨酸盐类时本品可增加水杨酸盐类的毒性。

9. 临床应用

用于充血性心力衰竭、肝硬化腹腔积液、肾脏疾病所致的水肿患者；也可用于原发性高血压。急性毒物和药物中毒。

10. 规格

片剂：5mg；10mg；20mg。注射剂：10mg：1ml；20mg：2ml。

## 二、噻嗪类利尿药

### （一）氢氯噻嗪（双氢克尿噻，双氢氯噻嗪，双氢氯散疾，双氢氯消疾）

为临床上常用的噻嗪类利尿药。主要抑制髓袢升支皮质部对 $Na^+$ 和 $Cl^-$ 的重吸收，使肾脏对氯化钠的排泄增加而产生利尿作用，是一种中效利尿药，并有微弱的抑制碳酸酐酶的作用，因此尿中 $HCO_3^-$ 丢失较轻。有降压作用，可以与其他降压药物配合应用。还有抗利尿作用，能显著减少肾原性尿崩症的尿量。

1. 吸收

口服吸收迅速但不完全，口服生物利用度71%。进食能增加吸收量，可能与药物在小肠的滞留时间延长有关。口服2h起作用，达峰时间为4h，作用持续时间为6～12h。

2. 分布

进入体内后分布于各组织，以肾脏含量最高，肝脏次之。部分与血浆蛋白结合，另有部分进入红细胞内。血浆蛋白结合率99%。

3. 消除

$t_{1/2}$ 为15h，肾功能受损者延长。本药吸收后消除相开始阶段血药浓度下降较快，以后血药浓度下降明显减慢，可能与后阶段药物进入红细胞内有关。95%以原型经近曲小管排泄，小部分自粪排出。可透过胎盘，并能从乳汁分泌。

4. 剂量方案

（1）成人常用量：口服。

1）治疗水肿性疾病：每次25～100mg，每日1～3次，需要时可加至一日100～200mg，分2～3次服用。近年多主张间歇用药，即隔日治疗，或每周连服3～4日，停药3～4天。

2）治疗高血压：每日25～100mg，分1～2次服用，并按降压效果调整剂量。

3）尿崩症：一次25mg，一日3次；或一次50mg，一日2次。

（2）小儿常用量：口服。每日按体重1～2mg/kg或按体表面积30～60mg/m$^2$，分1～2次服用，并按疗效调整剂量。小于6个月的婴儿剂量可达每日3mg/kg。

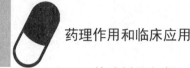

**5. 特殊剂量方案**

能通过胎盘屏障，孕妇使用应慎重。哺乳期妇女不宜服用。慎用于有黄疸的婴儿，因本药可使血胆红素升高。老年人应用本类药物较易发生低血压、电解质紊乱和肾功能损害。肝功能衰竭和应用洋地黄时须慎用。

**6. 不良反应**

大多不良反应与剂量和疗程有关。可引起水、电解质紊乱，特别是低钾血症，肝功能严重损害的患者可因低钾血症和血氨升高而诱发肝昏迷。此外，可引起高尿酸血症、高血糖、氮质血症等，偶见皮疹、血小板减少性紫癜、血胆红素升高、过敏性皮炎等。有急性胰腺炎、高血钙、低血磷、中性粒细胞减少、血小板减少及肝内阻塞型黄疸而致死的报道。

**7. 注意事项**

服用期间，注意监测血液电解质含量。从最小有效剂量开始用药。长期服用可致电解质紊乱，故宜隔日服用或服药 3 ~ 4 日，停药 3 ~ 4 日。停药应逐渐减量，突然停药可能引起钠、氯及水的潴留。对磺胺过敏、红斑狼疮、肝肾功能减退、有痛风史者、糖尿病患者慎用。可使糖耐量减退，血钙、血尿酸水平上升，可干扰蛋白结合碘的测定。

**8. 相互作用**

（1）肾上腺皮质激素、促肾上腺皮质激素、雌激素、两性霉素 B（静脉用药），能降低本药的利尿作用，增加发生电解质紊乱的机会，尤其是低钾血症。

（2）非甾体类抗炎镇痛药尤其是吲哚美辛，能降低本药的利尿作用，与前者抑制前列腺素合成有关。

（3）与拟交感胺类药物合用，利尿作用减弱。

（4）考来烯胺（消胆胺）能减少胃肠道对本药的吸收，故应在口服考来烯胺 1h 前或 4h 后服用本药。

（5）与多巴胺合用，利尿作用加强。

（6）与降压药合用时，利尿降压作用均加强。

（7）与抗痛风药合用时，后者应调整剂量。

（8）使抗凝药作用减弱，主要是由于利尿后机体血浆容量下降，血中凝血因子水平升高，加上利尿使肝脏血液供应改善，合成凝血因子增多。

（9）降低降糖药的作用。

（10）洋地黄类药物、胺碘酮等与本药合用时，应慎防因低钾血症引起的不良反应。

（11）与锂制剂合用，因本药可减少肾脏对锂的清除，增加锂的肾毒性。

（12）增强非去极化肌松药的作用，与血钾下降有关。

（13）与碳酸氢钠合用，发生低氯性碱中毒机会增加。

**9. 临床应用**

（1）水肿性疾病：常见的包括充血性心力衰竭、肝硬化腹腔积液、肾病综合征、急慢性肾炎水肿、慢性肾功能衰竭早期、肾上腺皮质激素和雌激素治疗所致的钠、水潴留。

（2）高血压：可单独或与其他降压药联合应用，主要用于治疗原发性高血压。还用于尿崩症及肾石症（主要用于预防含钙盐成分形成的结石）。

10. 规格

片剂：10mg；25mg；50mg。

（二）环戊噻嗪（环戊甲噻嗪，环戊氯噻嗪）

为中效利尿药。可抑制肾小管髓袢升支皮质部和远曲小管对 $Na^+$ 和 $Cl^-$ 的重吸收，从而发挥利尿作用。还具有降压作用，通过 $Na^+$–$Ca^{2+}$ 交换机制使细胞内 $Ca^{2+}$ 量减少，血管对缩血管物质的反应性降低，而致血管舒张，血压下降。

1. 吸收

口服吸收完全，利尿开始于用药后 1 ~ 2h，约 12h 作用达峰值，作用持续 24 ~ 36h。

2. 剂量方案

口服：利尿，一次 0.25 ~ 0.5mg，一日 1 ~ 2 次。降血压，一次 0.125 ~ 0.25mg，一日 1 ~ 2 次，维持量一日 0.25mg。

3. 特殊剂量方案

孕妇及哺乳期妇女不宜使用。肝昏迷或有肝昏迷趋势患者禁用。

4. 不良反应

长期服用可发生低血钾、高尿酸血症、高脂血症和高血糖等。偶发紫癜、光敏性皮炎、粒细胞减少、甲状腺功能亢进、胆汁郁积性肝炎、坏死性脉管炎和急性胰腺炎等。

5. 注意事项

长期或较大剂量服用者应注意补充钾盐或与保钾利尿药合用，以防低血钾。肝肾功能减退、高脂血症、糖尿病、痛风病患者慎用。老年患者应用本药较易发生低血压、电解质紊乱、肾功能损害。

6. 相互作用

与其他抗高血压药同用可增强降压效果。

7. 临床应用

适用于多种类型的水肿及高血压患者，亦可用于尿崩症。

8. 规格

片剂：0.25mg；0.5mg。

（三）苄氟噻嗪

为口服高效噻嗪类利尿药。利尿作用似氢氯噻嗪，但作用强，是氢氯噻嗪的 20 倍。钾离子和碳酸氢根的排出量较少。对碳酸酐酶的抑制作用弱。

1. 吸收

口服吸收迅速完全。口服 1 ~ 2h 起作用，达峰时间为 6 ~ 12h，作用持续时间 18h 以上。

2. 分布

血浆蛋白结合率高达 94%。

3. 消除

$t_{1/2}$ 为 8.5h，绝大部分由肾脏排泄（30% 为原型），少量由胆汁排泄。

4. 剂量方案

（1）成人常用量：口服。

1）治疗水肿性疾病或尿崩症，开始一次 2.5 ~ 10mg，一日 1 ~ 2 次，或隔日服用，或一周连续服用 3 ~ 5 日。维持阶段则 2.5 ~ 5mg，一日 1 次，或隔日 1 次，或一周连续服用 3 ~ 5 日。

2）治疗高血压，每日 2.5 ~ 20mg，单次或分两次服，并酌情调整剂量。与其他降压药合用时，可减少本品剂量。

（2）小儿常用量：口服。

1）治疗水肿性疾病或尿崩症：开始一日按体重 0.4mg/kg 或按体表面积 12mg/m$^2$，单次或分两次服用。维持阶段，一日 0.05 ~ 0.1mg/kg，或 1.5 ~ 3mg/m$^2$。

2）治疗高血压：开始一日 0.05 ~ 0.4mg/kg 或 1.5 ~ 12mg/m$^2$，分 1 ~ 2 次服用，并酌情调整剂量。

5. 特殊剂量方案

能通过胎盘屏障，孕妇使用应慎重。动物实验显示本药能经乳汁分泌，哺乳期妇女不宜服用。肝昏迷或有肝昏迷趋势的患者禁用。

6. 不良反应

不良反应与氢氯噻嗪相似。可发生血小板减少，皮损，阳痿等。可致糖耐量减低，血糖、尿糖、血胆红素、血钙、血尿酸、血胆固醇、三酰甘油和低密度脂蛋白浓度升高，血镁、钾、钠及尿钙降低。

7. 注意事项

（1）与磺胺类药物、呋塞米、布美他尼、碳酸酐酶抑制剂有交叉过敏。

（2）无尿或严重肾功能减退者、糖尿病、高尿酸血症或有痛风病史者、严重肝功能损害者、高钙血症、低钠血症、红斑狼疮、胰腺炎、交感神经切除术患者（降压作用加强）慎用。

（3）应从最小有效剂量开始用药，减少反射性肾素和醛固酮分泌等不良反应。

（4）每日用药一次时，应在早晨用药，以免夜间排尿次数增多。间歇用药能减少电解质紊乱发生的机会。

（5）有低钾血症倾向的患者，应酌情补钾或与保钾利尿药合用。

（6）随访检查。血电解质、血糖、血尿酸、血肌酐、尿素氮、血压等。

（7）可使血胆红素升高，因此慎用于有黄疸的婴儿。

（8）老年人用药较易发生低血压、电解质紊乱和肾功能损害。

8. 相互作用

见氢氯噻嗪。

9. 临床应用

用于治疗水肿性疾病，常见的包括充血性心力衰竭、肝硬化腹腔积液、肾病综合征、急慢性肾炎水肿、慢性肾功能衰竭早期、肾上腺皮质激素和雌激素治疗所致的钠、水潴留。可单独或与其他降压药联合应用治疗原发性高血压。还可用于中枢性或肾性尿崩症和预防含钙盐成分形成的肾结石。

10. 规格

片剂：2.5mg；5mg；10mg。

（四）氯噻酮

氯噻酮的化学结构不同于噻嗪类，含有一酰酰亚胺，但药理作用与噻嗪类相似。属于中效利尿药。据资料报道，与氢氯噻嗪相比，降低收缩压的效果更好。

1. 吸收

口服吸收慢且不完全，口服2h起作用，达峰时间为8～12h，作用持续时间为24～72h。

2. 分布

主要与细胞内碳酸酐酶结合，而与血浆蛋白结合很少，严重贫血时与血浆蛋白（主要是清蛋白）的结合增多。

3. 消除

为35～50h。由于主要与红细胞碳酸酐酶结合，故排泄和代谢均较慢。主要以原型从尿中排泄，部分在体内被代谢，由肾外途径排泄，胆道不是主要的排泄途径。

4. 剂量方案

（1）成人常用量：口服。

1）治疗水肿性疾病。每日25～100mg，或隔日100～200mg，或每日100～200mg，每周连服3日。也有每日剂量达400mg。当肾脏疾病肾小球滤过率低于10ml/min时，用药间歇应在24～48h以上。

2）治疗高血压：每日25～100mg，1次服用或隔日1次，并依降压效果调整剂量。与其他降压药联合应用可以用较小剂量，每日12.5～25mg。

（2）小儿常用量：口服。按体重2mg/kg，每日1次，每周连服3日，并根据疗效调整剂量。

5. 特殊剂量方案

严重肝肾功能不全、冠状动脉或脑动脉严重硬化、对本品或其他含磺酰氨基类药物过敏者及孕妇禁用。哺乳期妇女慎用。

6. 不良反应

大多数不良反应与剂量和疗程有关。偶见胃肠道反应、轻度眩晕、疲倦。高尿酸血症少见，可加重急性痛风发作。可出现高血糖和高尿糖，加重糖尿病。可致低钾血症。偶见急性胰腺炎、重症肝病、粒细胞和血小板减少等。

7. 注意事项

与磺胺类药物、呋塞米、布美他尼、碳酸酐酶抑制剂有交叉过敏。长期服用应补钾。

8. 相互作用

见氢氯噻嗪。

9. 临床应用

治疗各种水肿和各种高血压症。

10. 规格

片剂：25mg；50mg；100mg。

（五）美托拉宗（甲苯喹唑酮，甲苯喹噻酮）

美托拉宗为喹唑啉衍生物，结构不同于噻嗪类，但药理作用与氢氯噻嗪相似，无抑制碳酸酐酶作用。因其不使肾血流量和肾小球滤过率降低，肾功能严重损害时亦可应用，但肾小球滤过率＜10mg/min 时则药效差。

1. 吸收

口服吸收迅速，但不完全（约64%），某些心脏病患者吸收率为40%。利尿作用于服后 lh 出现，持续 12 ～ 24h。

2. 分布

广泛与血浆蛋白及红细胞结合。血浆半衰期为 8h。

3. 消除

主要经肾排泄，大部分为原型，小部分为无活性的代谢产物，另一小部分也经胆汁排泄。可通过胎盘，也可自乳汁分泌。

4. 剂量方案

治疗水肿：开始 5 ～ 10mg/（次·天）。需要时 20mg/ 天或更多，但不宜超过 80mg/ 天。可与呋塞米合并应用。治疗高血压：2.5 ～ 5mg/ 天，单独或与其他抗高血压药联用。

5. 特殊剂量方案

肝昏迷前期、肝昏迷期禁用。孕妇、哺乳期妇女及儿童不宜应用。

6. 不良反应

曾有发生心悸、胸闷、胸痛、寒战的报道。其他不良反应与氢氯噻嗪相似。

7. 临床应用

用于利尿、降压。与氢氯噻嗪等不同，其利尿作用在肾功能减退时也不减弱，作用部位除远曲小管和髓袢升支远端外，还作用于近曲小管，利尿期长，一次剂量可维持利尿作用 12 ~ 24h。与呋塞米联用，利尿效果极佳，对伴肾功能不全而不能应用噻嗪类等利尿药的患者，效果好。本品可用于对噻嗪类等过敏的患者。有文献报道对用呋塞米、卡托普利、地高辛等治疗无效的难治性充血性心力衰竭患者，口服美托拉宗（1.25 ~ 10mg/ 天）能获得显著疗效。

8. 规格

片剂：2.5mg；5mg；10mg。

（六）吲哒帕胺片（寿比山，钠催离）

是一种磺胺类利尿药，通过抑制远端肾小管皮质稀释段水与电解质的再吸收而发挥作用。降压作用未明，其利尿作用不能解释降压作用，因降压作用出现的剂量远小于利尿作用的剂量，可能的机制包括以下几个方面：调节血管平滑肌细胞的钙内流；刺激 $PGE_2$ 和 $PGI_2$ 的合成；减低血管对血管加压胺的超敏感性，从而抑制血管收缩。本品降压时对心排血量、心率及心律影响小或无。长期应用很少影响肾小球滤过率或肾血流量。不影响血脂及二氧化碳的代谢。

1. 吸收

口服吸收快而完全，生物利用度达 93%，不受食物影响。为 30min。

2. 分布

$V_d$ 为 25 ~ 60L，血浆蛋白结合率为 71% ~ 79%，也与血管平滑肌的弹性蛋白结合。口服后 1 ~ 2h 血药浓度达高峰。口服单剂后约 24h 达高峰降压作用；多次给药约 8 ~ 12 周达高峰作用，作用维持 8 周。

3. 消除

$t_{1/2}$ 为 14 ~ 18h。在肝内代谢，产生 19 种代谢产物。约 70% 经肾排泄，其中 7% 为原型，23% 经胃肠道排出。肾功能衰竭者的药代动力学参数没有改变。

4. 剂量方案

成人常用量：口服，一次 2.5mg，1 次 / 日。

5. 特殊剂量方案

对磺胺过敏者、严重肾功能不全、肝性脑病或严重肝功能不全、低钾血症者禁用。老年人对降压作用与电解质改变较敏感，且常有肾功能变化，应用本品须加注意。

6. 不良反应

比较轻且短暂，呈剂量相关。常见：腹泻、头痛、食欲减低、失眠、反胃、直立性低血压。少见：皮疹、瘙痒等过敏反应及低血钠、低血钾、低氯性碱中毒。

7. 注意事项

（1）宜用较小的有效剂量，并应定期监测血钾、钠、钙、血糖及尿酸等，注意维持水与电解质平衡，注意及时补钾。

（2）作利尿药用时，最好每晨给药一次，以免夜间起床排尿。

（3）无尿或严重肾功能不全，可诱致氮质血症。

（4）糖尿病时可使糖耐量进一步降低。

（5）痛风或高尿酸血症，此时血尿酸可进一步增高。

（6）肝功能不全，利尿后可促发肝昏迷。

（7）交感神经切除术后，此时降压作用会加强。

（8）应用本品而需做手术时，不必停用本品，但须告知麻醉医师。

8. 相互作用

（1）与肾上腺皮质激素同用时利尿利钠作用减弱。

（2）与胺碘酮同用时由于血钾低而易致心律失常。

（3）与口服抗凝药同用时抗凝效应减弱。

（4）与非甾体抗炎镇痛药同用时本品的利钠作用减弱。

（5）与多巴胺同用时利尿作用增强。

（6）与其他种类降压药同用时降压作用增强。

（7）与拟交感药同用时降压作用减弱。

（8）与锂剂合用时可增加血锂浓度并出现过量的征象。

（9）与大剂量水杨酸盐合用时，已脱水的患者可能发生急性肾功能衰竭。

（10）与二甲双胍合用易出现乳酸酸中毒。

9. 临床应用

用于高血压。

10. 规格

片剂：2.5mg。

## 三、保钾利尿药

（一）螺内酯（阿尔达克通，安体舒通，螺旋内酯固醇，螺旋内酯甾酮）

为低效利尿药，结构与醛固酮相似，为醛固酮的竞争性抑制剂。作用于远曲小管和集合管，阻断 $Na^+$–$K^+$ 和 $Na^+$–$H^+$ 交换，使 $Na^+$、$Cl^-$ 利水排泄增多，$K^+$、$Mg^{2}$ 和 $H^+$ 排泄减少，对 $Ca^{2+}$ 的排泄增加。另外，本药对肾小管以外的醛固酮靶器官也有作用。

1. 吸收

口服吸收较好，生物利用度大于 90%。

2. 分布

血浆蛋白结合率在 90% 以上。

3. 消除

螺内酯和其代谢产物的 $t_{1/2}$ 约为 10 ~ 12h。进入体内后 80% 由肝脏迅速代谢为有活性的坎利酮。口服1日左右起效，2～3日达高峰，停药后作用仍可维持2～3日。无活性代谢产物从肾脏和胆道排泄，约有10%以原型从肾脏排泄。

4. 剂量方案

（1）成人：口服。

1）水肿性疾病：每日40～120mg，分2～4次服用，至少连服5日。以后酌情调整剂量。

2）高血压：开始每日40～80mg，分3～4次服用，至少2周，以后酌情调整剂量，不宜与血管紧张素转换酶抑制剂合用，以免增加发生高钾血症的机会。

3）原发性醛固酮增多症：手术前患者每日用量100～400mg，分2～4次服用。不宜手术的患者，则选用较小剂量维持。

4）诊断原发性醛固酮增多症：一次80～100mg，3～4次/天服用，如一周后尿钾明显减少，血$K^+$升高，血$Na^+$下降，则提示钾代谢紊乱，可能为体内醛固酮过多所致。老年人对本品较为敏感，开始用量宜减少。

（2）小儿：治疗水肿性疾病，开始每日按体重1～3mg/kg或按体表面积30～90mg/$m^2$，单次或分2～4次服用，连服5日后酌情调整剂量。最大剂量为每日3～9mg/kg或90～270mg/$m^2$。

5. 特殊剂量方案

肾功能衰竭、高钾血症患者及对本品过敏或对其他磺胺药过敏者禁用。可通过胎盘，孕妇应在医师指导下用药，且用药时间应尽量短。

6. 不良反应

高钾血症最为常见，尤其是单独用药、进食高钾饮食、与钾剂或含钾药物如青霉素钾等以及存在肾功能损害、少尿、无尿时。胃肠道反应，如恶心、呕吐、胃痉挛和腹泻，尚有报道可致消化性溃疡。中枢神经系统表现，长期或大剂量服用本药可发生行走不协调、头痛等。性激素样作用如男性乳腺发育、女性多毛、月经不调等，停药后可消失。其他还有口渴、皮疹、粒细胞缺乏及肌痉挛等。

7. 注意事项

（1）无尿、肝肾功能不全、低钠血症、酸中毒、乳房增大或月经失调等患者慎用。其代谢产物坎利酮可从乳汁分泌，哺乳期妇女慎用。老年人用药较易发生高钾血症和利尿过度。

（2）给药应个体化，从最小有效剂量开始使用，以减少电解质紊乱等不良反应的发生。如每日服药一次，应于早晨服药，以免夜间排尿次数增多。

（3）本药起作用较慢，而维持时间较长，故首日剂量可增加至常规剂量的2～3倍，以后酌情调整剂量。与其他利尿药合用时，可先于其他利尿药2～3日服用。在已应用其他利尿药再加用本药时，其他利尿药剂量在最初2～3日可减量50%，以后酌情调整剂量。在停药时，本药应先于其他利尿药2～3日停药。

（4）用药期间如出现高钾血症，应立即停药。

（5）应于进食时或餐后服药，以减少胃肠道反应，并可能提高生物利用度。

（6）对诊断的干扰：

1）使荧光法测定血浆皮质醇浓度升高，故取血前 4 ~ 7 日应停用本药或改用其他测定方法；

2）使下列测定值升高，血浆肌酐和尿素氮（尤其是原有肾功能损害时）、血浆肾素、血清镁、钾等。

8. 相互作用

（1）具有较强盐皮质激素作用的肾上腺皮质激素减弱本药的利尿作用，拮抗本药的潴钾作用。

（2）雌激素能引起水钠潴留，从而减弱本药的利尿作用。

（3）非甾体类抗炎镇痛药，尤其是吲哚美辛，能降低本药的利尿作用，且合用时肾毒性增加。

（4）拟交感神经药物降低本药的降压作用。

（5）多巴胺加强本药的利尿作用。

（6）与引起血压下降的药物合用，利尿和降压效果均加强。

（7）与含钾药物、库存血（含钾 30mmol/L，如库存 10 日以上含钾高达 65mmol/L）、ACE 抑制剂、血管紧张素Ⅱ受体拮抗剂和环孢素 A 等合用时，发生高钾血症的机会增加。

（8）与葡萄糖胰岛素液、碱剂、钠型降钾交换树脂合用，发生高钾血症的机会减少。

（9）本药使地高辛半衰期延长。

（10）与氯化铵合用易发生代谢性酸中毒。

（11）与肾毒性药物合用，肾毒性增加。

（12）甘珀酸钠、甘草类制剂具有醛固酮样作用，可降低本药的利尿作用。

9. 临床应用

（1）水肿性疾病：与其他利尿药合用，治疗充血性水肿、肝硬化腹腔积液、肾性水肿等水肿性疾病，其目的在于纠正上述疾病时伴发的继发性醛固酮分泌增多，并对抗其他利尿药的排钾作用。也用于特发性水肿的治疗。

（2）高血压：作为治疗高血压的辅助药物。

（3）原发性醛固酮增多症：螺内酯可用于此病的诊断和治疗。

（4）低钾血症的预防：与噻嗪类利尿药合用，增强利尿效应和预防低钾血症。

10. 规格

片剂：20mg。

（二）氨苯蝶啶（三氨蝶啶）

为蝶啶类化合物，结构上类似叶酸和一些二氢叶酸还原酶抑制剂。本药直接抑制肾脏远曲小管和集合管的 $Na^+$-$K^+$ 交换，从而使 $Na^+$、$Cl^-$、水排泄增多，而 $K^+$ 排泄减少。为保钾利尿药，其作用与螺内酯相似，但留钾作用弱于螺内酯。

1. 吸收口服后 30% ~ 70% 迅速吸收，单剂口服后 2 ~ 4h 起作用，达峰时间为 6h，作用持续时间 12 ~ 16h。

2. 分布

血浆蛋白结合率为 40% ~ 50%，Vd 为 2.5L/kg。动物试验本品可透过胎盘，进入乳汁。

3. 消除

约 2h，但无尿者可达 10h 以上。大部分迅速由肝脏代谢，经肾脏排泄，部分为代谢产物，部分为原型。少数经胆汁排泄。

4. 剂量方案

成人开始每日 25 ~ 100mg，分 2 次服用，与其他利尿药合用时，剂量可减少。维持阶段可改为隔日疗法。最大剂量不超过每日 300mg。儿童常用量：开始每日按体重 2 ~ 4mg/kg 或按体表面积 120mg/$m^2$，分 2 次服，每日或隔日疗法。以后酌情调整剂量。最大剂量不超过每日 6mg/kg 或 300mg/$m^2$。

5. 特殊剂量方案

高钾血症、进行性肾功能不全、严重肝功能不全时禁用。可使血糖升高，糖尿病患者应调整降糖药剂量。

6. 不良反应

长期大量应用可出现血钾过高、血糖升高。胃肠道反应如恶心、呕吐、胃痉挛和腹泻等及低钠血症、头晕、头痛、光敏感等。罕见：过敏如皮疹、呼吸困难和血液系统损害如粒细胞减少症甚至粒细胞缺乏症、血小板减少性紫癜、巨红细胞性贫血（干扰叶酸代谢）及肾结石等。

7. 注意事项

（1）无尿、肝肾功能不全、糖尿病、低钠血症、酸中毒、高尿酸血症或有痛风病史者、肾结石或有此病史者、孕妇及哺乳期妇女慎用。

（2）给药应个体化，从最小有效剂量开始使用，以减少电解质紊乱等不良反应。

（3）服药期间如发生高钾血症，应立即停药，并做相应处理。并测定血浆电解质和血尿素氮，随时调整剂量。应逐渐停药，以防反跳性钾丢失。

（4）应于进食时或餐后服药，以减少胃肠道反应，并可能提高生物利用度。

（5）服药后多数患者出现淡蓝色荧光尿。

8. 药物相互作用

与噻嗪类和袢利尿药合用时可使血尿酸进一步升高，故应与治疗痛风的药物合用。可使血糖升高，与降糖药合用时，后者剂量应适当加大。其余与螺内酯相似。

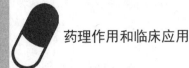

9. 临床应用

主要用于水肿性疾病，包括充血性心力衰竭、肝硬化腹腔积液、肾病综合征等，以及肾上腺糖皮质激素治疗过程中发生的水钠潴留，主要目的在于纠正上述情况时的继发性醛固酮分泌增多，并拮抗其他利尿药的排钾作用。也可用于治疗特发性水肿。

10. 规格

片剂：50mg。

（三）阿米洛利（氨氯比咪，氨氯吡咪，蒙达清，MK-870）

为保钾利尿药中最强的利尿药，作用部位及作用机制与氨苯蝶啶相似，于肾脏远曲小管及集合管皮质段，阻断 $Na^+$-$K^+$ 交换机制，抑制 $Na^+$、$Cl^-$ 排泄，$K^+$ 和 $H^+$ 分泌减少。其作用不依赖于醛固酮。40mg 本品与 200mg 氨苯蝶啶的利尿作用相当。

1. 吸收

口服后经胃肠道吸收。单次口服起效时间为 2h，血清浓度达峰时间为 3 ~ 4h，有效持续时间为 6 ~ 10h，生物利用度约 15% ~ 30%。

2. 分布

血浆蛋白结合率低。

3. 消除

$t_{1/2}$ 为 6 ~ 9h。约 50% 以原型经肾排泄，40% 在 72h 内随粪便排出。

4. 剂量方案

成人口服：开始一次 2.5 ~ 5mg，1 次 / 天。必要时加量，每日最大量为 20mg。

5. 特殊剂量方案

严重肾功能减退、高钾血症时禁用。孕妇及哺乳期妇女、老年患者慎用。

6. 不良反应

单独使用时高钾血症较常见。偶可引起低钠血症、高钙血症、轻度代谢性酸中毒。胃肠道反应可有口干、恶心、呕吐、腹胀等。还可见到头痛、头晕、胸闷、性功能下降等。过敏反应主要表现为皮疹甚至呼吸困难。

7. 注意事项

见氨苯蝶啶。

8. 药物相互作用

见螺内酯。

9. 临床应用

主要用于水肿性疾病，亦可用于难治性低钾血症的辅助治疗。

10. 规格片剂：2.5mg；5mg。

#### 四、碳酸酐酶抑制剂

（一）乙酰唑胺（醋氨酰胺片，醋唑磺胺片）

为磺胺衍生物，能抑制睫状体上皮碳酸酐酶的活性，从而减少房水生成（50% ~ 60%），使眼压下降。重要作用之一是抑制肾近曲小管的碳酸酐酶，减少 $HCO_3^-$ 和 $H^+$ 形成，$H^+$ 与 $Na^+$ 的交换随之减慢，肾排除大量碱性尿，$Na^+$、$K^+$、$HCO_3^-$ 排除均增加。

1. 吸收

口服易吸收，30min 后起效，$T_{max}$ 为 2h，作用持续 8 ~ 12h。

2. 分布

蓄积于含碳酸酐酶浓度高的组织如红细胞、肾皮质。

3. 消除

$t_{1/2}$ 为 2.4 ~ 5.8h。在 24h 内给药量的 90% ~ 100% 以原型由肾脏排泄。肾功能不全时，排泄减慢。

4. 剂量方案

（1）青光眼和脑水肿：口服，一次 0.25g，2 ~ 3 次 / 天。

（2）心脏性水肿：口服，一次 0.25 ~ 0.5g，1 次 / 天。早餐后服用药效最佳。

（3）消化性溃疡：一次 0.5g，3 次 / 天，3 周为 1 疗程。

（4）癫痫小发作：一次 0.4 ~ 1g，1 次 / 天。

5. 特殊剂量方案

肝、肾功能不全致低钠血症、低钾血症、高氯性酸中毒，肾上腺衰竭及肾上腺皮质功能减退（阿狄森病）、肝昏迷、孕妇禁用。哺乳妇女确需使用本品应暂停哺乳。

6. 不良反应

（1）变态反应：可引起骨髓抑制、皮肤反应、肾损害。对磺胺类药物过敏的患者可产生多种变态反应。

（2）代谢性酸中毒：由于消耗体内贮存的 $HCO_3^-$，可导致高氯性酸中毒。

（3）低血钾。

（4）尿结石。

（5）其他：可引起四肢麻木感、嗜睡和感觉异常，肾衰竭患者可因药物蓄积而造成中枢毒性。

7. 注意事项

（1）不能耐受磺胺类药物或其他磺胺衍生物利尿药的患者，也不能耐受本品。

（2）糖尿病、酸中毒及肝、肾功能不全者慎用。

（3）长期使用本品需加服钾盐。

（4）可引起肾脏并发症，如肾绞痛、结石症、磺胺尿结晶、肾病综合征等。为预防其发生，除按磺胺类药物预防原则外，尚需加服钾盐、镁盐等。高钙尿患者应进低钙饮食。

（5）应避免应用钙、碘及广谱抗生素等可增强碳酸酐酶活性的药物。

（6）对诊断的干扰

1）尿 17- 羟类固醇测定，因干扰 Glenn–Nelson 法的吸收，可产生假阳性结果。

2）尿蛋白测定，由于尿碱化，可造成如溴酚蓝试验等一些假阳性结果。

3）血氨浓度、血清胆红素、尿胆素原、血浆氯化物的浓度都可以增高。血清钾的浓度可以降低。

4）糖尿病患者血糖浓度、尿糖浓度均可增高。

8. 相互作用

（1）与促肾上腺皮质激素、糖皮质激素尤其与盐皮质激素联合使用，可以导致严重的低血钾，长期同时使用也有增加低血钙的危险。

（2）与苯丙胺、抗 M 胆碱药，尤其是和阿托品、奎尼丁联合应用时，由于形成碱性尿，使本品排泄减少，不良反应加重或延长。

（3）与抗糖尿病药（如胰岛素）联合应用时，可以减少低血糖反应。因为本品可以造成高血糖和尿糖，故应调整剂量。

（4）与苯巴比妥、卡马西平或苯妥英等联合应用，可引起骨软化发病率上升。

（5）洋地黄苷类与本品合用，可提高洋地黄的毒性，并可发生低钾血症。

（6）与甘露醇或尿素联合应用，在增强降低眼内压作用的同时，可增加尿量。

9. 临床应用

适用于各种类型的青光眼，很少作利尿药应用。亦用于治疗脑水肿和消化性溃疡病，亦用于癫痫小发作。

10. 规格

片剂：0.25g。

（二）双氯非那胺（双氯磺酰胺）

为碳酸酐酶抑制剂，在其分子中含有 2 个磺酰胺基团，具有较强的碳酸酐酶抑制作用，除可抑制 $Na^+$、$K^+$ 的再吸收外，亦可增加 $Cl^-$ 的排出，故代谢性酸中毒的发生缓慢。比乙酰唑胺作用缓慢。

1. 吸收

口服吸收迅速。1h 起效，2 ~ 4h 达峰，维持时间 6 ~ 12h。

2. 剂量方案

治疗青光眼：口服，首次 100 ~ 200mg，以后每隔 12h 服 100mg，直至获得满意的效果。维持量 25 ~ 50mg，1 ~ 3 次 / 天，约 2 个月 1 疗程。治疗呼吸性酸中毒：口服，一次 50 ~ 100mg，2 次 / 天。

3. 特殊剂量方案

肾与肾上腺皮质功能严重障碍者忌用。

4. 不良反应

常见不良反应：四肢麻木及刺痛感、疲劳、体重减轻、困倦抑郁、嗜睡、性欲减低、精神错乱等。胃肠道反应有畏食、金属样味觉、恶心、消化不良、腹泻。肾脏反应有多尿、夜尿、肾及泌尿道结石等。还可出现暂时性近视、磺胺样皮疹、剥脱性皮炎。少见不良反应：电解质紊乱如代谢性酸中毒、低钾血症（补充碳酸氢钠及钾盐有可能减轻症状）、听力减退和造血系统障碍如急性溶血性贫血、粒细胞减少症、血小板减少症、嗜伊红细胞增多症、再生障碍性贫血及肾功能衰竭。

5. 注意事项

（1）不能耐受磺胺类药物或其他磺胺衍生物利尿药的患者，也不能耐受本品。

（2）可与食物同服以减少胃肠道反应。

（3）糖尿病、酸中毒及肝、肾功能不全者慎用。

（4）疗程不宜过长，以免引起代谢性酸血症及低血钾症。

6. 相互作用

见乙酰唑胺。

7. 临床应用

治疗肺功能不全并发的呼吸性酸中毒。亦可治疗各种类型的青光眼，特别适用于急性闭角型青光眼急性发作期、急性眼压升高的继发性青光眼及对乙酰唑胺不敏感的病例。亦可作为青光眼手术的术前降压剂。本品也和其他碳酸酐酶抑制剂一样，不能长期用于控制眼压。

8. 规格

片剂：25mg；50mg。

五、渗透性利尿药

（一）甘露醇

为单糖，在体内不被代谢，经肾小球滤过后在肾小管内甚少被重吸收，起到渗透利尿作用。还能提高血浆渗透压，导致组织内（包括眼、脑、脑脊液等）水分进入血管内，从而减轻组织水肿，降低眼内压、颅内压和脑脊液容量及其压力。

1. 吸收

甘露醇口服吸收很少。利尿作用于静脉注射后 1h 出现，维持 3h。降低眼内压和颅内压作用于静脉注射后 15min 内出现，达峰时间为 30 ~ 60min，维持 3 ~ 8h。当血甘露醇浓度很高或存在酸中毒时，甘露醇可通过血 – 脑脊髓屏障。

2. 分布

静脉注射后迅速进入细胞外液而不进入细胞内。

3. 消除

在体内几乎不被代谢，小部分可由肝脏生成糖原，大部分以原型从尿中排出。本药

$t_{1/2}$ 为 100min，当存在急性肾功能衰竭时可延长至 6h。肾功能正常时，静脉注射甘露醇 100g，3h 内 80% 经肾脏排出。

4. 剂量方案

（1）成人常用量：

1）利尿：常用量按体重 1~2g/kg，一般用 20% 溶液 250ml 静脉滴注，并调整剂量使尿量维持在每小时 30~50ml。

2）治疗脑水肿、颅内高压和青光眼：按体重 0.25~2g/kg，配制为 15%~25% 浓度于 30~60min 内静脉滴注。当患者衰弱时，剂量应减小至 0.5g/kg。严密随访肾功能。

3）鉴别肾前性少尿和肾性少尿：按体重 0.2g/kg，以 20% 浓度于 3~5min 内静脉滴注，如用药后 2~3h 以后每小时尿量仍低于 30~50ml，最多再试用一次，如仍无反应则应停药。已有心功能减退或心力衰竭者慎用或不宜使用。

4）预防急性肾小管坏死：先给予 12.5~25g，10min 内静脉滴注，若无特殊情况，再给 50g，1h 内静脉滴注，若尿量能维持在每小时 50ml 以上，则可继续应用 5% 溶液静脉滴注。若无效则立即停药。

5）治疗药物、毒物中毒：50g 以 20% 溶液静脉滴注，调整剂量使尿量维持在每小时 100~500ml。

6）肠道准备。术前 4~8h，10% 溶液 1000ml 于 30min 内口服完毕。

（2）儿童常用量：

1）利尿：按体重 0.25~2g/kg 或按体表面积 60g/m²，以 15%~20% 溶液 2~6h 内静脉滴注。

2）治疗脑水肿、颅内高压和青光眼：按体重 1~2g/kg 或按体表面积 30~60g/m²，以 15%~20% 浓度溶于 30~60min 内静脉滴注。患者衰弱时剂量减至 0.5g/kg。

3）鉴别肾前性少尿和肾性少尿：按体重 0.2g/kg 或按体表面积 6g/m²，以 15%~25% 浓度静脉滴注 3~5min，如用药后 2~3h 尿量无明显增多，可再用 1 次，如仍无反应则不再使用。

4）治疗药物、毒物中毒。按体重 2g/kg 或按体表面积 60g/m² 以 5%~10% 溶液静脉滴注。

5. 特殊剂量方案

老年人应用本药较易出现肾损害，且随年龄增长，发生肾损害的机会增多，应适当控制用量。已确诊为急性肾小管坏死的无尿患者，包括对试用甘露醇无反应、严重失水者、颅内活动性出血者（颅内手术过程或危及生命时除外）、急性肺水肿或严重肺瘀血者及孕妇禁用。

6. 不良反应

水和电解质紊乱最为常见。静脉滴注过快可致寒战、发热、排尿困难、头晕、视力模糊、血栓性静脉炎。甘露醇外渗可致组织水肿、皮肤坏死。偶可过敏引起皮疹、荨麻疹、过敏性休克。大剂量久用可引起渗透性肾病（或称甘露醇肾病），其机制尚未完全阐明，可能与甘露醇引起肾小管液渗透压上升过高，导致肾小管上皮细胞损伤有关。病理表现为肾小管上皮细胞肿胀，空泡形成。临床上出现尿量减少，甚至急性肾功能衰竭。渗透性肾病常见于老年肾血流量减少及低钠、脱水患者。

7. 注意事项

（1）除做术前肠道准备用外，均应静脉内给药。

（2）甘露醇遇冷易结晶，故应用前应仔细检查，如有结晶，可置热水中或用力振荡待结晶完全溶解后再使用。当甘露醇浓度高于 15% 时，应使用有过滤器的输液器。

（3）根据病情选择合适的浓度，避免不必要地使用高浓度和大剂量。

（4）使用低浓度和含氯化钠溶液的甘露醇能降低过度脱水和电解质紊乱的发生机会。

（5）用于治疗水杨酸盐或巴比妥类药物中毒时，应合用碳酸氢钠以碱化尿液。

（6）明显心肺功能损害者、高钾血症或低钠血症、低血容量、严重肾功能衰竭、对甘露醇不能耐受者慎用。

（7）给大剂量甘露醇不出现利尿反应，可使血浆渗透浓度显著升高，故应警惕血高渗发生。

8. 药物相互作用

（1）可增加洋地黄毒性作用，与低钾血症有关。

（2）增加利尿药及碳酸酐酶抑制剂的利尿和降眼内压作用，与这些药物合并时应调整剂量。

9. 临床应用

（1）用于治疗各种原因引起的脑水肿，降低颅内压，防止脑疝。

（2）降低眼压，可用于其他降眼内压药无效时或眼内手术前准备。

（3）用于鉴别肾前性因素或急性肾功能衰竭引起的少尿。亦可用于预防各种原因引起的急性肾小管坏死。

（4）作为辅助性利尿措施治疗肾病综合征、肝硬化腹腔积液，尤其是当伴有低蛋白血症时。

（5）对某些药物逾量或毒物中毒（如巴比妥类药物、锂、水杨酸盐和溴化物等），本药可促进上述物质的排泄，并防止肾毒性。

（6）作为冲洗剂，用于经尿道内前列腺切除术。

（7）术前肠道准备。

10. 规格

注射液：10g：50ml；20g：100ml；50g：250ml；150g：3000ml。

（二）甘油果糖（固利压，布瑞得，甘果糖）

主要成分为甘油、果糖。为渗透性脱水剂，同时果糖可改善脑代谢，呈现脑水肿消失、颅内压降低及脑血流获得改善的效果。也可降低眼前房及晶体内压力。

1. 吸收

静脉入血。起效时间缓慢，维持作用时间为 6 ~ 12h。

2. 分布

经血液进入全身组织，其分布约 2 ~ 3h 内达到平衡。进入脑脊液及脑组织较慢，清除也较慢。

3. 消除

大部分代谢为 $CO_2$ 及水排出。

4. 剂量方案

降颅内压：每次 250 ~ 500ml，每日 1 ~ 2 次，连续用药 1 ~ 2 周，500ml 静脉滴注时间约为 2 ~ 3h。降眼压及眼科手术：每次 250 ~ 500ml，静脉滴注时间 45 ~ 90min。

5. 特殊剂量方案

（1）遗传性果糖不耐受症及低渗性脱水症患者禁用。

（2）严重循环系统功能障碍、尿崩症、糖尿病及高龄患者慎用。

6. 不良反应

不良反应轻，偶可见尿潜血反应、血红蛋白尿、血尿，有时还可出现高钠血症、低钾血症、头痛、恶心、口渴，较少出现倦怠感。大量、快速输入时可产生乳酸酸中毒。

7. 注意事项

疑有急性硬膜下、硬膜外血肿者，应先处理出血，确认无再出血者方可应用。眼科手术中，因会引起尿意，故应用本品时应在术前先行排尿。

8. 临床应用

用于脑血管病、脑外伤、脑肿瘤、颅内炎症及其他原因引起的急慢性颅内压增高、脑水肿等症。用于外伤、骨折后预防和治疗骨筋膜室综合征，缓解脊髓、神经根压迫症状。用于降眼压或眼科手术缩小眼容积及脑外科手术缩小脑容积。

9. 规格

注射液：250ml：500ml。每 1ml 中含甘油 100mg、果糖 50mg、氯化钠 9mg。

# 第五章 有机磷农药中毒

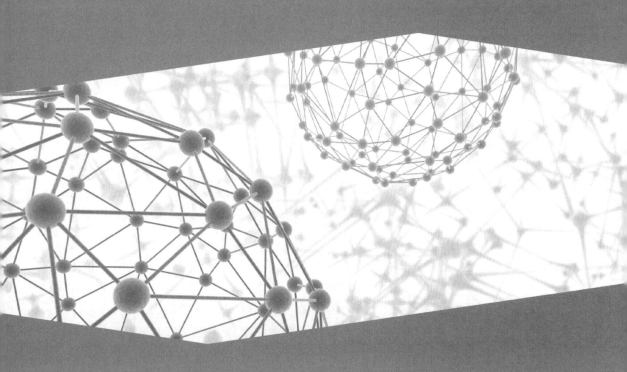

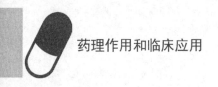

## 第一节　与有机磷杀虫剂毒理学相关的生理学

### 一、胆碱酯酶和胆碱能受体分类与分布

（一）体内胆碱酯酶的分类与分布

体内胆碱酯酶（ChE）分类与分布情况见表 5-1。

表 5-1ChE 的分类及体内分布

|  | 分类 | 体内分布 |
|---|---|---|
| 真性 ChE | AChE | 脑、脊髓、神经节细胞、横纹肌、红细胞等 |
| 假性 ChE | 丁酰 ChE | 血浆、神经胶质细胞、肺、心肌、肝等 |
|  | 丙酰 ChE |  |
|  | 苯酰 ChE |  |

（二）胆碱能受体分类与分布

胆碱能受体分为毒蕈碱型（M）与烟碱型（N）两种类型，这两种胆碱能受体还可以进一步划分为不同的亚型。在中枢神经元与周围神经元及其突触前膜与后膜上分布着 M 受体与 N 受体，但是在神经肌肉接头的肌细胞膜上只分布 N 受体，而在呼吸道、消化道、唾液腺、心脏以及膀胱等效应器上则分布着 M 受体。

### 二、各型胆碱能受体基本结构与生理学特征

（一）M 受体

M 受体属于 G 蛋白偶联受体，G 蛋白是 GTP 结合蛋白的简称，它是与受体偶联的功能蛋白，M 受体功能是由 G 蛋白所介导，介导的含意是：通过一个或多个中间步骤的信息传递，使其功能变化得以实现。现已发现 M 受体有 5 种亚型，分别为 $M_1$、$M_2$、$M_3$、$M_4$ 与 $M_5$，但其中最常见的有 $M_1$、$M_2$、$M_3$、$M_4$ 与 $M_5$，分布在神经节与外分泌腺，$M_2$ 主要分布在心脏，$M_3$ 分布在平滑肌与内分泌腺。与 $M_1$ 及 $M_3$ 亚型受体结合的是 $G_{9/11}$ 蛋白，$G_{9/11}$ 蛋白活化后激活磷脂酶 C，使膜结构的化学成分磷脂酰胆碱发生磷酸化，形成肌酸磷脂，这就引起内质网内 $Ca^{2+}$ 释放，从而导致平滑肌收缩与腺体分泌。与 $M_2$ 亚型受体结合的是 G 蛋白，G 蛋白活化后抑制腺苷酸环化酶，并且激活受体控制的 $K^+$ 通道，ACh 引起心脏收缩力与心率变化就是抑制腺苷酸环化酶以及 $K^+$ 通道开放的结果。当 ACh 与不同亚型 M 受体结合，受体被激活。由于受体及其所偶联的功能蛋白不同，M 受体激活后，即可能产生兴奋效应，也可能产生抑制效应，结果所显示出的生理效应特征也就不一样。

（二）N 受体

1. 基本结构与亚型分类

神经元 N 受体至少由 12 种亚基（$\alpha_2 \sim \alpha_{10}$，$\beta_2 \sim \beta_4$）组成，它们之间通过不同组合，组成种类繁多的五聚体。根据 N 受体的理化特征及生理药理学特征不同，把 N 受体分为神经型（$N_1$）与肌肉型（$N_2$）两种亚型，$N_1$ 受体分布在神经节与神经细胞膜上，$N_2$ 受体分布在神经肌肉接头的骨骼肌细胞膜上。

2. 目前对 N 受体生物学特征的认识

（1）N 受体门控方式：神经细胞膜上 N 受体起到 $Na^+$ 通道作用，离子通道的开放与关闭称为门控，受体门控方式有多种，在生理情况下，神经细胞膜上 N 受体是通过递质与受体结合，使离子通道开启。然后通过膜电位变化，导致离子通道关闭，故这种门控方式称为配体与电压双重门控。

（2）N 受体 3 种基本功能态：在正常生理情况下，N 受体有 3 种功能态：静息态、激活态与失活态。细胞兴奋前，N 受体处于静息态。当 ACh 与 N 受体结合，受体发生变构，由静息态转变成激活态。一旦 N 受体处于激活态，离子通道显示出对 $Na^+$ 高通透性，引起细胞膜外 $Na^+$ 内流。在 $Na^+$ 通道开放数毫秒后，通道关闭，对刺激就不再产生反应，关闭后的通道处于失活态。

（3）N 受体工作原理（$Na^+$ 通道学说）N 受体由 5 个亚基组成，5 个亚基组合后，相互之间形成了狭窄的 $Na^+$ 通道，每个通道功能由离子选择性滤器、活性闸门与失活闸门 3 部分所控制。在细胞兴奋过程中，细胞膜内外电场强度变化使 N 受体分子结构中的极性基团发生移位，引起通道局部构象改变，从而导致通道开放与关闭。

（4）N 受体生物学特性与细胞除极电流变化特征之间的关系：根据微电极记录到的细胞除极电流变化特征，目前对 N 受体生物学特性的认识是：

1）微电极记录到细胞兴奋过程中电流变化特征是由单个 $Na^+$ 通道开放而引起的，从除极开始到峰电流出现所需的耗时（即峰电流上升支时限）代表单个 $Na^+$ 通道开放时限。

2）$Na^+$ 通道开放后就完全关闭，接着就不再对刺激产生反应。

3. 对上述传统认识的讨论

以上内容中，有些认识是错误的，相关的内容及否定的理由如下：

（1）由单个 N 受体离子通道开放所形成的除极电流或细胞膜内外电位差变化都非常小，这种极微弱的电流或电位差变化是根本无法用仪器检测出来的。

（2）通过插入细胞内的探查电极，可检测到细胞兴奋过程所出现的电流变化，其变化特征是被探测区域细胞膜上所有激活态 N 受体 $Na^+$ 通道开放所引起的。无论探查电极末端做得如何精细，其开口横切面通过光学显微镜就可以观察到，而细胞膜上蛋白质分布密度则需要通过电子显微镜才能分辨出来。由于在被探测区域细胞膜表面分布着一定数量的 N 受体，探测到的电流变化特征并不代表单个 N 受体通道开放与关闭所引起的电流变化特征。因此，无论把达到峰电流所需耗时，当做单个 $Na^+$ 通道开放时限，或者把心肌动作电位的峰电位上升支时限，当做单个 $Na^+$ 通道开放时限，这样的理解都是错误的。

（3）根据罗玉倩等所做的细胞电生理实验，通过置于细胞膜内外电极，把膜电位钳制在 $-60mV$，然后使用微量压力注射仪，向来自体外培养的小鼠颈交感神经 $\alpha_4\beta_2$ 亚型细胞表面喷射浓度分别为 $100\mu mol/L$ 与 $100\mu mol/L$ 两种烟碱溶液，持续作用 $4s$，可记录到持续时间略 $> 4s$ 的内向电流，如图 7-1 所示。根据细胞生理学原理，在细胞兴奋过程中，可产生 $Na^+$ 内流、$K^+$ 外流、$Ca^{2+}$ 内流与 $Cl^-$ 内流。由于细胞膜内外 $Ca^{2+}$ 浓度差很小，$Ca^{2+}$ 内流所引起的内向电流很弱，而 $K^+$ 外流与 $Cl^-$ 内流形成的都是外向电流，因此，这一实验现象说明：在激动药持续作用下，细胞膜上 N 受体 $Na^+$ 通道在开放后并非迅速转入关闭状态，只要细胞膜极化程度维持在 $-60mV$ 水平，$Na^+$ 通道显示出失活与激活这 2 种不同功能状态之间持续快速转换，而且瞬间 $Na^+$ 内流速率始终都超过瞬间 $K^+$ 外流与 $Cl^-$ 内流速率的总和。

（4）如果认为膜内外离子浓度差驱动 $Na^+$ 穿过 N 受体分子内部结构间隙（这种结构被称为 $Na^+$ 通道），那么 $Na^+$ 内流速率由膜内外 $Na^+$ 浓度差决定。然而，在峰电流出现的瞬间，形成的电流幅度最大，而这时膜内外 $Na^+$ 浓度差却最小。这一细胞生理学特征说明：虽然膜内外 $Na^+$ 浓度差可以为 $Na^+$ 从细胞外转运到细胞内提供能量，但是，并非细胞膜内外之间离子浓度差直接驱动 $Na^+$ 穿过 N 受体分子结构间隙进入细胞内。

（5）通道学说难以从分子水平解释：为何神经细胞兴奋性有绝对不应期、相对不应期与超常期。

（6）由于通道很长，而且其最宽处是最窄处数倍，而在 $Na^+$ 穿过通道时，相互之间不可能出现较大间隙。因此，如果认为细胞膜外 $Na^+$ 穿过 N 受体通道结构进入细胞内，那么，在通道中就会挤满大量 $Na^+$。当这些带有大量正电荷的离子充斥分子内部结构，对 N 受体构型影响非常大。此外，如果在通道结构的多肽链上有天冬氨酸残基或谷氨酸残基，这两种氨基酸残基上都含有羧基（$-COO^-$）。羧基属于负性基团，如果羧基与其相邻氨基酸残基所组成的位点对 $Na^+$ 形成一定亲和力，在狭窄的通道，将会阻止 $Na^+$ 通过。而且当 $Na^+$ 结合到其位点上，还会改变 N 受体构型。如果在通道结构的多肽链上有碱性氨基酸（包括赖氨酸、精氨酸与组氨酸）残基，情况也一样。由于这 3 种氨基酸残基上含有正性基团，因此在一定的条件下，这种基团也同样有可能会阻止 $Na^+$ 通过通道。

（7）如果 N 受体起到 $Na^+$ 通道作用，那么，在对 N 受体进行化学成分分析时，就会发现其分子结构中含有大量 Na 元素，而这根本不符合事实。就凭这一点，就足以否定 $Na^+$ 通道学说。

4. 对 N 受体生物学原理的新认识（$Na^+$ 载体学说）

N 受体充当从细胞外往细胞内运载 $Na^+$ 的载体，在细胞兴奋过程中，通过 N 受体分子变构与转向，把 $Na^+$ 从细胞外转运到细胞内。

（1）N受体配体门控的形成机制

1）N受体对ACh高亲和力：在激动药ACh的胆碱N原子上带有正电荷，在烟碱吡啶基N原子上也带有正电荷。而在N受体多肽链上可以连接天冬氨酸残基或谷氨酸残基，这两种氨基酸残基都含有羧基（$-COO^-$），羧基为负性基团，这种负性功能基团是构成激动药结合位点的化学结构基础。当几个特定氨基酸残基的功能基团处于一定的空间位置，受到与相邻之间功能基团的影响，由这些功能基团所构成的位点与激动药之间就会形成较大的亲和力。当激动药靠近这一位点，在两者之间可形成3种结合力：正负电荷间的库伦引力，疏水性相互作用的力以及范德华引力。通过这3种结合力的作用，就会显示出N受体对激动药高亲和力。

2）N受体在细胞膜上按一定的正负极性方向排列：当细胞处于静息期，受到膜内外之间电场的影响，N受体带负电荷多的极性端朝外，带正电荷多的极性端朝内。通过这种极性排列，N受体上的ACh结合位点暴露于细胞外，只有在这种条件下，激动药才可以激活N受体。

（2）$Na^+$载体的工作原理

1）$Na^+$运载：当激动药（例如ACh或烟碱）与N受体结合，受体发生变构。经过变构后，在N受体分子结构中多个相邻氨基酸残基上的功能基团共同构成了与$Na^+$高亲和力的结合位点。现已证明：$Na^+$结合位点由4个氨基酸（谷氨酸、天冬氨酸、丙氨酸以及赖氨酸）残基所组成。通过$Na^+$结合位点与细胞外$Na^+$结合，N受体充当运载$Na^+$的载体。

2）$Na^+$转移与释放：$Na^+$转移与释放是一系列电化学连锁反应，在这一连锁反应中，首先发生$Na^+$与N受体位点结合，接着出现$Na^+$与N受体分离。

如果把运载$Na^+$过程出现的各个电化学连锁反应步骤用"→"连接起来，首先激动药与N受体分离：$Na^+$与N受体位点结合导致受体变构，以及$Na^+$与N受体结合后，在细胞膜内外电场作用下，N受体发生转动，在其转动过程中，电场对极性基团的作用方向发生改变→构成激动药结合位点的氨基酸残基相互之间空间位置发生改变→N受体丧失了对激动药亲和力→激动药与N受体分离。其次，$Na^+$转移与释放：$Na^+$与N受体位点结合→形成带正电荷的化学结构区域→由于膜内为负电位，因此在电场作用下，$Na^+$与其结合位点转向细胞膜内侧面→N受体转向后，在相反方向电场作用下，构成$Na^+$结合位点的4个氨基酸残基相互空间位置发生改变→$Na^+$结合位点丧失与$Na^+$亲和力→$Na^+$与N受体分离→$Na^+$被释放到细胞内→与$Na^+$分离后的化学结构区域带负电荷→由于膜外为正电位，在电场作用下，$Na^+$结合位点重新转向细胞膜外侧面。在这种情况下，N受体处于待激活态。

3）载体对$Na^+$选择性：现已证明，离子载体（目前称为离子通道）具有选择性运载离子的特性与其结合位点的氨基酸残基组成成分有关，如果结合位点4个氨基酸残基由谷氨酸、天冬氨酸、丙氨酸以及赖氨酸组成，当它们相互之间处于一定的空间位置，就会显示出与$Na^+$高亲和力。如果结合位点4个氨基酸残基都由谷氨酸组成，当它们相互之间处于一定的空间位置，就会显示出与 $Ca^{2+}$ 高亲和力。

4）驱动 $Na^+$ 进入细胞的能量：驱动 $Na^+$ 从细胞外转运到细胞内的能量是由细胞膜内外之间的 $Na^+$ 与 $K^+$ 浓度差共同提供的。

当 N 受体的激动药结合位点朝向细胞膜外侧面，N 受体与 $Na^+$ 结合。当激动药结合位点朝向细胞膜内侧面，N 受体与 $Na^+$ 分离，产生 N 受体化学特性转变的能量是由膜内外 $Na^+$ 浓度差所提供的。引起 N 受体这种生物学特性转变的化学反应原理是：无论是 ACh 与 N 受体结合所形成的聚合体，或是 $Na^+$ 与 N 受体结合所形成聚合体，都具有较高的化学能，而与 ACh 分离后的 N 受体化学能最低。在 N 受体激活后，每次变构都是从高能化学结构向低能化学结构的转变。可以这样认为：细胞膜内外之间的 $Na^+$ 浓度差为 $Na^+$ 在载体上装载（受体与 $Na^+$ 结合）与卸载（受体与 $Na^+$ 分离）提供能量。

$Na^+$ 与 N 受体结合后，结合位点转向细胞膜内侧面。然后，$Na^+$ 与 N 受体分离，结合位点转向细胞膜外侧面。引起 N 受体转向的能量由细胞膜内外电位差产生的电场提供。因为细胞膜内外电位差由细胞膜内外 $K^+$ 浓度差决定，所以可以这样认为：细胞膜内外之间的 $K^+$ 浓度差为 $Na^+$ 转运提供能量。因为电压门控性载体转运离子的能量是由化学能与电势能双重提供的，而非电压门控性载体转运离子或非离子化合物的能量仅由化学能提供，所以实验结果显示：电压门控性载体对离子的转运速率，大约是非电压门控性载体对离子或非离子化合物的转运速度 1000 倍。

（3）电压门控的形成机制：细胞膜内外之间的电场强度决定 $Na^+$ 内流速率，如果细胞膜内外之间的电场越强，受体转运 $Na^+$ 的速率也就越快。只有细胞膜内外维持一定的电场强度，才能为 N 受体转向提供足够的电势能。当细胞膜电场强度降到一定水平，不仅与 $Na^+$ 结合的 N 受体位点无法转向细胞内，而且与 $Na^+$ 分离后的 N 受体位点也无法转向细胞外。在这种情况下，存在于细胞外的激动药就无法激活 N 受体，N 受体处于基本功能态。当 N 受体处于基本功能态，电刺激神经细胞只能起到进一步削弱其细胞膜电场强度作用，因此，这种实验方法也同样无法使 N 受体激活。

（4）基线形成机制：在峰电流出现后，随着 $K^+$ 外流与 $Cl^-$ 内流，膜内外电场强度逐渐减弱，细胞膜上基本功能态 N 受体数量越来越多，而待激活态 N 受体数量越来越少，结果导致细胞除极电流变得越来越小，直至除极电流曲线完全恢复到基线。

（5）绝对不应期、相对不应期、细胞正常兴奋性与超常期的形成机制

1）绝对不应期形成机制：如果细胞膜极化程度过低，导致大部分或全部 N 受体处于基本功能态。在这种情况下，由于细胞膜上待激活态 N 受体数量太少，结果神经细胞对任何强刺激都不反应，这种情况细胞处于绝对不应期。

2）相对不应期形成机制：在待激活态 N 受体形成过程中，如果形成的数量相对较少，需要提高刺激强度，才能形成有效的阈上刺激，这就形成了细胞相对不应期。

3）细胞正常兴奋性的形成机制：如果细胞膜上绝大部分 N 受体都已恢复成待激活态，

只需要给予正常强度刺激，就可以形成有效的阈上刺激，神经细胞恢复正常兴奋性。

4）超常期形成机制：如果细胞膜极化程度较低，只需低强度的电刺激，就可以诱发动作电位，实验显示出细胞兴奋性提高。

（6）在每次细胞兴奋过程中，每个 $Na^+$ 载体都转运了大量 $Na^+$，因此，$Na^+$ 载体激活态与待激活态之间相互转化速度极快，每个 $Na^+$ 载体都反复进行了多次这两种功能态之间的相互转化。

根据以上分析，虽然在 N 受体亚基之间存在着分子结构缝隙，但是细胞外 $Na^+$ 不是通过这种通道结构进入细胞内，而是 N 受体充当结合与转运 $Na^+$ 的载体，当 N 受体被激活后，通过受体分子变构与极性转向，把 $Na^+$ 从细胞外转移到细胞内。

（三）N 受体 6 种功能态

受到各种因素对 N 受体的影响，在不同情况下，N 受体可以显示出 6 种功能态：激活态、基本功能态、待激活态、失敏态、抑制态与失活态。

（1）当 ACh 与待激活态 N 受体结合，N 受体被激活，受体处于激活态。

（2）当 $Na^+$ 转运到细胞内，$Na^+$ 与受体分离。如果细胞膜内外仍维持足够高的电场强度，N 受体可持续保持待激活态与激活态之间相互转化。当细胞膜内外电位差降到一定水平，N 受体转入基本功能态。当细胞膜复极化达到一定水平，N 受体重新恢复成待激活态。

（3）如果来自细胞内环境的因素经过复杂的中间环节，导致 N 受体生物学活性受抑制，无法被激动药激活，这种现象称为 N 受体失敏，或称为 N 受体处于失敏态。

（4）如果来自体外的因素（例如药物或毒物）导致被结合 N 受体生物学活性受抑制，无法被激动药激活，这种情况 N 受体处于抑制态。N 受体由 5 个亚基组成，由于亚基多肽链结构不同，结果显示出由不同亚基所组成的 N 受体对不同药物或毒物存在亲和力差异。

（5）如果 N 受体发生蛋白质变性，其生物活性将永久性丧失，这种情况称为 N 受体失活。

（四）除极电流变化对细胞兴奋性的影响

突触后膜经过多次除极，最终诱发动作电位，引起细胞兴奋，神经细胞兴奋性由动作电位频率决定。影响动作电位频率的因素包括：除极频率、每次除极持续时间以及除极电流。如果除极频率越高，或每次除极持续时间越长，或除极电流越强，细胞兴奋性也越高。

（五）细胞膜超极化对心肌自律细胞兴奋性的影响

心肌自律细胞除极过程存在 3 种门控方式：

（1）通过慢通道 $Ca^{2+}$ 缓慢内流，引起心肌自律细胞自动除极。

（2）通过心肌除极波的扩散，启动电压门控机制，诱发心肌自律细胞动作电位。

（3）通过神经递质（例如肾上腺素）与受体结合，启动配体门控机制，诱发心肌自律细胞动作电位。

在正常情况下，心房或心室心肌自律细胞的自动除极过程较缓慢，自主节律较低，通过高节律点窦房结兴奋所产生的除极波，诱发心肌自律细胞动作电位。但是，在心肌自律细胞膜超极化时，细胞膜内外高强度电场导致细胞膜上出现了大量待激活态 N 受体，结果在细胞自动除极电位尚未达到阈值时，细胞膜上形成的激活态 N 受体数量就足以导致细胞兴奋，这是心肌自律细胞膜超极化诱发心律失常的发生机制。

（六）细胞 N 受体失敏

1. 基本概念

如果把细胞膜电位钳制在能够维持 N 受体处于待激活态水平，用激动药反复刺激神经细胞，通过微电极插入细胞内，实验仪器就会记录到一定强度的持续除极电流。但是，经过数次刺激后，所记录到的细胞持续除极电流幅度明显降低，目前把这种现象称为 N 受体失敏。但是，仔细分析起来，把这种现象称为"细胞 N 受体失敏"，会更妥当些。严格地讲，"N 受体失敏"与"细胞 N 受体失敏"代表两个不同概念，"N 受体失敏"代表受体由激活态转入失敏态，其本质是细胞内环境因素介导 N 受体变构，当受体处于失敏态，其生物学活性受抑制，无法被激动药所激活。而"细胞 N 受体失敏"则是细胞对 N 受体激动药连续刺激表现出兴奋性降低，其本质是由于细胞内环境改变介导细胞膜上失敏态 N 受体数量增多，结果显示出激活态 N 受体数量减少引起的细胞电生理特征变化。简单地说：N 受体失敏属于单受体的生物学特性，而细胞 N 受体失敏属于被探测区域细胞膜上多受体综合效应所介导的细胞电生理特征变化。

2. N 受体失敏机制

N 受体失敏机制很复杂，具体细节还未完全弄清楚。根据目前的研究结果，介导 N 受体失敏机制的因素可以归纳为两个方面。

（1）细胞内高浓度 $Ca^{2+}$ 介导的 N 受体失敏：通过细胞电生理学方法进行研究，实验发现：提高细胞内 $Ca^{2+}$ 浓度，会降低烟碱所诱发的内向电流幅度。而提高细胞外 $Ca^{2+}$ 浓度，会增加 ACh 所诱发的内向电流幅度，但是，同时也加速了细胞 N 受体失敏，使持续除极电流幅度降低。这一现象的形成机制可能是：在 N 受体上有两个 $Ca^{2+}$ 结合位点，一个位于细胞膜内侧面，另一个位于细胞膜外侧面。当 $Ca^{2+}$ 与膜外侧面位点结合，通过增加局部区域正电荷，加速激活态 N 受体的 $Na^+$ 结合位点转向膜内侧面。当细胞内 $Ca^{2+}$ 大量蓄积，通过 $Ca^{2+}$ 与膜内侧面位点结合，增加局部区域受体正电荷，抑制与 $Na^+$ 分离后的 $Na^+$ 结合位点转向膜外侧面。

在不同 N 受体亚基，由于 $Ca^{2+}$ 结合位点不同，$Ca^{2+}$ 与结合位点的亲和力受到其功能基团的空间构型影响，这就导致 $Ca^{2+}$ 对不同 N 受体亚基具有不同的亲和力。这一理论认识解答了这样一个问题：为什么不同亚型交感神经细胞所显示出的细胞 N 受体失敏特征会不一样？

此外，细胞内 $Ca^{2+}$ 浓度升高，可激活蛋白激酶 C（PKC），通过受体磷酸化途径，进一步引起 N 受体磷酸化变构所介导的受体失敏。

（2）其他因素介导的 N 受体失敏：PKC、蛋白激酶 A（PKA）与酪氨酸激酶（TK）催化受体氨基酸残基磷酸化，引起 N 受体磷酸化变构所介导的受体失敏。此外，实验研究还发现，神经肽、花生四烯酸、前列腺素 $D_2$ 以及磷脂酶（PLC）等也都参与对 N 受体失敏过程的调节。

在以上失敏机制中，细胞内环境中 $Ca^{2+}$ 浓度对 N 受体失敏具有直接的调节作用，而其他因素所介导的 N 受体失敏则起到间接的调节作用。在高浓度 ACh 作用下，究竟是引起除极电流变大，或是导致除极电流变小，这取决于 ACh 对 N 受体激活作用以及细胞内环境变化所介导的细胞 N 受体失敏程度这两者之间的关系。如果前者的作用超过后者，则提高除极电流。如果后者的作用超过前者，则降低除极电流。

（七）N 受体失敏的生理学意义

如果细胞持续去极化，将会导致细胞无法复极。因此，N 受体失敏的生理学意义在于：通过 N 受体失敏机制，保证一旦细胞膜大量 N 受体被激活，由于同时也有部分 N 受体转入失敏态，就不会引起细胞膜过度去极化。这样就不仅保证了器官在高度兴奋后能够迅速转入抑制，从而避免出现器官疲劳或引起器官衰竭。同时也保证了细胞除极后能进行复极，而这是细胞能继续形成除极的先决条件。此外，如果来自体外的因素（例如有机磷杀虫剂中毒）导致细胞持续处于高浓度内源性 ACh 环境中，通过 N 受体失敏机制，这样可以防止发生细胞膜持续去极化而无法复极。在这种情况下，虽然细胞膜上部分或大量 N 受体失敏后，神经细胞兴奋性降低，但是，细胞仍然可以保留一定的兴奋性。

（八）细胞 N 样效应与 M 样效应相互之间的关系

1.N 样效应对 M 样效应的影响

当细胞质出现可导致 N 受体失敏的内环境，这种内环境变化也同样会影响到 M 受体的生物学特性。实验证明：当 M 受体磷酸化，可使其激活。而在形成 N 受体失敏的细胞内环境中，PKC、PKA 与 TK 等磷酸化酶活性增高，这些酶可催化 M 受体磷酸化，由于 M 受体磷酸化后发生了分子构象改变，激活了 M 受体，结果不仅实验显示出细胞对 ACh 所介导的 M 样毒性反应敏感性增加，而且也同样显示出拮抗药阿托品对 M 受体阻断作用的敏感性降低。这种现象目前称为：在发生 N 受体失敏后，细胞显示出 M 受体对 ACh 作用的超敏感性。在中枢与外周神经系统，都存在着这一现象。但是，这种现象是细胞内环境变化所介导，而不是 N 受体变构所诱导。除此之外，引起 M 受体增敏的机制还包括：减慢 G 蛋白结合 GTP 速度、增进 M 受体与 G 蛋白之间的偶联、增进 M 受体与腺苷酸环化酶及磷脂酰肌醇之间的偶联等。

2.M 样效应对 N 样效应的影响

有人通过实验证明：激活 M 受体会降低 N 受体对激动药的反应。这一实验现象说明：激活 M 受体后，由于细胞内环境发生变化，结果发生细胞内环境变化所介导的 N 受体失敏。例如，目前研究证明：在神经细胞膜上分布受体，当受体激活后，激活磷脂酶 C，使膜结构的化学成分磷脂酰胆碱发生磷酸化，形成肌酸磷脂，接着引起内质网释放出 $Ca^{2+}$，在这种情况下，就会出现细胞内源性高浓度 $Ca^{2+}$ 所介导的 N 受体失敏。

根据 $Na^+$ 载体工作原理来理解细胞电生理现象

根据以上讨论内容，对使用烟碱持续刺激神经细胞所引起的电流变化特征形成机制分析如下：

1. 峰电流出现时间

从除极开始到形成最大电流的耗时是细胞膜上激活态 N 受体形成速率决定的，而影响激活态 N 受体形成速率的主要因素是激动药浓度，激动药浓度越高，被激动药结合 N 受体数量就会越多，$Na^+$ 转运速率也越快，如果达到相同的峰电流，所需的时间缩短。

2. 峰电流

在细胞兴奋过程中，当细胞膜上激活态 N 受体数量达到最大，出现峰电流。峰电流由最大激活态 N 受体数量决定，最大激活态 N 受体数量由激动药浓度与待激活态 N 受体数量共同决定。而待激活态 N 受体数量与细胞膜内外电场强度有关，如果细胞膜内外电场强度越高，进入待激活态与激活态功能转换的 N 受体数量也越多。

3. N 受体失敏对初始持续除极电流的影响

由于给予首次刺激时，N 受体处于正常细胞内环境中，因此，在使用激动药连续刺激神经细胞过程中，首次刺激神经细胞所形成的峰电流并不降低，而是随着给药浓度增加而增加。然而，由于随后继续刺激神经细胞引起的除极电流是在异常细胞内环境中所产生的，因此，随着刺激次数增加，细胞除极产生的电流明显降低，并且这种电流变化随着给药浓度增加而变得越来越明显。如果给予的烟碱浓度很高，由于激动药作用于 N 受体时间延长，在细胞兴奋过程中，细胞内环境将会发生较大改变，导致在细胞兴奋过程中细胞膜上大量 N 受体失敏，在这种情况下，延续在峰电流之后的持续除极电流幅度变小。如果激动药（烟碱）浓度足够高，达到 1000 μmol/L，持续除极电流曲线可降到接近于基线水平，如图 7-1A 所示。如果把持续作用于细胞的激动药浓度控制在一定范围内，例如把烟碱浓度控制在 1 ~ 100 μmol/L，由于这种情况作用于细胞膜的激动药浓度较低，在每次给药后，激动药浓度会迅速降到很低水平，激动药与 N 受体持续作用时间较短。细胞兴奋过程中细胞内环境变化较小，细胞膜出现较多的激活态 N 受体，通过实验仪器可记录到较高的持续除极电流。

初始持续除极电流曲线的变化特征与细胞内环境改变程度有关，如果在最初几次刺激过程中，细胞内环境发生了较大程度的变化，则持续除极电流曲线 b 斜率较大（即曲线较陡直），如图 7-1A 所示。如果在最初几次刺激过程中，细胞内环境发生了较小程度的变化，则持续除极电流曲线 b 斜率较小，如图 7-1B 所示。这种曲线变化反映细胞 N 受体失敏特征，即曲线 b 最低点或曲线 c 的起点反映发生 N 受体失敏后，细胞膜上失敏态 N 受体所占的比例。这种曲线变化并不代表单个 N 受体失敏的生物学特征，也不代表 $K^+$ 通道与 $Cl^-$

通道开放引起的复极电流变化。尤其需要特别指出：细胞N受体失敏实验条件与心肌动作电位实验条件完全不一样，前者是连续刺激神经细胞而引起的除极电流变化，后者是心肌细胞正常激动过程所出现的膜内外电位差变化，因此，不可以用心肌动作电位特征的产生原理，来解释细胞N受体失敏实验中所出现的除极电流曲线变化特征。

4.稳态电流形成原理

经过连续数次刺激后，细胞就会形成相对稳定的内环境。在这种相对稳定的细胞内环境中，持续除极电流曲线c特征类似于心肌动作电位平台期特征，这种平台期特征电流又称为稳态电流，稳态电流由相对稳定细胞内环境中激活态N受体数量所决定，稳态电流/峰电流比值主要反映：在相对稳定细胞内环境中，细胞膜上激活态N受体数量与在正常细胞内环境中可形成的最大激活态N受体数量之间的比值。

5.基线的形成原理

一旦取消了激动药对细胞的刺激，当细胞膜表面激动药降低到一定浓度，所有N受体最终又都重新转化成基本功能态或待激活态，这就形成基线d，如图7-1B所示。

6.停止刺激后再次除极电流曲线的形成原理

如果作用于细胞的烟碱浓度较高，达到1000μmol/L，在停止给予烟碱刺激后，接着还会出现波幅较小的再次除极波e。再次除极波的形成原理是：e波起始点代表在停止给予烟碱后，细胞内环境开始向正常情况转变，然而，由于这时细胞膜上仍残留一定浓度的烟碱，结果在细胞内环境逐渐恢复正常的过程中，细胞膜上已恢复成待激活态的部分N受体再次被激活，这就导致了e波的前半部分。当e波的除极电流达到峰值时，细胞内环境已恢复到接近于正常。通过对照烟碱浓度分别为1μmol/L与10μmol/L所做的细胞电生理学实验，可以近似地判断出：当e波峰值出现时，细胞膜上残留的烟碱浓度大约在5μmol/L。接着，由于残留在细胞膜上的烟碱浓度继续降低，细胞膜上激活态N受体数量也随之不断减少，结果导致e波的后半部分，如图7-1A所示。

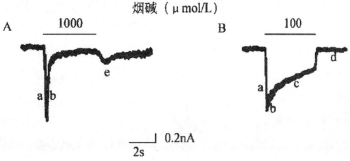

图7-1 细胞膜电位钳制在-60mV条件下，通过微量压力注射器，向$\alpha_4\beta_2$亚型交感神经细胞表面喷射浓度分别为100μmol/L与1000μmol/L烟碱溶液，持续作用时间为4s，所记录到的内向电流曲线

注：本图像资料来自罗玉倩等提供的实验资料，相关资料刊登在中国临床药理学与治疗学 2008 年第 13 期

（十）有机磷杀虫药中毒时神经细胞兴奋性降低的发生原理

当发生有机磷杀虫剂中毒，在过度蓄积内源性 ACh 持续作用下，由于细胞膜内环境发生了变化，如果中毒严重，无论是在静息期或在细胞兴奋过程中，细胞膜内环境都无法恢复正常，结果，在细胞兴奋过程中，细胞膜上有相当数量 N 受体处于失敏态。这就使得在细胞兴奋过程中细胞膜 $Na^+$ 内流速率减慢，引起较低的除极电流。由于每次神经冲动所激发的除极峰电流减弱，结果就导致细胞兴奋性降低。如果内源性 ACh 蓄积量越大，细胞膜内环境变化也越大，结果在细胞兴奋过程中，细胞膜上失敏态 N 受体所占的比例就会越大，细胞兴奋性降低也就越明显。

### 三、生命器官胆碱能受体分布及其生理学特征

（一）呼吸中枢

1.呼吸中枢的功能区域胆碱能受体分布及其对呼吸的影响

呼吸中枢包括大脑皮质、脑干和脊髓。在延髓有调控呼吸肌收缩力与呼吸基本频率的中枢。新近呼吸生理学研究发现：在中枢神经系统内存在着神经元节律性放电现象，其放电节律性具有类似于呼吸周期性特征，这些神经元称为呼吸神经元。延髓呼吸中枢由背侧呼吸细胞群与腹侧呼吸细胞群组成。背侧呼吸细胞群主要由吸气神经元，腹侧呼吸细胞群主要由呼气神经元组成。因此，背侧呼吸细胞群支配吸气运动，其对呼吸影响最大。而腹侧呼吸细胞群主要支配呼气运动，但其中也有部分细胞群支配吸气运动。M 受体主要分布在背侧呼吸细胞群，而 N 受体在这两组呼吸细胞群分布无差别。由于决定肺通气的是吸气运动，因此，呼吸中枢 M 受体的生理效应对通气影响最大。

2.呼吸频率的生理调控

控制呼吸频率的原理较复杂，具体细节尚未完全了解清楚。在桥脑部位则有调控呼吸频率的呼吸调整中枢，呼吸节律的形成有赖于中枢神经系统不同部位（包括大脑皮质与脑干）神经细胞与周围感受器组成的神经网络对其进行调控。简单地说，延髓呼吸细胞兴奋性主要决定参与每次呼吸运动的呼吸肌细胞数以及决定基本呼吸频率，而延髓呼吸细胞最终所形成的节律性放电频率接受由中枢神经系统不同部位神经细胞以及外周感受器所构成的复杂神经网络系统的调控。

3.呼吸肌收缩力与呼吸频率之间的关系

当各种病因抑制了延髓呼吸细胞兴奋性，将会导致呼吸肌收缩力减弱。在这种情况下，由于通气不足导致缺氧，通过控制呼吸活动神经网络中神经细胞对呼吸频率调控作用，结果引起呼吸频率增快。这就形成了临床上常见到的一个重要现象：当呼吸衰竭刚开始发生时，由于膈肌收缩力减弱，每次通气量减少。但是，受到缺氧刺激，通过控制呼吸活动神

经网络中神经细胞对呼吸频率反馈调节，引起呼吸频率增快。如果发生呼吸衰竭时，呼吸频率变慢，则表示调控呼吸频率网络系统中神经细胞的兴奋性也受到抑制。

（二）心血管中枢

控制心血管活动的神经中枢称为心血管中枢，心血管中枢分布范围从脊髓、脑干到大脑皮质，但是最基本的心血管中枢位于延髓。延髓心血管中枢至少有4个重要功能性区域：缩血管区、舒血管区、传入神经接替区以及心抑制区。缩血管区与舒血管区参与构成交感神经系统，在交感神经细胞膜上既分布有M受体，也有N受体。心抑制区由迷走神经细胞所组成，但是，其细胞膜上仅分布N受体。

交感中枢N受体生理学特征与中枢其他部位神经细胞N受体生理学特征基本相同，N受体对交感神经系统兴奋性的影响包括两个方面：

（1）无论是延髓交感中枢或是交感神经节，当N受体被激活，可提高交感神经细胞兴奋性。在细胞兴奋过程中，如果细胞膜上激活态N受体所占的比例越大，交感神经兴奋性越高。当神经细胞膜上N受体失敏，其兴奋性降低。在细胞兴奋过程中，细胞膜上失敏态N受体所占的比例越大，交感神经兴奋性越低。

（2）在交感神经系统中，延髓交感中枢对交感神经系统的兴奋性起主导作用。理由是：

1）代表细胞兴奋性受抑制的电生理变化是受体激活后在细胞引起一外向电流，这种电流引起细胞跨膜电位提高，使细胞膜处于超极化，结果抑制了细胞兴奋性。而目前尚无实验证据证明：脑组织神经细胞N受体被激活后，会引起外向电流。相反地，实验发现：在脑组织分布最广泛的神经细胞有两种N受体亚型 $\alpha_7$ 与 $\alpha_4\beta_2$，这些细胞兴奋时都会出现一内向电流，这种电流引起细胞跨膜电位下降，结果提高细胞兴奋性。

2）交感神经节与延髓交感中枢同属交感神经系统，在体外培养的小鼠颈上交感神经节细胞上也分布N受体。然而，用微量压力注射器向细胞喷射N受体激动药烟碱后，显示器上可记录到具有提高细胞兴奋性作用的内向电流。

3）当N受体通道被激活，细胞膜出现了电生理学特征方面的变化，其中峰电流是由 $Na^+$ 通道开放引起的，在细胞膜内外所有离子（包括 $Na^+$、$K^+$、$Ca^{2+}$ 与 $Cl^-$）移动过程中，只有 $Na^+$ 内流产生内向除极电流，而其他离子移动则产生外向复极电流。内向除极电流导致细胞膜表面电位降低，引起细胞膜去极化，从而导致神经细胞兴奋性增高。由此可见，N受体激活起到提高交感神经兴奋性的作用。

在动物实验中，同时给予美卡拉明与QNB后，再从椎动脉注射ChE抑制药梭曼，不引起血压下降。对这一现象发生原理的正确理解应该是：经过动物椎动脉注射梭曼后，由于这种毒物对ChE活性抑制作用迅速而持久，结果随着内源性ACh浓度不断增高，在交感中枢神经细胞兴奋过程中，细胞膜上出现了大量激活态N受体，导致除极电流变大。但是，如果内源性ACh浓度更高，在细胞兴奋过程中，就会出现了高浓度 $Ca^{2+}$ 所介导的N受体失敏。当美卡拉明与N受体结合时，可以起到两种不同的作用：一是在中毒早期，由于细胞膜上出现了大量激活态 N 受体，细胞膜除极过程加速，引起突触后膜持续去极化，这将导致细胞膜无法正常复极，结果就会影响到突触对神经冲动的传递，因此，当药物与 N 受体结合时，如果给药量控制适当，使部分 N 受体转入功能抑制态，这就降低了神经细胞除极电流，这样可以防止因除极速度过快而导致神经突触后膜持续去极化。二是当中毒更严重，细胞膜上出现了大量失敏 N 受体。给药后，通过中间环节的细胞生理效应，使细胞内 $Ca^{2+}$ 浓度降低，消除了高浓度 $Ca^{2+}$ 所介导的 N 受体失敏。这样不仅保证了在细胞兴奋过程中细胞膜上能够维持足够数量的激活态 N 受体，而且也抑制了在严重中毒情况下细胞内环境变化所诱导的 M 受体增敏。由于交感神经兴奋性受到 N 受体与 M 受体双重调节，而且 N 受体对交感神经兴奋性起主导作用，当交感神经细胞膜上出现大量失效态 N 受体，会引起交感神经兴奋性降低。通过药物抗 N 受体失敏型毒性反应，以及通过二苯羟乙酸奎宁酯（QNB）的抗 M 样作用，进一步阻断神经细胞膜上部分 M 受体，最终出现的结果是：在一定中毒程度范围内，交感神经兴奋性仍然可以维持正常。但不能把这种情况直接说成是"无论是交感中枢 N 受体被激活或 M 受体被激活，都会引起交感神经系统兴奋性降低"。

（三）交感神经节

在交感神经节细胞上分布 M 受体与 N 受体。当细胞膜大量 N 受体处于激活态，细胞产生的除极电流较大，突触后膜去极化过程加快，使神经冲动在交感神经节的传导过程加速。当细胞膜上大量 N 受体处于失敏态，由 ACh 诱发的细胞膜除极电流变小，突触后膜去极化过程减慢，导致神经冲动在交感神经节的传导速度减慢。而 M 受体激活则引起突触后膜超极化，由于神经细胞跨膜电位提高，抑制神经冲动在交感神经节的传导。

（四）心脏

心脏分布的 M 受体激活后，窦房结与传导系统细胞的细胞膜对 $K^+$ 通透性增加，细胞膜超极化，引起心率变慢与房室传导阻滞。此外，由于细胞膜内外电场强度增大，使心肌自律细胞膜上待激活态 N 受体数量增多，由细胞自动除极过程所形成的阈下刺激就有可能导致细胞兴奋，结果心肌自律细胞节律性超过窦房结细胞，这是导致严重心律失常的最重要原因。虽然 ACh 对心室肌直接负性肌力作用不明显，但是，通过激活 M 受体，抑制腺苷酸环化酶活性，可以降低心肌对儿茶酚胺的反应，表现出心肌收缩力减弱。此外，ACh 还可以反馈抑制交感神经末梢释放去甲肾上腺素与肾上腺素，这也抑制了心肌收缩力。

（五）神经肌肉接头受体分布及其生理

在神经肌肉接头突触前膜上既分布 N 受体，也分布 M 受体，而在骨骼肌细胞膜上只分布 N 受体。在不同实验条件下，ACh 与 N 受体结合后，突触后膜可出现两种特征不同的电位变化：一种情况表现出接头电位降低，最大降幅可达到 80%，这种电位变化称为 I 类反应。I 类反应是接头大量 N 受体失敏情况下，骨骼肌细胞所表现出的膜电位变化特征。另一种情况则表现出突触后膜持续去极化，同时终板电位消失，这种电位变化称为 II 类反应。II 类反应是在大量 N 受体被激活情况下骨骼肌细胞所表现出的膜电位变化。

（六）消化道与呼吸道的胆碱能受体分布及其对器官的影响

在消化道与呼吸道腺体以及平滑肌细胞膜上分布有 M 受体，当大量 ACh 蓄积导致 M 受体过度激活，腺体细胞显示出分泌亢进，而平滑肌细胞则显示出收缩活动增强。

（七）汗腺的受体分布及其生理功能

在汗腺细胞膜上分布 M 受体与肾上腺素能 β 受体，这两种受体激活都会促进汗液分泌。

# 第二节　有机磷杀虫剂毒理学

综合目前相关的研究资料与医学文献，有机磷杀虫剂毒性可归纳为 3 种：急性毒性、迟发性神经毒性与细胞毒性。

## 一、急性毒性的毒理学基础与临床

（一）基本原理

中毒后，由于体内胆碱酯酶（ChE）活性受抑制，ChE 失去了水解乙酰胆碱（ACh）的作用。结果造成大量 ACh 蓄积在神经突触间隙。ACh 蓄积的结果导致胆碱能受体异常，在临床上表现出一系列的中毒症状与体征。

（二）病理生理学特征

1.M 样毒性反应

中毒后，蓄积在神经突触间隙的高浓度 ACh 导致细胞膜大量 M 受体激活，结果出现了由 M 受体所介导的毒性反应，这种现象称为 M 样毒性反应。不同器官 M 样毒性反应的临床特征差别很大。

2.N 样毒性反应

在正常生理下，细胞膜需要保持一定数量的激活态 N 受体，才可以维持细胞正常兴奋性。但是，当有机磷杀虫剂中毒导致内源性 Ach 蓄积，细胞膜出现大量激活态 N 受体，由于细胞膜除极速度加快，会导致细胞膜过度除极，而无法正常复极。如果 ACh 浓度很高，在细胞兴奋过程中，细胞膜上会有较多 N 受体处于失敏态。在这种情况，由于细胞兴奋过程所产生的除极电流减弱，导致细胞膜除极速度减慢，结果神经突触传递的神经冲动也同样受到抑制。目前大家把与这两种细胞生理学特征有关的中毒现象都称为 N 样毒性反应。但是，考虑到在细胞兴奋过程中，细胞膜上激活态 N 受体数量与失敏态 N 受体数量之间的比值可发生不同特征的改变，N 样毒性反应可以更进一步划分为：细胞 N 受体过度激活型毒性反应或简称为 N 受体过度激活型毒性反应，与细胞 N 受体功能失敏感型毒性反应或简称为 N 受体失敏型毒性反应。例如，肌束颤动与惊厥属于 N 受体过度激活型毒性反应，在中毒后出现一过性血压升高，这种情况也属于 N 受体过度激活型毒性反应，而中枢性循环衰竭则属于 N 受体失敏型毒性反应。

3. 中毒后突触前膜胆碱能受体的变化

如果中毒严重，在高浓度 ACh 持续作用下，由于细胞膜持续去极化过程延长，因此，具有电压门控特性的 $Ca^{2+}$ 通道开放时间延长，这就导致细胞内环境中 $Ca^{2+}$ 浓度升高。在细胞兴奋过程中，由于突触前细胞膜上出现了大量失敏态 N 受体，由每次神经冲动所激发的峰电流降低，结果突触前膜 N 受体对神经末梢释放 ACh 的反馈抑制减弱。在这种情况下，主要存在着突触前膜 M 受体对其神经末梢释放 ACh 起反馈抑制作用。

（三）重要生命器官胆碱能受体的变化

1. 心脏

中毒后，高浓度 ACh 导致心肌细胞膜上大量 M 受体被激活，抑制了肾上腺素能神经对心脏的兴奋作用，导致心缩力减弱，这是病程早期出现的中毒现象。到了病程后期，交感神经系统兴奋性降低导致支配心脏交感神经末梢释放肾上腺素减少，从而进一步引起心肌收缩力减弱。心脏 M 样毒性反应还可以引起心率变慢与房室传导阻滞。当大量 M 受体激活引起细胞膜超极化，自律细胞膜上待激活态 N 受体数量增多，通常情况下的阈下刺激有可能引起细胞兴奋，这一病理生理机制是导致室性异位心律与严重心律失常的主要原因，也是 $Na^+$ 载体抑制药用于抗心律失常的治疗原理。

2. 交感神经系统

当交感神经细胞膜上 M 受体被激活，细胞膜除极速度减慢，交感神经兴奋性降低。当交感神经细胞膜上出现大量激活态 N 受体，细胞膜除极速度加快，交感神经兴奋性增加。当交感神经细胞膜上大量 N 受体处于失敏态，细胞膜除极速度减慢，交感神经兴奋性降低。有机磷杀虫剂中毒后，交感神经系统兴奋性变化则是 M 受体与 N 受体状态综合作用的结果。由于中毒程度不同，在临床上存在 3 种不同情况。

（1）在中毒早期，且中毒量少的情况下，患者出现交感神经 M 样毒性反应，但尚未发生 N 样毒性反应。在这种情况，因交感神经兴奋性降低，临床上表现组织供血不良，例如，皮肤与结膜苍白，肢体冰冷等。

（2）在中毒量稍大，而且短时间内就诊的情况下，此时，交感神经细胞兴奋后，细胞膜上出现了大量激活态 N 受体，导致细胞膜除极过程加速。在这种情况下，有可能会观察到 N 受体过度激活型毒性反应，表现为一过性血压升高。但是临床上是否会出现心动过速，还与心脏 M 样毒性反应有关，如果同时存在着更明显的心脏 M 样毒性反应，这种现象往往被掩盖。

（3）如果中毒量很大，且中毒后较长时间才就诊。由于神经突触间隙大量ACh蓄积，导致交感神经细胞膜上出现大量失敏态N受体，结果引起N受体失敏型毒性反应。由于细胞兴奋性降低，导致延髓交感中枢单位时间内传出的神经冲动频率降低以及神经冲动在交感神经节传导受抑制。结果因节后纤维冲动频率降低，神经末梢释放的神经介质减少，使血管失去正常张力以及心脏P受体受抑制。此外，同时存在的心脏M样毒性反应则进一步抑制心脏射血。这些复杂因素共同导致心射血量减少，甚至引起循环衰竭。而肺动脉失去正常张力则导致肺循环阻力分配失衡，即肺动脉阻力过低导致肺静脉阻力相对较高，这种病理生理变化将导致肺充血。如果肺毛细血管压增高导致肺毛细血管内血浆成分漏出，临床表现为肺水肿。

由于有机磷杀虫剂中毒引起的循环衰竭与其他因素（例如各种休克）引起的循环衰竭发生不同，而且所采取的治疗方法也有明显的差别，因此，为了便于药物的针对性治疗，把交感神经系统兴奋性降低引起的循环衰竭称为中枢性循环衰竭，而把后一种情况，即由神经－体液因素、心血管因素以及血容量等因素变化所导致的循环衰竭称为周围性循环衰竭。

3. 交感神经节在中毒后循环变化中所扮演的角色

在中毒后，会出现一过性血压升高，目前大家把这一现象解释为因交感神经节N受体处于过度激活状态，导致交感神经节大量N受体激活所介导的毒性反应。在有机磷杀虫剂中毒后，当交感神经节神经细胞膜上出现大量失活态N受体，可导致交感神经兴奋性提高。交感神经节N受体在调控血压作用中所扮演的角色是次要的，根据神经细胞生理学知识，每次传递到突触末梢的神经冲动可以引起一定量的ACh释放，每次ACh释放量不足以激发突触后神经元产生神经冲动，因此，决定节后神经冲动频率的因素包括两个方面：一是节前神经元释放神经冲动的频率；二是每次神经冲动达到其神经末梢时，神经末梢释放的ACh数量。交感神经节前神经元释放的神经冲动频率是由延髓交感中枢兴奋性所决定的，而神经末梢每次释放ACh数量是由突触前膜上N受体与M受体状态所决定的。很显然，节后交感神经冲动频率不仅与交感神经节的胆碱能受体状态有关，而且由延髓交感中枢发出的节前神经冲动频率是决定节后神经冲动频率的主导因素。因此，不可以单方面强调交感神经节N受体状态对其节后纤维所产生冲动频率的影响，而忽略了延髓交感中枢兴奋性对决定节后纤维冲动频率所起的主导作用。

中毒后会出现一过性血压升高，这一现象说明两个问题：一是在神经细胞生理活动过程中，如果细胞膜上出现大量激活态N受体，交感神经系统兴奋性提高。因此，中毒后出现一过性血压升高属于交感神经N受体过度激活型毒性反应。二是在有机磷杀虫剂急性毒性引起N受体与M受体同时被激活情况下，显示出的最终结果是交感神经系统兴奋性增高。这一情况说明：交感神经N受体与M受体都对其兴奋性产生影响，但直接起到$Na^+$载体作用，N受体对交感神经兴奋性的影响更大。交感神经系统兴奋性增高表现为血压升高与心率增快，但是，由于交感神经兴奋引起的心率变化通常被心脏 M 样毒性反应所掩盖，无法在临床上显示出来，结果，通常观察到的只是一过性血压升高。如果交感中枢 M 样毒性反应更严重，甚至有可能在使用阿托品阻断 M 样毒性反应后，血压升高这一现象才可以变得明显。

4. 中毒后呼吸频率与通气的改变

无论是延髓呼吸细胞 M 受体激活或 N 受体失敏，都会抑制其兴奋性，从而导致呼吸肌收缩力降低。由于呼吸频率是通过大脑皮质与脑干神经细胞以及外周感受器所构成的复杂网络系统进行调控，如果中毒不是特别严重，通气不足导致轻度缺氧，通过神经网络对呼吸频率的调控作用，将会反射性地引起呼吸频率加快。在这种情况下，临床表现为呼吸肌收缩力减弱，每次通气量减少，自主吸气压降低，而呼吸频率变快。如果中毒更严重，当各种因素（例如中毒与严重缺氧）导致网络系统神经细胞的兴奋性受抑制，则不仅呼吸肌收缩力减弱，每次与每分通气量都减少，而且呼吸频率也变慢，甚至出现呼吸节律不规则。对这种病理生理学变化认识的临床意义在于：中毒后可以出现膈肌收缩力变化、膈神经电活动频率改变、吸气压以及每次通气量变化，这些变化都可以反映出延髓呼吸细胞兴奋性。呼吸频率无论是变快或变慢，都可以在延髓呼吸细胞兴奋性受抑制情况下出现。因此，发生有机磷杀虫剂中毒后，实验动物可表现出呼吸频率增快，但是，不可把此现象推断为：当呼吸中枢 M 受体被激活，起到提高呼吸细胞兴奋性的作用。

5. 呼吸肌麻痹

有机磷杀虫剂中毒可导致呼吸肌麻痹，其发生原理较复杂，它不仅涉及接头突触前膜 N 受体与 M 受体状态，而且还与突触后膜 N 受体状态有关。无论是发生呼吸肌 N 受体过度激活型毒性反应，或是发生呼吸肌 N 受体失敏型毒性反应，都同样会引起呼吸肌麻痹。但是，由于呼吸肌 N 受体过度激活型毒性反应属于 II 类反应，无论中毒量太低或太高都不会出现 II 类反应，因此，呼吸肌 N 受体过度激活型毒性反应只能是在动物实验中把中毒量控制在一定范围内观察到的中毒现象。由于有机磷农药中毒不存在这种实验控制条件，因此，临床上以 N 受体失敏型毒性反应引起的呼吸肌麻痹为多见。

（四）中毒后体内不同部位 ChE 活性恢复的规律性

有机磷杀虫剂中毒后，血浆 ChE 活性恢复速度是药物对中毒酶的重活化效果、有机磷杀虫剂在肝清除过程的耗时、中毒酶老化速度以及肝更新 ChE 速度这 4 种因素所共同决定的。由于血浆 ChE 在肝合成，而正常个体血浆 ChE 半衰期为 10d 左右。这就意味着，在正常生理情况下，经过 10d 左右时间，通过肝合成新生 ChE，血浆中有一半左右 ChE 会被更新。由此可见，如果肝按照正常速度合成 ChE，血浆 ChE 从极低活性水平恢复到正常活性的一半水平，大约需要 10d 时间。从这一点可以看出：由于在正常情况下肝更新 ChE 速度并不快，因此，病程早期的血 ChE 活性恢复主要是由药物对中毒酶的重活化效果以及有机磷杀虫剂在肝清除过程的耗时这两种因素所决定的。如果中毒量非常少，病程初期可出现血浆 ChE 活性快速恢复，其恢复速度主要是由药物对中毒酶的重活化效果所决定的。如果中毒量很大，在病程中，血浆 ChE 从极低活性状态到开始出现活性明显恢复所需的时间，主要是由有机磷杀虫剂在肝清除过程的耗时所决定，而后期血 ChE 活性的恢复速度则由肝更新 ChE 速度决定。由于个体之间中毒量不一样，因此，中毒后血浆 ChE 活性恢复过程在不同个体之间差别非常明显。临床上，通常需要经过 1 ~ 3 周，血浆 ChE 活性才可以恢复正常。但是，在个别病例，中毒后血浆 ChE 活性恢复到正常水平所需的时间更长，甚至超过一个月血浆 ChE 活性还未完全恢复正常。红细胞 AChE 活性恢复过程最慢，而且，由于它由骨髓再生红细胞速度决定，相对来讲，红细胞 AChE 活性恢复过程较恒定，其恢复正常需要 60 多天，而神经与骨骼肌的 AChE 活性恢复过程又有各自的规律性，如果使其修复正常，大约需要 4 周。

（五）中毒后血 ChE 活力变化与器官功能恢复情况之间的关系

决定体内各器官功能的因素有两个方面：一是组织功能酶活性；二是维持各个器官正常功能所需的最低功能酶活性。由于从组织测定到的 ChE 活性代表存在于细胞内的 ChE 与分布在细胞膜外表面的功能酶活性的总和，因此，组织功能酶活性与组织 ChE 活性并非完全不一致。然而，由于神经突触功能酶只要保留一定的活性，就可以使突触功能维持正常。因此，实验发现：当中毒后膈肌 AChE 活性仍保留 1% ~ 2%，就可以使其功能能够基本维持正常。或者，如果中毒后膈肌 AChE 活性恢复了 5%，也可以使其功能基本恢复正常。

**二、迟发性神经毒性**

有机磷农药的迟发性神经毒性导致迟发性呼吸衰竭、迟发性脑病以及迟发性神经病。有机磷杀农药迟发性神经毒性的产生较复杂，现在把相关资料中的研究结果介绍如下。

（一）细胞生理病理学研究

1. 神经冲动传导阻滞

有机磷杀虫剂通过与神经突触的胆碱能受体结合，直接阻滞受体的生理功能，随着这种化合物在体内蓄积量不断增加，最终导致神经冲动传导阻滞。

2. 亲脂毒性

有人通过电子显微镜观察到：发生急性氧化乐果中毒后，动物的脑神经细胞线粒体发生肿胀，嵴排列紊乱、断裂与部分消失，线粒体膜内外层融合、界线消失；内质网也出现结构损害；核膜双层结构部分消失；细胞膜发生破坏；神经髓鞘板层结构变得疏松，板层之间出现组织结构分离。从这个实验观察到的现象证明：有机磷杀虫剂具有与苯化学性质相类似的毒性，这种毒性与化合物的亲脂化学特性有关。亲脂化合物可以与神经细胞结构中的脂类化合物结合，从而影响到神经细胞代谢、生理与细胞修复。其结果可导致神经细胞生理异常以及出现病理学特征改变，甚至可引起神经细胞死亡。

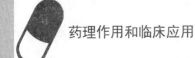

药理作用和临床应用

3. 神经细胞相关酶活性的改变

有机磷杀虫剂可以改变细胞一些酶或蛋白质的生物活性。但是，这种变化是否与迟发性神经中毒现象之间存在着最直接的因果关系，在这一认识上持有不同的意见。

（1）一些人认为，有机磷杀虫剂通过改变神经细胞一些相关酶的活性，从而导致了迟发性神经中毒现象。其中毒机制包括两个方面：

1）有机磷杀虫剂通过改变神经病靶酯酶活性，影响神经细胞生理与代谢，导致了不同于神经肌肉接头 AChE 活性被抑制而引起的迟发性神经中毒现象。

2）有机磷杀虫药使 $Ca^{2+}$/ 钙调蛋白激酶 Ⅱ 与蛋白激酶 A 活性增高，结果引起构成神经微管、微丝以及神经纤维等细胞骨架蛋白的基因表达发生异常。

（2）但更多的实验证据并不支持以上的观点，主要依据有：

1）当神经病靶酯酶发生失活并老化后，如何导致迟发性神经病临床现象以及如何导致神经纤维脱髓鞘病理改变，这两个问题的确切机制至今仍不清楚。另外，一些有机磷杀虫剂引起的迟发性神经毒性损害不需要神经病靶酯酶参与其发病过程。

2）动物实验中发现：当有机磷杀虫剂中毒动物发生迟发性神经病后，后期是以髓鞘脱失为主要病理特征。因此，用神经微管、微丝以及神经纤维等细胞骨架蛋白基因表达发生异常这样的说法无法解释在迟发性神经病患者神经组织活检中所见到的以髓鞘脱失为主要特征的病理改变。

3）在发生氧化乐果急性中毒后，动物脑神经髓鞘出现板层结构分离。很显然，用神经细胞代谢障碍无法解释这种类似苯中毒病理学特征的中毒现象。此外，在急性苯中毒与一氧化碳中毒，同样都会出现神经轴索病变与髓鞘脱失，但是，这两种情况引起这种病变的毒理与酯酶以及蛋白激酶活性改变毫无关系。在急性苯中毒时出现的神经脱髓鞘病理改变与苯的亲脂毒性导致神经髓鞘脂质结构被破坏有关，而在一氧化碳中毒时出现的神经脱髓鞘病变则与缺氧后组织再灌注损伤导致细胞膜脂质发生过氧化有关。

（二）临床研究

临床研究资料表明：有机磷杀虫剂中毒引起迟发性呼吸衰竭的发生率与其急性毒性大小呈非正相关。内吸磷的急性毒性比乐果大，但临床上乐果引起迟发性呼吸衰竭（或在多数文献中称为中间综合征）的发病率却反而比内吸磷更高。而且有机磷杀虫剂迟发性神经毒性引起中间综合征的发生率与血 ChE 活性下降程度也呈非正相关。有人在急性有机磷杀虫剂中毒致肌无力的动物实验研究中发现：向大鼠腹腔注射乐果后，动物表现出类似中间综合征的肌无力现象，但其严重程度与血 ChE 活性下降程度不平行，两者相关性差。得出的结论是：ChE 活性持续受抑制不是中间综合征肌无力现象的主要原因。

综合以上证据说明：有机磷农药中毒、苯中毒以及一氧化碳中毒患者出现的神经脱髓鞘现象都与不同致病因素通过直接或间接作用造成神经细胞的生物膜与神经髓鞘脂质结构严重受损有关，有机磷杀虫剂中毒引起迟发性神经损害并非是与神经髓鞘化学物质代谢相关某种酶活性发生改变的结果。

根据这些分析结果可认为：迟发性神经中毒现象的发生较复杂，其病理生理变化主要表现有 3 个方面：

（1）神经传导阻滞；

（2）神经细胞凋亡；

（3）神经轴索脱髓鞘。

这 3 种病理现象可能涉及不完全相同的毒理。迟发性呼吸衰竭的发生是：有机磷杀虫剂以及有机溶剂苯或甲苯具有迟发性神经毒性，这种毒性可导致控制呼吸活动的神经发生传导阻滞。而对出现在迟发性神经病与迟发性脑病的神经轴索脱髓鞘现象的认识，把其发生与有机磷杀虫剂以及溶剂苯或甲苯的迟发性神经毒性导致神经细胞生物膜与神经轴索髓鞘的脂质结构损害联系起来，这样的解释似乎更有说服力。这也许可以解释为什么神经系统迟发性中毒现象出现在亲脂性高的有机磷杀虫剂引起的中毒，而与有机磷杀虫剂对各种酯酶亲和力的关系较小。

### 三、细胞毒性

产生原理

有机磷农药的细胞毒性是由有机磷化合物（包括有机磷杀虫剂与其合成过程所产生的中间产物）与农药配方中的有机溶剂共同引起的。受细胞不同化学组成与不同生理功能的影响，有机磷农药中的各种化合物在不同组织细胞所产生的毒理可以相同，也可以有所差别。农药细胞毒性的形成机制涉及以下内容。

1. 化合物的亲脂毒性

农药中各种化学成分（包括有机磷化合物与有机溶剂）具有亲脂化学特性，亲脂性化合物通过与细胞膜以及细胞器的脂类化合物结合，影响到生物膜的生理与细胞代谢，从而使细胞的生理与代谢受到损害。有机磷农药的这种毒性称为亲脂毒性。亲脂化合物可以破坏细胞生物膜的脂质结构，而这种破坏无组织特异性，农药中各种化合物的亲脂毒性不仅会导致脑神经细胞与神经胶质细胞生物膜（包括线粒体、内质网以及细胞膜）发生损害，而且也会导致其他组织细胞的生物膜发生损害。例如，有机磷杀虫剂不仅可以导致神经细胞的结构发生脂溶性损害，而且有人通过电子显微镜同样观察到：有机磷杀虫剂磷胺使红细胞膜的脂类化合物、胆固醇与磷脂减少，并且引起红细胞表面发生形态改变。

2. 农药中各种化合物体内代谢产物的细胞毒性

有机磷化合物（包括有机磷杀虫剂与其合成过程所产生的中间产物）、有机溶剂以及溶剂在体内的代谢产物（例如苯代谢产物酚、氢醌、半醌以及苯醌）可以导致酶、蛋白质、染色体、细胞器以及细胞膜的生物活性被破坏，从而导致中毒细胞的生理与代谢障碍，或引起细胞死亡。

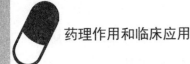

3. 有机磷杀虫剂引起电生理特征的改变

有机磷杀虫剂可以直接干扰心肌细胞膜的离子通道,从而改变心肌细胞的电生理特征。

4. 有机磷杀虫剂引起细胞某些酶活性的改变

有机磷杀虫剂通过改变细胞某些酶的活性,从而导致与这些酶的活性发生变化相关的临床现象等。据报道,有机磷杀虫剂除了抑制 ChE 活性外,还对蛋白分解酶、糖代谢酶、磷酸酶以及多种酯酶(共 20 多种酶)的活性都有影响。此外,在细胞溶酶体膜表面分布着另一种不同功能的 ChE,当有机磷杀虫剂与其结合后,可引起溶酶体破坏。

（二）临床表现

临床上,与有机磷农药细胞毒性相关的中毒表现有:急性有机磷农药中毒患者出现的溶血现象、胰腺酶升高与胰岛 B 细胞衰竭、肝功能损害与肝衰竭、心肌损害、心功能障碍与心电特征改变、中性粒细胞中毒现象(包括中毒性颗粒、细胞核形态学改变、在严重病例或死亡病例出现的粒细胞肿大与结构变模糊、细胞核肿胀甚至破裂与溶解)、肾损害与衰竭、甲状腺功能障碍、血小板破坏与弥散性血管内凝血(DIC)、骨骼肌细胞坏死、脑水肿、中毒性休克(不同于中枢性循环衰竭的难治性周围性循环衰竭)以及急性呼吸窘迫综合征(ARDS)等。

（三）细胞毒性与乐果或氧化乐果难治性的关系

在临床上,人们普遍注意到,乐果或氧化乐果中毒比其他有机磷农药中毒更难治疗。有些人把这一种现象解释为:发生有机磷杀虫剂中毒后,乐果引起的中毒酶容易发生老化。有人在体外实验中发现,乐果与敌敌畏使人红细胞 ChE 发生半老化时间分别为 11.4h 与 4.2h。这个实验所得出的结果与人们以往普遍的推测恰恰相反。根据这个实验结果,得出的结论是:临床上存在着乐果难治问题与乐果引起的中毒酶更早发生老化无关。虽然由不同有机磷杀虫剂形成的中毒酶出现老化的时间可以不同,但是,如果中毒量大,当杀虫剂吸收量或吸收速度超过肟类重活化药所起的解毒作用时,经过一定时间后,一旦中毒酶全部出现老化,就不存在哪一种有机磷杀虫剂更难治疗这一问题。所以在中毒量大的情况下,用中毒酶老化快解释有些有机磷杀虫剂中毒后难治疗缺乏说服力。对乐果中毒难治的另一种理解是:ChE 重活化药对乐果形成的中毒酶重活化效果比对其他有机磷杀虫剂效果差。但是,在缺乏重活化药治疗的情况下,乐果比其他有机磷杀虫剂难治疗的问题就已存在。在 20 世纪 60 年代与 70 年代初期,当时国内所有县级医院几乎都购买不到肟类重活化药,能够应用于治疗有机磷杀虫剂中毒的有效药物是阿托品,然而在这种情况下,依然普遍观察到口服乐果的病死率比口服敌敌畏高这一现象。这有力地证明:乐果难治疗的原因与药物对其中毒酶重活化难,以及与中毒酶老化快的关系都较小。也有人把乐果难治性的原因归咎于这种化合物氧化后毒性增加,然而,在临床上,氧化乐果中毒也存在与乐果中毒完全类似的难治现象,但是氧化乐果并不存在经过体内代谢后毒性增大问题。根据以上分析,可认为:乐果与氧化乐果中毒后存在着难治问题,这种现象的形成可能是因为这两种化合物的迟发性毒性以及细胞毒性比其他有机磷杀虫剂更大。

而在另一个方面，乐果和氧化乐果乳油中含有大量苯，而苯对细胞生物膜脂质结构的亲脂毒性比甲苯大。此外，苯在体内代谢后产生酚、氢醌与半醌，这些化合物的综合毒性比甲苯在体内所产生的代谢产物马尿酸对细胞的毒性更大。有机磷农药不仅具有急性毒性，而且还具有迟发性神经毒性与细胞毒性。由于乐果与氧化乐果乳油的细胞毒性比甲胺磷乳油大，因此，尽管在动物实验中甲胺磷半数致死量比乐果和氧化乐果高，但是，根据临床资料的统计，乐果和氧化乐果中毒引起多器官功能衰竭的发生率以及后期病程的病死率却比甲胺磷高。由于在中毒量大的情况下，氯解磷定无法有效降低有机磷农药中各种化合物所共同产生的迟发性神经毒性与细胞毒性，可推测：有机磷农药的迟发性神经毒性与细胞毒性可能是乐果乳油与氧化乐果乳油中毒难治的真正原因。

## 第三节　有机磷农药中毒酶复能剂

### 一、常用肟类复能剂种类与性能

OP 以其高亲和力与 AChE 结合后，形成磷酰化酶（中毒酶），它的“去向”之一就是被药物所复能，从而恢复水解 ACh 的能力。目前国内使用的复能剂有氯解磷定、碘解磷定。因为中毒酶的恢复可使 AOPP 时体内集聚的 ACh 快速水解，能从根本上控制中毒症状、体征，所以复能剂是治“本”的抗毒药。常用的复能剂种类和性能比较见表 5-2。

表 5-2　目前国内常用的复能剂性能比较

|  | 碘解磷定（PAM- I ） | 氯解磷定（PAM-Cl） |
| --- | --- | --- |
| 分子量 | 264.1 | 172.6 |
| 含肟量 | 51.9 | 79.5 |
| 毒性（小鼠 LD50，iv，mg/kg） | $179 \pm 59$ | $116 \pm 11$ |
| 水中溶解度（%） | 5 | > 50 |
| 给药途径 | iv | imiv |
| 通过血脑屏障 | 不易 | 不易 * |
| 血中半衰期（分） | 54 | 61.8 |
| 复能作用 | + | + |
| 不良反应 | ++ | + |

注：* 严重血脑屏障受损，PAM-1 可以通过入脑。

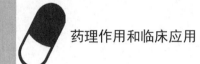

## 二、氯解磷定（PAM-Cl）特征

### （一）复能中毒酶

在很大的一个浓度范围内，氯解磷定在体内不与胆碱酯酶结合，只有当 OP 与胆碱酯酶结合（抑制），形成中毒酶后，PAM-Cl 才与中毒酶结合，最终将 OP 拉下，释放出恢复了活性的胆碱酶。其间，PAM-Cl 与 OP 所形成的磷酰肟，绝大多数不稳定，很快可被代谢掉。复能过程是一个分子复能剂对一个分子中毒酶的反应。复能剂起作用的是肟基（R=NON），故该复能剂可统称为肟类复能剂。

### （二）对 OP 有直接销毁作用

这是个直接的化学反应，不过作用不是很强，在体内（除胃外）还未见有这种反应的报道。

### （三）对呼吸肌麻痹、肌颤和肌无力有直接对抗作用（见后文详述）。

### （四）对 M 受体有拮抗作用

此作用可使肟类复能剂有一定的阿托品样抗胆碱能作用。其中以双复磷此作用更明显些，PAM-Cl 较弱。

### （五）PAM-Cl 过量可抑制 AChE 和产生神经肌肉接头的阻断作用（见后文详述）。

## 三、PAM-Cl 的毒副反应

总的来讲，PAM-Cl 的不良反应不太大。但是，如同其他药物一样，量达到一定程度，也会有一些反应，但并不严重。AOPP 患者，对 PAM-Cl 耐受量很大，有患者 47 天内用 182.5g 的报道。

正常人口服 PAM-Cl1 ~ 4g，不会有任何不适感觉，血液中 ChE 活力也在正常范围内。如肌内注射 PAM-Cl 剂量在 10mg/kg 以下时，除注射部位有暂时疼痛外，无任何其他症状。但随剂量的增高，反应也有所增多或加重。静脉注射比肌内注射反应明显（见表 5-3）。

表 5-3　正常人注射 PAM-Cl 的反应

| 肌内注射（mg/人） | 症状 | 静脉滴注（mg/人） | 症状 |
|---|---|---|---|
| 600-1800 | 局部痛、面热、头晕、视力模糊、头痛、面肌无力 | 150<br>300 ~ 450<br>900 | 轻度头晕<br>心率加快，视力模糊<br>血压上升明显，心电 T 波升高，P-R 间期延长 |
| > 1800 | 心率加快，血压增高，心电 T 波改变 | 2700 | 未见全血 AChE 活力受抑制 |

当 PAM-Cl 血药浓度一时性过高时，它能引起心动过速、喉头痉挛、高血压（通过去甲肾上腺素）、神经肌肉接头阻滞（通过 N 受体）和 ChE 活力被抑制等。造成血药浓度过高的原因：一是一次用量过大或用药间隔时间过短。在 AOPP 患者以 1 ~ 2gPAM-Cliv

缓慢注射（5～8分钟内注射完），间隔1～2小时，每日总量不超过10～20g，是安全有效的；二是iv速度过快，如PAM-Cliv速度每分钟超过500mg，就可造成血药浓度过高，出现不良副反应。

### 四、PAM-Cl 体内代谢特点

PAM-Cl口服吸收较差，又不规则，AOPP救治时多采用im或是iv，但不宜采取静脉滴注im后3～5分钟就可产生药效。PAM-Cl500mgim5分钟后就可达到有效血药浓度（4μg/ml血），而且有效时间比iv长。总的来讲，PAM-Cl在体内排出是比较快的，半衰期为1～1.5小时。大部分由肾脏排除。PAM-Cl静脉滴注式输入体内的药物与排出体外的速度往往相差无几，所以永远不易达到有效血药浓度。要想通过静脉滴注用药，必须在im或是iv一个有效量前提下，再以每小时滴入500mgPAM-Cl的速度才可维持有效血药浓度。

### 五、PAM-Cl 的临床应用

作为复能剂

在AOPP急救治疗中，PAM-Cl可以使燐酰化ChE（中毒酶）恢复水解ACh能力。因此，体内积聚的ACh就可迅速消除，随之所有症状、体征可完全消除，起到"治本"的作用。它与阿托品类抗胆碱药合用，则能起到"标、本"兼治的作用。

在中枢神经系统中

就理论而言，肟类复能剂属于季铵盐化合物，很难通过血脑屏障到中枢神经中起作用。不过在临床上，许多伴有中枢神经症状的AOPP者，甚至昏迷已有较长时间者，使用PAM-Cl均可使中枢神经症状很好逆转，而单用阿托品则不能。提示：复能剂可能对中枢神经有直接作用。由此推测：

（1）被OP损伤的血脑屏障（BBB）通透性增强后，部分PAM-Cl可以通过BBB进入中枢神经系统起作用。

（2）PAM-Cl可以通过BM的生理薄弱区入脑。

（3）在外周神经系统中。PAM-Cl在外周神经系统除了对OP中毒酶起复能作用外，还可以治疗OP引起的肌无力、肌颤、肌麻痹。其中对呼吸肌麻痹（RMP的治疗作用，具有重要的意义。在治疗过程中，PAM-Cl对RMP所起的直接对抗作用，是基于它对膈肌N受体的亲和力，改变了由于积聚ACh所致的N受体脱敏状态，以及对OP所致膈肌纤维损伤有治疗作用。另外，临床上还看到PAM-Cl对AOPP引起的心律失常和迟发性多神经病（OPIDP）分别有治疗和阻止作用。

### 六、肟类复能剂在 AOPP 救治中的地位和应用

肟类复能剂在AOPP的救治是治"本"的抗毒药，抗胆碱能药是治"标"的药，急救

时，两类药兼用，以期达到"标、本"兼治的效果；两类药的使用原则是以复能剂为主，抗胆碱能药为辅；两类药要尽早足量给予；以上，现已成为大家的共识。近年，随着对复能剂和OP认识的加深，临床医生对复能剂的使用也有了新的认识，提倡：在AOPP救治中，以对症治疗为目的的使用阿托品的同时，早期、足量给予复能剂氯解磷定，并可以下长期医嘱，延迟其使用。其理由如下：

（一）中毒程度

中毒越重，吸收OP越多，在体内"储库"停留时间长，排泄慢。

（二）中毒途径

以消化道中毒最难彻底洗净，尤其口服轻生者，往往服毒量很大，洗胃过程中，吸收和进入肠道的量可能较多。

（三）OP品种

不同品种的OP，中毒酶复能难易不一，如：E605、1059中毒酶比较易复能，而敌敌畏、乐果中毒酶就不易复能。不同品种OP，在体内代谢快慢不一，E605中毒24小时后基本可以完全排出，而3911在中毒后5～6天内只排除吸收量的一半。以上因素最后都会增加OP在体内的停留时间，它会随时造成ChE的不恢复或再次抑制。此时，延迟应用复能剂可以复能新的中毒酶和防治呼吸肌麻痹的产生、发展。更可对昏迷者苏醒和心律失常有利。

在此，值得提及的是：虽然肟类复能剂对不同品种OP中毒酶的复能作用不同，但是为了争取至少有很少部分功能酶复活，以利救治，临床上还是不放弃复能剂的合理应用。例如乐果中毒酶，由于化学结构的关系，使其老化较快，复能较难，但是在救治时仍需给予复能剂。一是复能剂对乐果中毒酶确有复能作用，只是复能力差些；二是为了发挥复能剂防治呼吸肌麻痹呼吸机麻痹和反跳作用，复能剂也是值得用。

# 第四节　抗胆碱能药

## 一、抗胆碱能药种类

抗胆碱能药，顾名思义，是对抗ACh作用的药。这类药包含三大类：第一类是可进入中枢起主要作用的中枢型抗胆碱能药，如东莨菪碱、盐酸戊己奎醚（长托宁）、贝那替嗪（苯那辛）、苯扎托品（苯甲托品）、丙环定（开马君）和盐酸苯环壬酯等；第二类是对外周神经起主要作用的外周型抗胆碱能药，如阿托品、山莨菪碱（654-2）和樟柳碱等；第三类是茄科中草药，如洋金花（山茄子、风茄子、曼陀罗花）、天仙子、马尿泡等。东莨菪碱和阿托品均来自洋金花。

## 二、阿托品

### （一）阿托品特性与临床

阿托品对 AOPP 所致腺体分泌亢进和平滑肌收缩增强，有相当迅速的对抗作用。因此，对呼吸道支气管痉挛和分泌物的增多所致气道阻塞、多汗、恶心呕吐、腹痛腹泻、瞳孔缩小等有非常得心应手对症治疗的效果。但是，阿托品对肌颤、肌无力和肌麻痹无治疗作用，长期过量服用，还可加重肌麻痹。阿托品可以进入中枢，但是对中枢抗胆碱能作用不强，因而对昏迷患者清醒作用差些。对呼吸和循环中枢有较好的兴奋作用，极有利于 AOPP 的抢救。特别是在呼吸中枢，阿托品可以完全对抗由于有机磷化合物所抑制的 M 受体，从而保障了对膈肌呼吸冲动的发出。所以，当一个 AOPP 患者，在阿托品化状态下，患者再出现呼吸衰竭，一般考虑有外呼吸肌麻痹存在。

### （二）阿托品的代谢

口服阿托品后，很易从消化道黏膜吸收，不过成人主要是在十二指肠和空肠中吸收，而不是胃。口服后 1 小时，吸收可达峰值；肌内注射后，在 2 ~ 5 分钟内起效，吸收峰值在注射后 15 ~ 20 分钟；静脉注射后，1 ~ 4 分钟起效，吸收峰值为 8 分钟。吸收后，约有 50% 的阿托品要和血浆蛋白结合，并能迅速离开血液分布到全身。肌内注射实验显示：注射后 12 小时内有 85% ~ 88% 由尿中排出，其中阿托品原型占 13% ~ 15%。阿托品生物半衰期为 2 小时左右，3 ~ 4 小时在体内基本消失。由于阿托品排泄半衰期较长，对于不满两周岁的儿童和老人用药要慎重。

### （三）阿托品不良反应

一般成人致死量为 80 ~ 120mg，儿童为 10 ~ 20mg。AOPP 患者，对阿托品耐量大增。曾有 AOPP 患者治疗时，总共用了 170000mg 阿托品，最后也没救治成功。健康人试服阿托品的结果见表 5-5。从表中可看到：正常人对小剂量阿托品就可有反应，剂量逐增到 10mg 时，药物反应已很严重，可是距致死剂量（100mg）还差很远。

表 5-5　正常人口服阿托品后的反应

| 剂量 | 反应 |
| --- | --- |
| 0.5 | 心搏略慢、稍感口干。 |
| 1.0 | 口干舌燥、心搏略快、随即减慢、瞳孔略扩。 |
| 2.0 | 心悸明显、口腔干燥、出汗受抑、瞳孔散大、近视模糊。 |
| 5.0 | 上述症状加重，言语不清、吞咽困难、烦躁不安、皮干而热、疲劳头痛。 |
| ≥ 10.0 | 上述症状更重、脉快而弱、瞳孔对光反射消失、视物模糊、皮红干热、动作不稳、兴奋不安、幻觉谵妄乃至昏迷。 |

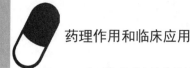

（四）阿托品作用机制

阿托品等抗胆碱能药作用机制是与体内积聚的 ACh 竞争毒蕈碱样乙酰胆碱受（M-AChR），使 ACh 不能过度激动 M-AChR，从而也就使 AOPP 产生中毒症状，体征得以控制。但是，如果中毒酶不恢复，积聚的 ACh 就不能减少，一旦阿托品量不足，ACh 就会过度激动 M-AChR，胆碱能中毒症状就会再现，因而不得不再增加阿托品的用量，以致于阿托品的用量降不下来。

（五）阿托品在 AOPP 救治中的地位

阿托品在 AOPP 的救治中所起到的快而特效的作用是每个临床工作者毋庸置疑的。在 AOPP 早期，它对呼吸、循环中枢的兴奋作用、对支气管平滑肌痉挛和分泌物等对抗，对维持生命指标，起到了至关重要的作用。但是，阿托品对昏迷的对抗差，对肌颤、肌无力、肌麻痹和 ChE 活力的恢复无效。因此，综上所述，阿托品用在 AOPP 救治上，可以说是个好药，但又是一个作用不全面的药、治"标"的药。应用时需与复能剂伍用。

### 三、氢溴酸东莨菪碱（简称东莨菪碱）

（一）氢溴酸东莨菪碱的特性

该药属中枢型抗胆碱药，同时兼有对外周神经的作用。它的中枢和外周抗胆碱能作用强度分别是阿托品的 5 ~ 10 倍和 2 倍。在中枢，对 M 受体有强的结合力，有显著的镇静和兴奋呼吸中枢作用，但对 N 受体无作用。在外周，对血管有双向调节作用，所以有利于血压稳定。它可通过各个途径迅速吸收。静脉注射血药浓度达峰在 0.5 ~ 1.0 小时，血浆半衰期为 1.35 小时，2 小时后由尿中排出 76%。

（二）氢溴酸东莨菪碱的毒副反应

东莨菪碱的副反应基本类似阿托品，只是在中枢反应有不同。东莨菪碱过量后，可有思睡、眩晕、思维阻断、肢体发沉。严重者也可出现各种幻觉、躁狂和谵妄等。东莨菪碱对成人的致死量为 100mg，儿童为 10mg。

（三）氢溴酸东莨菪碱在 AOPP 中的地位

该药作为 AOPP 解毒药，从理论上是要优于阿托品，因为它的中枢抗胆碱能作用强于阿托品；它的中枢镇静作用，有利于对脑神经的保护，为阿托品所不及。但是鉴于人们对它的中枢副反应掌握和认识不全面，而多数人在急救 AOPP 患者时，还是习惯用阿托品，本单位曾以氢溴酸东莨菪碱与氯解磷定伍用，在临床上试用于 AOPP 患者的急救，取得过相当好的疗效。其中最大优点为，在不影响阿托品化的各种指标观察下，患者始终可以保持安静状态、心率及血压平稳。另外，小剂量的东莨菪碱（0.1 ~ 0.3mg）口服，对 AOPP 患者恢复期和慢性 OP 患者所感头痛、头晕、失眠、多梦、焦虑、烦躁、思维迟钝、记忆减退、注意力不集中等症状有较好的疗效。

#### 四、盐酸戊乙奎醚（长托宁）

（一）盐酸戊乙奎醚的特性

该药为近年新上市，我国自行设计合成并研制的救治 AOPP 的一类新药，它的特性有：

1. 抗毒作用全面

属中枢型抗胆碱能药。它既对中枢 M、N 受体有较强的亲和力，又对外周 M、N 受体有作用。

2. 对 M 受体亚型有选择性

该药可选择性地作用在 $M_1$、$M_3$ 和 $M_5$ 受体亚型上。因此，对中枢神经、腺体、平滑肌和毒瘾等方面有作用。而 $M_2$ 和 $M_4$ 受体作用不显著，所以对心率和瞳孔影响不大（见表 5-6）。

3. 在体内代谢物，发挥药效时间长

该药 im，清除半衰期为 $10.3 \pm 1.2$ 小时，而阿托品 im 为 $4.2 \pm 0.8$ 小时，即该药在体内保留时间为阿托品的 2.5 倍。吸收达峰时间与阿托品相差不多或略慢于阿托品。

4. 改善微循环

有实验证明在改善微循环各项指标上，明显优于山莨菪碱。

表 5-6　胆碱能受体亚型在体内的分布

| 受体 | 亚型 | 分布 |
|---|---|---|
| 毒蕈碱（M）型 | $M_1$ | 中枢和外周神经 |
| | $M_2$ | 心脏、中枢、外周神经元突触前膜 |
| | $M_3$ | 腺体、平滑肌、血管内皮 |
| | $M_4$ | 眼 |
| | $M_5$ | 中枢（毒瘾） |
| 烟碱（N）型 | $N_1$ | |
| | $N_2$ | 神经肌肉接头前、后膜上 |

（二）盐酸戊乙奎醚在救治 AOPP 中的地位

该药为既作用在 M 受体，又作用在 N 受体的中枢型抗胆碱能单药。有文献报道，对中枢 N 受体有作用的拮抗剂，在中枢对防治 AOPP 所致循环衰竭有很好的作用；在外周，对 AOPP 所致呼吸肌麻痹，通过与积聚的 ACh 竞争膈肌 N 受体，改变由于 ACh 所致 N 受体的失敏状态，从而起到防治作用，这是阿托品所不能的。由于该药对 $M_2$ 和 $M_4$ 受体，所以对分别富有 $M_2$ 和 $M_4$ 受体的心脏和眼平滑肌影响小，因而对心率加快和扩瞳作用不明显。用来救治 AOPP 时，则不要以心率和扩瞳为阿托品化观察指标，而主要观察皮干、口干、肺湿啰音消失等指标。另外，由于对神经突触前膜 $M_2$ 受体作用也不明显，所以不能出现阿托品那样阻断 $M_2$ 后，所引起 $M_2$ 受体负反馈作用的破坏，造成神经元释放 ACh 增加，不利于 AOPP 救治的现象；该药在体内代谢慢，使药效发挥时间长，这是临床上可以用小量长托宁代替阿托品维持阿托品化的药理基础。这样，一方面药物用量少，可以减轻患者肝脏负担；另一方面，可以明显地减少由于阿托品用量过多所造成的并发症。该药改善微循环作用强而持久，这对 AOPP 患者血压的稳定和防治多脏器的损伤极为有利。

最后还应提及的是，盐酸戊乙奎醚毕竟是个新药，从目前临床上对 AOPP 救治应用来看，对其剂量和该药特点的掌握尚不熟练，需要进一步加强培训和宣传。该药过量仍可由安静转为谵妄、出现各种幻觉、语无伦次，甚至惊厥。用药过程中尿潴留较为常见，也应引起重视。

## 第五节　复方氯解磷定注射液

复方氯解磷定注射液原称解磷注射液，系 AOPP 特效复方解毒剂，由军事医学科学院毒物药物研究所研制，是军转民产品。为此，我国成为第一个应用复方制剂治疗 AOPP 的国家。该复方的临床应用，不但可明显提高治愈率，而且很好地体现了平战结合、军民联合战略意义。20 个世纪 90 年代，该复方曾在全国推广使用，后因药源等问题，应用几乎停滞下来。本书认为：该复方用于临床是有水平、有意义的，是利国、利民的大好事。为此，这里还是向读者介绍该方，推荐大家继续使用复方氯解磷定注射液（以下简称"复方"）。

### 一、复方的成分及组方特点

复方每支含阿托品 3.0mg、贝那替嗪（苯那辛）3.0mg、氯解磷定 400mg，溶在 2.0ml 溶液中，供肌内注射。该复方选用阿托品这个对外周神经作用较强的抗胆碱能药，主要是对抗 OP 的毒·碱（M）样症状和兴奋 OP 对呼吸中枢的抑制；方中的中枢型抗胆碱能药贝那替嗪，不仅能对抗中枢 M 样症状，使患者清醒快，而且还能与集聚在中枢的 ACh 竞争 N 受体，从而可防治 OP 所致循环衰竭。除上述抗胆碱能药外，方中还有中毒酶复能剂氯解磷定，它不但能使中毒酶复能，起到治本的作用，而且还能直接对抗 OP 所致肌无力、肌颤和呼吸肌麻痹。因此，本复方组方简明，作用全面，标本兼治。急救可以肌内注射，所以方便，起效快。本方正常人误用一针，只感觉有轻度头晕和口干，不影响日常生活和活动。停用后 2 小时，自行恢复正常。在治疗 AOPP 时，使用本方过量，也会出现阿托品中毒样反应，处理同阿托品中毒。

## 二、复方使用原则及注意事项

（1）首次量要尽早、足量、快速给予。

（2）一般肌内注射给予。由于组方药有良好的特性和制剂工艺，肌内注射后 2 ~ 3 分钟即可起效，4 ~ 5 分钟就可以看到明显的效果。只有当病情严重，循环功能不好时，如采用肌内注射，会影响药物的吸收和分布，才可采用静脉注射，但要慢注。静脉注射比肌内注射吸收快，排泄也快。复方是急救针，绝对不允许静脉滴注，因为静脉滴注太慢，很难达到有效药物浓度，急救效果不显著，反而会延误抢救时机，使病情加重。

（3）复方一般只用在急救，因为复方内有 3 种成分，如在后续治疗中使用复方，等于平行地将 3 种成分一起输注了体内，但不见得病情对它们都需要，也可能只需要阿托品就够了，那么其他同时输入的成分药，就属多余了，而且还可能产生不必要的副反应。因此，一般经急救，患者清醒后，就用单药阿托品或氯解磷定对症治疗即可。

## 三、复方使用禁忌证

对已确认为 AOPP 的患者，急救时，只要没有过量使用过抗毒药物，均可使用复方进一步急救。如患者已清醒并出现了"阿托品化"，再使用复方时要慎重。一般不用复方而用单药为妥，以防阿托品中毒；对已出现中间综合征（IMS）及有机磷引起的迟发性多神经病（OPIDP）的患者，不要用复方治疗，应采取其他有效措施。

# 第六章  抗肿瘤药物的作用机制 ZHANGJIE

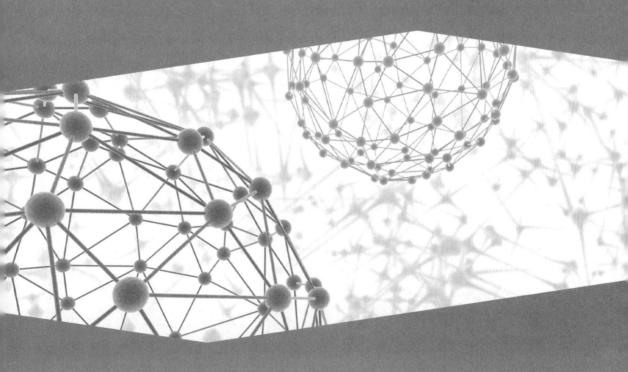

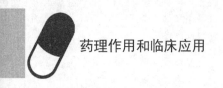

# 第一节　抗肿瘤药物的作用机制

## 一、抗肿瘤药物的分类

现有的抗恶性肿瘤药物可根据药物的化学结构和来源、药物作用的生化机制、药物作用的周期或时相特异性进行分类。

（一）根据药物化学结构和来源分类

1. 烷化剂

包括氮芥类、乙烯亚胺类、亚硝脲类、甲烷磺酸酯类等。

2. 抗代谢物

包括叶酸、嘧啶、嘌呤类似物等。

3. 抗肿瘤抗生素

包括蒽环类抗生素、丝裂霉素、博来霉素类、放线菌素类等。

4. 抗肿瘤植物药

包括长春碱类、喜树碱类、紫杉醇类、三尖杉生物碱类、鬼臼毒素类等。

5. 激素

包括肾上腺皮质激素、雌激素、雄激素等及其拮抗药。

（二）根据药物作用的生化机制分类

1. 干扰核酸生物合成的药物

如甲氨蝶呤、氟尿嘧啶、羟基脲、阿糖胞苷等。

2. 直接影响 DNA 结构与功能的药物

如氮芥、环磷酰胺等。

3. 干扰转录过程和阻止 RNA 合成的药物

如放线菌素 D、柔红霉素等。

4. 干扰蛋白质合成和功能的药物

如长春新碱、紫杉醇类等。

5. 影响激素平衡发挥抗癌作用的药物

如己烯雌酚、氟羟甲酮等。

6. 其他

如维 A 酸、亚砷酸等。

（三）根据药物作用的周期或时相特异性分类

1. 周期非特异性药物

如烷化剂、抗肿瘤抗生素及铂类配合物等。

2. 周期特异性药物

如抗代谢药物、长春碱类药物等。

除上述分类方法外，目前也有学者认为将抗肿瘤药物分为直接细胞毒类和非直接细胞毒类抗肿瘤药两大类较为合理。细胞毒类抗肿瘤药即传统意义上的化疗药物，主要通过影响肿瘤细胞的核酸和蛋白质结构与功能，直接抑制肿瘤细胞增生和（或）诱导肿瘤细胞凋亡，如抗代谢药和抗微管蛋白药等。非细胞毒类抗肿瘤药发展迅速，是一类具有新作用机制的药物，主要是以肿瘤分子病理过程的关键调控分子等为靶点的药物，如调节体内激素平衡的药物和分子靶向药物等。

## 二、抗肿瘤药物的作用机制

（一）细胞生物学机制

几乎所有的肿瘤细胞都具有一个共同的特点，即与细胞增生有关的基因被开启或激活，而与细胞分化有关的基因被关闭或抑制，从而使肿瘤细胞表现为不受机体约束的无限增生状态。从细胞生物学角度来说，诱导肿瘤细胞分化，抑制肿瘤细胞增生或者导致肿瘤细胞死亡的药物均可发挥抗肿瘤作用。而绝大部分的细胞毒类抗恶性肿瘤药主要是直接抑制肿瘤细胞的增生分裂，甚至导致肿瘤细胞死亡。

肿瘤细胞群包括增生细胞群和非增生细胞群。非增生细胞群包括静止期（$G_0$ 期）细胞、无增生力细胞和已经分化、死亡的细胞。增生细胞群与全部肿瘤细胞群之比称为生长比率（GF）。目前认为肿瘤细胞并不比正常细胞增生得快，只是在任何时间都有较高比例的肿瘤细胞处于增生期，$G_0$ 期细胞虽处于静止状态，但具有增生潜能，在受到适当的刺激时，可进入细胞周期进行分裂增生，此期的细胞群对化疗药物敏感性低，是肿瘤复发的根源。肿瘤细胞从一次分裂结束到下一次分裂结束的时间称为细胞周期。一个细胞周期又可以分为 4 期，即 DNA 合成前期（$G_1$ 期）、DNA 合成期（S 期）、DNA 合成后期（$G_2$ 期）、有丝分裂期（M 期）。肿瘤细胞的增生与细胞周期密切相关，当 DNA 受到损伤，细胞会阻滞在 $G_1$ 期、S 期或 $G_2$ 期，它由三种关卡调控：

（1）$G_1$ 期 chk，阻断或延缓从 $G_1$ 期进入 S 期。

（2）S 期 chk，减慢 S 期 DNA 复制子的启动。

（3）$G_2$ 期 chk，延缓 $G_2$ 期细胞进入有丝分裂。

细胞周期的运行与否，能否按序完成细胞周期生化事件，受控于精密的细胞周期调控机制。目前认为细胞周期依赖性蛋白激酶的时相性激活是细胞周期调控机制的核心，主要依赖于细胞周期素的细胞周期特异性或时相性表达、累积与分解。抗恶性肿瘤药不但影响细胞周期的生化事件，亦可影响细胞周期调控机制。大多数抗肿瘤药物是通过断裂 DNA 而引起肿瘤细胞死亡，但药物同时也激活了肿瘤细胞的 chk 系统，使细胞阻滞在不同周期，以获得时间去修复断裂的 DNA，从而降低药物的疗效，因此细胞周期 chk 成为药物作用的重要靶点。细胞周期非特异性药物（CCNSA）可直接破坏 DNA 结构并影响其复制或转录功能，能杀灭处于增生周期各期的细胞，甚至包括 $G_0$ 期细胞。此类药物对肿瘤细胞的作用较强，能迅速杀灭肿瘤细胞，剂量反应曲线接近直线，在机体耐受的限度内，其对肿瘤细胞的杀灭能力随药物剂量的增加而成倍增加。细胞周期特异性药物（CCSA）仅能杀灭增生周期中的某期细胞，对 $G_0$ 期细胞不敏感，如作用于 S 期细胞的抗代谢药物、作用于 M 期细胞的长春碱类药物等。此类药物对肿瘤细胞的作用往往较弱，需要一定时间才能发挥作用，剂量反应曲线是一条渐近线，即在药物小剂量时近似于直线，达到一定剂量时则效应不再增加。

（二）生化作用机制

1. 干扰核酸生物合成

药物分别在不同环节阻止 DNA 的生物合成，属于抗代谢药。根据药物主要干扰的生化步骤或所抑制的靶酶的不同，可进一步分为：

（1）二氢叶酸还原酶抑制剂，如甲氨蝶呤等。

（2）胸苷酸合成酶抑制剂如氟尿嘧啶等。

（3）嘌呤核苷酸互变抑制剂如巯嘌呤等。

（4）核苷酸还原酶抑制剂如羟基脲等。

（5）DNA 多聚酶抑制剂如阿糖胞苷等。

2. 直接影响 DNA 结构与功能

药物分别破坏 DNA 结构或抑制拓扑异构酶活性，影响 DNA 复制和修复功能。

（1）DNA 交联剂如氮芥、环磷酰胺和塞替派等烷化剂。

（2）破坏 DNA 的铂类配合物如顺铂。

（3）破坏 DNA 的抗生素如丝裂霉素和博来霉素。

（4）拓扑异构酶抑制剂如喜树碱类和鬼臼毒素衍生物。

3. 干扰转录过程和阻止 RNA 合成

药物嵌入 DNA 碱基对之间，干扰转录过程，阻止 mRNA 的形成，属于 DNA 嵌入剂，如多柔比星等蒽环类抗生素和放线菌素 D。

4. 干扰蛋白质合成与功能

药物可干扰微管蛋白聚合功能，干扰核糖体的功能或影响氨基酸供应。

（1）微管蛋白活性抑制剂如长春碱和紫杉醇类等。

（2）干扰核糖体功能的药物如三尖杉生物碱类。

（3）影响氨基酸供应的药物如 L-门冬酰胺酶。

5.影响激素平衡

药物通过影响激素平衡而抑制某些激素依赖性肿瘤，如糖皮质激素、雌激素、雄激素等激素类或其拮抗药。

# 第二节　抗肿瘤药物的药动学特点

药物进入机体后与机体发生相互作用，一方面药物作用于机体而影响某些器官组织的功能水平；另一方面，药物在机体的影响下，发生一系列的转运和转化，主要分为2个方面：

（1）药物在体内位置的变化，即药物的转运，如吸收、分布、排泄。

（2）药物化学结构的改变，即药物的转化（又称生物转化），亦即狭义的代谢。

由于转运和转化导致药物在体内的量或浓度（血浆内及组织内）变化，而抗肿瘤药物对机体的作用或效应依赖于其活性成分的体内浓度，因而上述各过程对于抗肿瘤药发挥作用具有重要意义。目前的研究表明抗肿瘤药在体内的吸收、分布、代谢、排泄过程具有以下特点：

## 一、吸收情况不一

药物的吸收是指药物自给药部位进入血液循环的过程。其吸收的难、易、快、慢等受多种因素的影响，如药物的理化性质、给药途径、药物浓度、吸收面积及局部血流速度等。

肿瘤药由于其来源的多样性，在各个因素上均存在较大差异，所以其吸收情况不一，要区别对待。例如，烷化剂（环磷酰胺）、抗核酸合成药类（甲氨蝶呤）等药物静脉注射时吸收较完全。另外，有些抗核酸合成药，如环磷酰胺口服时受肝脏首关效应的影响，吸收不规律，疗效的个体差异较大。阿糖胞苷在消化道被破坏，口服无效。抗生素如多柔比星等在消化道中也不稳定。对口服吸收率很低且个体差异大的抗肿瘤药物，多采用静脉注射的给药方式。

## 二、多数抗肿瘤药物缺乏分布的特异性

药物吸收入血后随血液循环向全身分布，在此过程中必须透过不同的屏障，如毛细血管壁、血脑屏障、胎盘等，才能到达作用靶位，发挥药效。因此，药物透过各种生理性屏

障的能力成为影响其分布的重要因素。另外，药物与血浆蛋白结合的能力也是影响药物分布的因素之一。药物进入血液后，一部分与血浆蛋白结合，称为结合型药物。未与血浆蛋白结合的药物称为游离型药物。只有游离型药物才能透过生物膜进入相应的组织或靶器官，因此结合型药物起着类似药库的作用，而血浆蛋白成为体内有效的药物输送载体。此外，组织血流速率、药物与组织的亲和力、药物的脂溶性等因素也能影响药物的分布。多数抗肿瘤药物在体内分布广泛，一般在迅速增生的组织（如骨髓和血细胞）、肝、肾中的含量较高，在肿瘤组织中含量也较高。大部分抗肿瘤药物选择性都不高，且多数不能通过血脑屏障，只有少数药物如卡莫司汀（BCNU）可通过血脑屏障，用于脑肿瘤的治疗。许多抗肿瘤药物静脉注射后，在血中的浓度降低很快，在几分钟内血药浓度即降至痕量，如丝裂霉素、长春新碱等。而甲氨蝶呤、羟基喜树碱、紫杉醇等在血中维持时间较长，但其生物半衰期一般都在几小时以内。

### 三、抗肿瘤药物的代谢

药物的代谢也称为生物转化，是药物从体内消除的主要方式之一。药物作为外来活性物质，机体首先要将之灭活，同时还要促进其从体内消除。药物在体内的生物转化分2步进行：第1步主要为由肝微粒体中的细胞色素P450酶催化的Ⅰ相代谢反应，药物在Ⅰ相代谢反应中被氧化、还原或水解，其作用在于引入或暴露药物分子上的功能基团（如羟基、羧基、氨基等），增加药物极性；第2步称为Ⅱ相代谢反应，是指由Ⅱ相酶（谷胱甘肽S转移酶）、UI反应，其目的在于将Ⅰ相代谢反应引入或暴露的功能基团分别与谷胱甘肽、葡萄糖醛酸和硫酸结合而生成水溶性强的结合物，随尿和胆汁排出体外。另外，药物代谢Ⅲ相酶，又称为药泵，可通过ATP供能，将药物分子排出细胞外，改变药物分子在组织和细胞中的分布，从而影响药物代谢，主要包括多药耐药蛋白MDR1、MDR2以及多药耐药相关蛋白MRP1、MRP2和MRP3。Ⅰ相代谢反应使多数药物灭活，但少数可以将药物活化，故生物转化不能称为解毒过程；Ⅱ相代谢反应使药物活性降低或灭活并使极性增加。各药在体内转化过程不同，有的只经一步转化，有的完全不变化就自肾排出，有的经多步转化生成多个代谢产物。大多数抗肿瘤药物（并不是所有药物）要通过氧化、还原、分解、结合等方式使药物发生不同程度的结构变化。多数药物经过代谢，其药理作用可被减弱或完全丧失。也有少数药物只有经过体内代谢才能发挥作用，例如，环磷酰胺本身并无活性，只有在体内经水解、释出氮芥后才发挥抗肿瘤作用。体内主要的代谢场所在肝脏，肝功能不良时，药物代谢必然受到影响，易引起中毒。此外，由于药泵的作用使得有些肿瘤细胞对某些中几肿瘤药物具有内在耐药性或者获得性耐药性，造成肿瘤化疗失败，因此逆转MDR成为肿瘤治疗亟待解决的问题。

### 四、抗肿瘤药物一般排泄较快

排泄是药物在体内的最后过程，对抗肿瘤药物而言，肾脏是主要排泄器官，游离的药物能通过肾小球滤过进入肾小管。随着原尿水分的重吸收，药物浓度逐渐升高，当肾小管中的药物浓度超过血浆中的药物浓度时，那些极性低、脂溶性大的药物被重吸收，所以排泄少而且慢。只有那些经过生物转化后极性大、水溶性高的代谢物不易被重吸收而被排出体外；部分药物也可自胆汁排泄，原理与肾脏排泄相似，但此种方式不是排泄的主要途径。

氮芥类药物排泄非常快，短时间内即可在尿中测出多种不同的代谢产物；甲氨蝶呤、氟尿嘧啶在尿中的排泄也很快，其排泄物多数是经过分解的代谢产物；长春碱、长春新碱、羟基喜树碱在胆汁中含量很高，大部分通过粪便排泄。

# 第三节　抗肿瘤药物间的相互作用

20% ~ 30% 的药物不良反应源于药物间的相互作用。肿瘤患者较其他患者更易发生药物间的相互作用，这是因为：抗肿瘤药物具有复杂的药理学特征、狭窄的治疗窗和陡峭的剂量毒性曲线；同一患者的不同时期和不同患者之间的药动学和药效学可能存在明显差异；肿瘤患者在抗肿瘤治疗以外，往往同时需要使用其他用于治疗并发症、处理不良反应及缓解症状的药物；肿瘤患者的药动学过程可能与其他患者相比具有差异性，如因黏膜炎或营养不良会导致药物吸收减少等。肿瘤患者中的药物相互作用可以发生在各种水平，大致可分为药物学、药动学和药效学 3 个方面。

### 一、药物学水平的相互作用

药物学水平的相互作用是指药物之间在化学或者物理性质上的相互作用，在输注前混合后导致一个或两个药物的疗效或不良反应等特征发生改变。

（一）相互作用引起沉淀或析出结晶

如在低 pH 溶液中，紫杉醇、氟尿嘧啶等会形成沉淀。

（二）相互作用引起药物失效

如将美司钠加入顺铂中可形成美司钠 – 铂共价化合物，从而导致顺铂失活；丝裂霉素与 5% 葡萄糖盐水（pH4 ~ 5）溶液配伍时，可迅速降解为无活性的物质。

（三）药物与容器的相互作用

如以非常慢的速度进行白介素 –2（IL–2）输注时，由于输液装置的吸附可导致药物

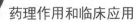

活性完全丢失，故现在推荐 IL-2 稀释法（5% 葡萄糖 +0.1% 清蛋白）。

（四）药物赋型剂或包装材料可影响药物的药代动力学特征

如多柔比星脂质体较普通多柔比星的心脏毒性明显减少，与游离药物相比，血浆浓度 - 时间曲线下面积（AUC）增加约 300 倍，清除减少 250 倍，而分布容积增加 60 倍。剂量限制性毒性（DLT）也由普通多柔比星的骨髓抑制、心脏毒性变为手足综合征。而顺铂与脂质体的结合则阻止药物到达治疗靶点，难以形成细胞毒性铂 -DNA 结合物，因此顺铂脂质体不适合临床应用。当紫杉醇溶入聚氧乙烯蓖麻油与乙醇混合物中时，溶媒可明显影响药物的药代动力学特征，导致 AUC 增加，而清除速度和分布容积降低。其可能原因是含紫杉醇的聚氧乙烯蓖麻油在血液中形成胶态微粒，阻止了药物向组织的分布。

**二、药动学水平的相互作用**

药代动力学水平的相互作用是药物发生相互作用概率最高的环节，是指一种药物使另一种并用的药物发生药代动力学的改变，即一个药物影响了另一个药物的吸收、分布、代谢或清除。

（一）吸收

肠道上皮的药物转运蛋白和细胞色素 P450（CYP）同工酶（CYP3A4 和 CYP3A5）是影响口服药物有效吸收的主要因素。很多化疗药物是三磷酸腺苷（ATP）结合的盒式膜转运蛋白的底物，这些蛋白包括 P- 糖蛋白（P-gp）、乳腺癌耐药蛋白（BCRP）、多药耐药相关蛋白（MRP）。影响这些转运蛋白活性的药物就可能影响相关口服抗肿瘤药物的吸收。转运蛋白表达的增加是耐药的主要原因之一。

（1）环孢素是 P-gp 的抑制剂，环孢素与口服紫杉醇联合应用可提高后者的生物利用度，增加血浆药物浓度以达到治疗效果。

（2）研究表明，拓扑替康联用依克立达（BCRP 和 P-gp 抑制剂）可使其生物利用度从单用时的 40% 升高至 97.1%，个体间的变异也从 17% 减至 11%。

（3）多西他赛的口服生物利用度有限，这主要是由于肠道和肝脏中 CYP3A4 的首关消除导致。在小鼠实验中，口服多西他赛与 CYP3A4 抑制剂利托那韦联合应用时，多西他赛的血浆药物浓度可提高 50 倍。

（二）分布

抗癌药物可与清蛋白、$\alpha_1$- 酸性糖蛋白、脂蛋白、免疫球蛋白和红细胞等多种血液成分结合，成为结合型药物，未与上述蛋白结合的药物即为游离型药物。药物与血浆蛋白结合的程度，即血液中与蛋白结合的药物占总药量的百分比称为血浆蛋白结合率。结合型药物分子质量大，不易通过生物膜进入组织细胞内发挥药理作用，只有游离型药物可以离开循环系统到达组织靶点。细胞毒性药物往往具有很高的血浆蛋白结合率，因此与其他血浆蛋白结合率高的药物联用时，可使其游离型药物浓度明显增高，药物作用增强，此时应注意调节剂量，避免严重不良反应的发生。如紫杉醇和 VP-16 与华法林等蛋白结合率高的药物合用可能存在潜在的药物分布水平上的相互作用。

（三）代谢

参与抗肿瘤药物代谢的酶包括 CYP450 酶和非 CYP450 酶。抗肿瘤药物之间、抗肿瘤药物与非抗肿瘤药物之间，只要与相同的代谢酶相关，均可能存在药物间相互作用。

肝脏 CYP450 系统是发生药物相互作用的常见部位。

（1）部分选择性 5- 羟色胺再摄取抑制剂、三环类抗抑郁药为 CYP2D6 的强抑制剂，与经 CYP2D6 代谢的他莫昔芬、多柔比星或长春碱等合用时可能发生相互作用。服用他莫昔芬的乳腺癌患者同时口服选择性 5- 羟色胺再摄取抑制剂如帕罗西汀、氟西汀，因为氟西汀可抑制 CYP2D6 的活性，从而影响他莫西芬转化为更有活性的 4- 羟基他莫西芬和 4-羟基 -N- 去甲基他莫昔芬，降低抗肿瘤疗效。

（2）利福平是 CYP3A4 诱导剂：在 I 期临床研究中发现，利福平和他莫西芬、托瑞米芬或伊马替尼联合应用可降低抗肿瘤药物的 AUC 和血浆峰浓度，提高清除率。与吉非替尼合用时，利福平可使前者 AUC 降低 85%，故两药合用时推荐将吉非替尼剂量提高至 500mg/d。

（3）环磷酰胺、异环磷酰胺需要在肝脏 CYP450 酶作用下代谢为有抗肿瘤作用的活性产物，在肝癌细胞系的研究中，同时应用利福平有利于增强这两个药物的代谢活化。

（4）抗惊厥药物和氢化可的松能诱导大多数 CYP 同工酶，从而增强抗肿瘤药物的代谢。有研究提示，苯妥英联合应用吉非替尼、伊立替康、紫杉醇等药物时可导致抗肿瘤药物的血药浓度下降，因此需要增加药物剂量。

（5）抗真菌药物伊曲康唑和酮康唑是 CYP3A4 抑制剂，与伊马替尼、吉非替尼等药物联合应用时可提高血药浓度而增强其作用。

药物代谢水平的相互作用也可发生在非 CYP450 系统。例如，在日本曾有 15 例患单纯疱疹的癌症患者死于口服替加氟和抗病毒药索立夫定的联合应用。这些患者存在明显的氟尿嘧啶（5-FU）过量症状，如腹泻、黏膜炎、白细胞减少、血小板减少。对大鼠的药理学研究发现，联合应用替加氟和索立夫定大鼠的血浆、骨髓、肝脏和小肠均有较高的 5-FU 浓度，所有动物均在 10 天内死亡，而单独接受替加氟或索立夫定的大鼠在用药 20 天后未见明显的毒性症状。进一步研究发现，索立夫定在肠道转化为（E）-5-（2- 溴代烯基）尿嘧啶，后者具有不可逆地抑制二氢嘧啶脱氢酶的作用，而此酶为氟尿嘧啶类代谢的关键酶。

药动学水平的相互作用还可发生在序贯给药时。例如，在动物实验中，顺铂在紫杉醇前应用具有协同的抗肿瘤作用，但也明显增加并发症和病死率，而紫杉醇在顺铂前应用可提高治疗指数，间隔 48 小时应用时指数最高。在顺铂于紫杉醇前应用的 I 期临床试验中，由于顺铂影响参与紫杉醇代谢的 CYP 酶，导致紫杉醇的清除减少 25%，故出现更明显的骨髓抑制。再如，对晚期乳腺癌患者的研究中发现，多柔比星与紫杉醇序贯给药的顺序也对药物代谢有所影响，先用紫杉醇时，多柔比星的血药峰浓度提高，并伴有明显的血液学、黏膜等毒性反应，因此两者序贯给药时最好先给予多柔比星。

抗肿瘤药物与非抗肿瘤药物合用时，抗肿瘤药物也可能引起治疗其他疾病药物的药动学特征发生改变，比较突出的是口服香豆素类药物和抗癫痫药物。如卡培他滨联合伊立替康进行化疗的同时口服华法林，华法林的周剂量须减量 85% 以上才能维持原来的国际标准化比率（INR）。卡培他滨对华法林影响的机制尚不明确，可能与卡培他滨下调 CYP2C9 酶的功能有关。在服用华法林期间应用 5-FU 化疗时，华法林须平均减量 44% 才能够避免出血等不良反应的发生。此外，亦有文献报道卡铂、VP-16、异环磷酰胺、紫杉醇、吉西他滨、吉非替尼和曲妥珠单抗在并用华法林时可使 INR 升高，增加出血风险。因此，香豆素类抗凝药物与这些药物联用时应密切监测患者 INR，及时调整华法林的剂量。卡培他滨合用苯妥英的患者，在治疗 6 ~ 8 周后出现苯妥英中毒的中枢神经系统症状，其机制可能也与卡培他滨下调 CYP2C9 酶的功能有关。顺铂和卡莫司汀、长春新碱和博来霉素、达卡巴嗪和他莫昔芬联合化疗时，在合并应用苯妥英的患者中，也有苯妥英血药浓度降低的相关病例报道。另外，大剂量维生素 C 可酸化尿液，与大剂量 MTX 联合应用时，由于 MTX 的代谢产物 γ-羟基 MTX 为非水溶性，在低 pH 条件下沉淀在肾小管，因而可能导致急性肾功能不全。再如，MTX 和非类固醇类抗炎药（NSAID）合用时不良反应明显增加，确切机制尚不清楚，可能与在肾小管中竞争性分泌排泄、改变 MTX 代谢、竞争蛋白结合有关，故建议在应用大剂量 MTX10 天内不应用 NSAID。

（四）清除

大多数抗肿瘤药物是通过肝脏代谢清除，而甲氨蝶呤（MTX）和铂类化合物主要由肾小球滤过和肾小管分泌，因此当这类药物的浓度过高，或与其他通过肾小管分泌的药物合用时有可能导致肾功能损害。如 MTX 与水杨酸盐、磺胺类、丙磺舒、头孢菌素、青霉素、羟青霉素、对氨基马尿酸等影响肾小管分泌功能的药物合用时，会对 MTX 排泄造成障碍，而使血液中 MTX 浓度增高，增加毒性反应。

### 三、药效学水平的相互作用

药效学水平的相互作用往往是因为两类药物的作用机制相似，或一个药物引起电解质改变而影响了另一个药物，从而以协同、相加或者拮抗的方式在药效学上产生相互作用（毒性或抗肿瘤作用）。

（一）抗肿瘤作用方面

在结肠癌患者中，5-FU 联合亚叶酸钙比单独使用 5-FU 具有更高的治疗反应率。

在非小细胞肺癌细胞系中观察到顺铂和吉西他滨的协同抗肿瘤作用，而在四株间变甲状腺癌细胞系中，吉西他滨在顺铂前应用时两者呈协同作用，而顺铂在吉西他滨前应用时两者呈拮抗作用。

（二）毒性方面

当顺铂或多西他赛累积剂量超过 200mg/m² 时，在 55 例两药合用的患者中有 75% 出现神经毒性，较单独应用的发生率和程度均有所增加。

对于多柔比星治疗后没有心脏症状的患者，在应用顺铂后可诱发反复的可逆性心前区疼痛、胸闷和心电图缺血表现。

在一项 I 期研究中，5 例患者在接受卡铂 200～300mg/m² 后出现严重的听力丧失，这些患者近期均有氨基糖苷类抗生素的使用史，因而考虑两种药物存在相互作用。

异环磷酰胺联合顺铂时可加重顺铂诱发的听力损害。

粒细胞集落刺激因子（G-CSF）或粒细胞 - 巨噬细胞集落刺激因子（GM-CSF）与长春新碱联用时可导致严重的周围神经病变，应用 G-CSF 或 GM-CSF 还可能影响氟脱氧葡萄糖正电子发射体层摄影（F18-FDGPET）的检查结果，建议两者的应用间隔应超过 5 天。

**四、总结**

肿瘤治疗中药物的相互作用机制尚未充分阐明，药物应用数量的增加和新的联合用药方式使药物间的相互作用变得更为复杂。一个化疗方案中往往不仅包含化疗药物，还有其他的辅助用药，之间可能存在药学、药代动力学、药效学等多种形式的药物相互作用。另外，非处方药物与化疗联合应用的危险性也不容忽视，认识不足常可能导致医患面临突然的、难以预料的严重毒性作用。为了获得最大的治疗效果，需要收集更多的关于药物间相互作用的理论和临床资料，合理利用药物之间的协同作用，避免拮抗作用。新的研究技术在此方面已经发挥了巨大作用，如表达人类药物代谢酶的转基因小鼠作为研究药物间相互作用的模型，计算机辅助分析进行定量和定性预计药物间的相互作用等。临床上必须定期与患者核对用药情况，尤其要重视抗肿瘤治疗以外的其他药物的应用情况，对服用华法林、利福平、抗癫痫药物、抗抑郁药物、降压药等药物的患者需特别注意药物间的相互作用。

# 第四节　抗肿瘤药物的敏感性

抗肿瘤药物敏感性试验（药敏试验）是在体外或动物体内进行抗肿瘤药物对肿瘤细胞杀伤作用的定性或定量评价。通过对每个具体患者筛选敏感性高的抗肿瘤药物，选择对某一具体肿瘤高效的抗肿瘤药物进行化疗，以获得最大的治疗效果，同时可将不良反应减少到最低程度。影响肿瘤化疗效果的一个最大问题是肿瘤对药物的敏感性。肿瘤具有异质性，其异质性不仅表现在生物学行为和病理学特点上，还表现在对化疗药物的敏感性上，不同种肿瘤和同种肿瘤不同个体间，甚至于同一患者不同治疗阶段的药敏谱可能不相同。传统的固有的化疗方案往往不能针对不同患者选择有效的化疗药物，常导致患者化疗无效或效微，丧失最佳化疗方式与时机，增加机体受损，导致耐药基因产生，增加经济负担，这是化疗失败的主要原因。个体化治疗也称剪裁式治疗，它彻底摆脱传统与经验的"菜谱式"治疗方式，是近年临床肿瘤学的一个重要进展。个体化治疗表现于肿瘤的化疗上应是个体化疗，而肿瘤药敏试验是实现个体化疗的实验基础和依据。开展肿瘤药敏试验以指导化疗的个体化，有选择地使用不同的化疗药物来最大限度地杀伤肿瘤细胞，对于提高肿瘤治疗效果、降低不良反应与耐药性、减少患者经济负担等方面均具有极其重要的意义。目前对抗肿瘤药物的敏感性评价指标有以下几点：

## 一、临床受益反应

临床受益反应（CBR）是指应用抗肿瘤药物后与肿瘤相关的一些症状，主要包括疼痛程度、食欲、体力状况和体重等的改善情况。临床受益反应在临床具有较强的可操作性，但由于其易受主观因素的影响且没有包括全部与疾病和治疗相关的症状，也未能反映与预后相关的一些重要因素，因而限制了其在临床中的广泛应用。

## 二、药敏试验

药敏试验可分为体内、体外 2 种。

（一）体内药敏实验

体内药敏试验是将人体肿瘤细胞植于动物（如小鼠）不同部位和组织中，给予抗肿瘤药物后进行筛选，主要包括裸鼠皮下移植药敏测定法和小鼠肾包膜下移植法（SRCA 法）2 种。体内药敏试验所建立的模型模拟人体内生长环境和条件，如药物的代谢、剂量、肿瘤血管形成等因素，更接近于人体的用药情况，与临床有较好的相关性，对临床评估化疗疗效有较高的参考价值。在 20 世纪 90 年代，国外学者研究表明，根据 SRCA 检测结果进行化疗可大幅度提高中晚期乳腺癌、肺癌等多种恶性肿瘤的疗效。

随着对体内药敏试验的深入研究发现其筛选出的敏感药物，并不能代表对患者体内的病灶也敏感。有研究发现裸鼠肾包膜下药敏试验对非小细胞肺癌术后辅助化疗无明显临床应用价值。有文献报道 SRCA 法存在对实验动物要求高、评价标准尚未统一等不利因素，而且对肿瘤的异质性、继发耐药及多重耐药尚无解决办法。目前临床开展较少。

（二）体外药敏实验

体外药敏实验主要通过对肿瘤细胞进行分离、加药培养，然后检测其对抗癌药物的敏感程度。根据检测方法不同可分为：四氮唑蓝快速比色法（MTT 比色法）；人体肿瘤细胞集落测定（HTCA）；三磷酸腺苷生物发光法（ATP-CSA）；琥珀酸脱氢酶抑制试验（SDI-T）；同位素短期法（3H-TOR）等。体外药敏试验相对来说简便、快速、经济，有较好的临床实用价值，是目前评估化疗敏感性常用的方法之一。体外药敏试验在评估肿瘤细胞的化疗敏感性、指导临床个体化治疗方面发挥了巨大的作用。但也有文献报道体外药敏试验缺乏体内的代谢环境以及癌细胞之间的相互作用，有些结果与实际临床疗效并不十分相符。另外在方法学上不能标准化，无法动态、定量的评估化疗疗效，而且对肿瘤继发耐药的检测是体外药敏试验的一个盲区。

### 三、影像学方法

传统的影像学方法主要根据化疗前后肿瘤大小、瘤体血供及病灶密度等因素的改变程度来评估化疗疗效，主要有 CT、MRI、放射性核素扫描和血管造影等。目前在临床中常与临床受益反应相结合用于实体瘤化疗疗效的评估。相对于前两种途径，传统影像学具有动态评估化疗疗效的特点，但其灵敏性、特异性较差，不能及时准确地对化疗敏感性进行评估，特别是"微转移"概念的提出，使得利用影像学方法评估化疗疗效的应用大大受限。近年来迅速发展的分子影像学技术如 PET，能提供比单一形态学检查如 CT 或 MRI 等更丰富的生物学信息，包括糖代谢、细胞增生和血流灌注等动态变化过程，从分子代谢水平能迅速、重复而且定量地对肿瘤化疗敏感性进行评估。但费用昂贵，不易在临床中广泛推广。

### 四、耐药基因的检测

肿瘤细胞对化疗药物的多药耐受（MDR）被视为化疗失败的主要原因之一，其中 MDR1 基因的高表达是产生多药耐受的主要机制。有研究表明 MDR1 基因的表达水平可作为评估小细胞肺癌对依托泊苷和顺铂联合化疗的敏感性的指标。也有研究发现 MDR1 基因的表达水平与卵巢上皮细胞癌患者对紫杉醇和卡铂的化疗敏感程度呈密切的负相关。但是 MDR1 基因检测不能特异、动态地评估化疗疗效，而且对肿瘤继发耐药也不适用。同时由于 MDR1 基因在不同的肿瘤中表达各异以及受化疗的影响而表达上调使其未能成为评估化疗的常用指标。

### 五、肿瘤标志物的定量检测

肿瘤标志物的定量检测主要通过荧光定量 RT-PCR 技术定量分析、实时监测其在化疗过程中的动态变化，从分子学水平对化疗敏感性进行评估，有效地避免了因肿瘤细胞异质性、继发耐药对敏感性评估产生的影响，为临床个体化治疗提供有力的支持。荧光定量 RT-PCR 技术定量检测肿瘤标志物具有灵敏度高、特异性强、快速及污染概率低等特点，但此技术本身也可能存在假阴性和假阳性结果，此外选择合适的肿瘤标志物也是实验成功的关键。

虽然肿瘤敏感试验对于提高肿瘤的治疗效果、降低化疗药物的不良反应及耐药性方面具有重要的意义，但目前该方法尚处于研究阶段，试验结果受多种因素的影响，生物个体差异与实验室结果尚不完全一致，因此，积极寻求更加客观和直观的评估化疗敏感性的方法是目前亟待解决的问题。

## 第五节　抗肿瘤药物的耐药性

肿瘤治疗失败的关键因素是肿瘤细胞对抗肿瘤药物产生了耐药性。由于遗传因素，在应用化疗药物之前肿瘤细胞就对某些抗肿瘤药物具有耐药性，这种耐药性称做原发耐药性（或内在耐药性），如处于非增生的 $G_0$ 期肿瘤细胞一般对多数抗肿瘤药物不敏感。在应用化疗药物治疗后，由药物诱导产生的耐药性称做继发耐药性或获得性耐药性。其中表现最突出、最常见的耐药性是多药耐药性（MDR）或称多向耐药性，即肿瘤细胞在接触一种抗肿瘤药后，产生了对多种结构不同、作用机制各异的其他抗肿瘤药的耐药性。

肿瘤对化疗药物的耐药机制非常复杂，目前尚未完全阐明。在此，我们将主要介绍一些目前比较公认的耐药机制。

### 一、细胞表面转运蛋白与肿瘤耐药

ABC 转运蛋白超家族的成员，包括 P 糖蛋白（P-gp）、多药耐药相关蛋白（MRP）以及乳腺癌多药耐药相关蛋白（BCRP）是目前公认的在肿瘤耐药中起重要作用的药泵蛋白。它们通过共同的作用机制，即药物与药泵蛋白跨膜区的结合引发了药泵蛋白的 ATP 酶活性，引起蛋白构象发生改变，细胞内的抗肿瘤药物被转运出胞外，从而降低了胞内药物的有效浓度而不能杀死肿瘤细胞。这些药泵蛋白的转运效率很高，且具有广泛的底物特异性，很多化疗药物如多柔比星（阿霉素）、长春新碱、依托泊苷、米托蒽醌以及常用的其他药物如红霉素等都是其作用底物。

除了 ABC 转运蛋白超家族，肺耐药相关蛋白（LRP）的过度表达也是某些肿瘤发生耐药的重要原因。LRP 被认为是人类的主要穹隆蛋白，分布于胞质内或核膜上，它将进入核内的药物转运到胞质内或将胞质中的药物转运至囊泡，最终通过胞吐机制将药物排出细胞，从而减少了药物在细胞内的积累。LRP 的作用底物非常广泛，其中还包括一些 ABC 转运蛋白不能转运的铂类和烷化剂类药物。

## 二、DNA 修复异常与肿瘤耐药

目前临床上普遍使用的许多化疗药物都能引起 DNA 的损伤进而抑制细胞分裂或导致细胞死亡，例如，顺铂、氟尿嘧啶、多柔比星与依托泊苷等。但 DNA 损伤往往又引发肿瘤细胞 DNA 修复系统活性的异常升高，使得肿瘤细胞对这些药物产生耐药。直接的 DNA 双链断裂（DSB）主要通过非同源末端拼接进行修复，而与复制相关的双链断裂则通过同源基因重组方式修复。由烷化剂与 DNA 形成的加成物是通过碱基切除途径切除一个或数个碱基进行修复，而更长（24—30 个碱基）的 DNA 损伤则需要依靠核苷酸切除途径修复。当然，损伤的 DNA 也可以直接去烷基化而不通过切除受损片段进行修复。如 $O^6$- 甲基鸟嘌呤甲基转移酶（MGMT）通过将加成物上的甲基转移至本身第 145 位上的半胱氨酸残基上，从而保护肿瘤细胞免受化疗药物如替莫唑胺的损伤，而 MGMT 在肿瘤组织中的表达一般也确实较正常组织高。此外，细胞还可通过错配修复途径将错误配对的碱基切除并替代以正确的碱基，从而保证了 DNA 复制的精确性和基因组的稳定性。

## 三、细胞内解毒系统与肿瘤耐药

谷胱甘肽（GSH）系统是细胞内解毒系统的关键组分，目前的研究表明，GSH 和谷胱甘肽 S- 转移酶（GST）与肿瘤耐药关系密切。一方面，GSH 在 GST 的催化下能与某些抗肿瘤药物形成复合物而作为 MRP1 的底物被转运出细胞，使胞内药物浓度低于杀伤浓度而不能杀死细胞。另一方面，GSH 与抗肿瘤药物的结合使得这些药物被代谢成硫醇化合物而失活，降低了药物毒性。

除了催化 GSH 与药物结合外，GST 本身还可与 JNK、TRAF、ASK、PKC 和 TGM2 等蛋白相互作用，调节细胞的抗逆反应、增生、凋亡和代谢等过程。并最终导致肿瘤的生长和耐药。如 GSTP1 可与 NK 结合而抑制凋亡，用依托泊苷处理人神经母细胞瘤细胞可使这种结合解除，从而提高了细胞的凋亡水平。有文献报道，GSTP1 可被 PKC 和 PKA 磷酸化而提高催化活性，进而导致肿瘤细胞产生耐药。

## 四、凋亡耐受与肿瘤耐药

当前的肿瘤化疗一般都通过引起肿瘤细胞凋亡来实现治疗目的，但肿瘤细胞内源性或获得性的凋亡通路阻断往往导致肿瘤耐药，使化疗失败。凋亡相关蛋白异常表达或功能缺陷都将引起细胞对抗肿瘤药物的耐受。如促凋亡蛋白 CD95 的失活使肾细胞癌产生了耐药性，而凋亡抑制蛋白 ML-IAP 高表达的黑色素瘤细胞株表现出对多柔比星引起凋亡的耐受。

Bcl-2 蛋白家族中的抗凋亡蛋白（如 Bcl-2，Bcl-XL，Mcl-1）和凋亡前分子（如 Bax，Bak）的比例决定了细胞是否走向凋亡。Bcl-2 是最重要的抗凋亡蛋白，它能同时抑制 P53 依赖性和非依赖性凋亡途径，因此 Bcl-2 过表达将抑制肿瘤化疗引起的细胞凋亡，使细胞对化疗药物如甲氨蝶呤、依托泊苷、顺铂、氟尿嘧啶等产生耐药。而凋亡前蛋白如

Bax 的低表达已被证明与乳腺癌的化疗失效和低生存率相关。

抑癌基因 P53 是细胞对抗肿瘤药物是否敏感的关键因素。野生型 P53 蛋白在细胞受到损伤时被激活，诱导受损细胞停滞在 G/G 期或进入凋亡。而肿瘤细胞常因 P53 发生突变或缺失而丧失上述功能。因此，P53 蛋白的改变也是导致肿瘤细胞对抗肿瘤药物敏感性降低甚至产生多药耐药的重要原因之一。

### 五、药物前体活化障碍

细胞色素 P450 系统（CYP450）和心肌黄酶（DTD）是药物代谢活化酶。研究表明，这些活化酶水平的降低可能造成肿瘤组织中药物不能活化，从而降低肿瘤细胞内的药物浓度而引起耐药。

### 六、细胞内靶酶质和量的改变

（1）二氢叶酸还原酶（DHFR）：细胞内其活性增加，可使肿瘤细胞对 MTX 产生耐药，DHFR 活性提高的程度与耐药程度呈正相关，DHFR 基因扩增是 MTX 耐药的重要机制。采用 MTX 治疗小细胞肺癌患者出现耐药时，可见到癌细胞中 DHFR 扩增、DHFR 蛋白增加、活性提高。

（2）拓扑异构酶Ⅱ（Topo Ⅱ）：该酶是细胞内重要的核酶，影响 DNA 的拓扑结构，并与有丝分裂期染色体配对、染色体分离、基因重组和转录以及 DNA 的损伤修复密切相关。依托泊苷、替尼泊苷及多柔比星等可抑制 Topo Ⅱ活性，从而产生抗肿瘤作用。一些耐药的人白血病细胞株呈现 Topo Ⅱ酶含量及活性明显下降，导致对 VF-16、VM-26 和多柔比星的耐药。

### 七、某些癌基因的活化

癌基因能通过信号转导方式改变细胞对化疗药物的敏感性。已发现很多癌基因与耐药相关，如 ErbB2、myc、Jun 和 fos 等可编码酪氨酸激酶或转录因子，部分癌基因还可增强 DNA 修复酶的活性。

### 八、肿瘤干细胞与肿瘤耐药

肿瘤干细胞（TSC）是指白血病和实体瘤中干细胞性质的一部分细胞，它们既具有干细胞的基本特性如多向分化、自我更新和无限增生的潜能，又表现出肿瘤细胞的特点，如各种原癌基因和抑癌基因的异常，而其后代细胞也往往是分化不完全或功能缺陷的。TSC 理论认为 TSC 是众多肿瘤发生的起源，也是肿瘤复发、转移和耐药的根本原因。目前已在白血病及实体瘤如脑癌、乳腺癌、结肠癌、前列腺癌、胰腺癌中分离出了 TSC。TSC 理论的提出和 TSC 在白血病和不同实体瘤中的被证实为癌症的研究和治疗提供了新的思路。

除了前述 4 种经典耐药机制，TSC 因其自身特点还通过其他方式抵抗化疗药物对其的杀伤。首先，大部分的 BC 往往处于静止期，很少进行分裂增生，这就使得细胞周期特异性药物（如作用于 S 期的阿糖胞苷、羟基脲，作用于 M 期的长春新碱）对 TSC 的作用被减弱。其次，由于 TSC 像普通干细胞一样具有很强的 DNA 修复能力，这使得它在自我更新及增生的过程中将化疗药物造成的恶性突变不断积累并传递给子细胞，使其具有更强的耐药性。

### 九、肿瘤微环境介导的肿瘤耐药（EMDR）

新近的大量研究认为，肿瘤细胞与其所在环境中的间质细胞、胞外基质、细胞因子以及肿瘤细胞自身之间的相互作用是造成肿瘤耐药的重要原因。不难理解，各种细胞聚集成团的肿瘤组织较之分散的肿瘤细胞，其对化疗药物的敏感性肯定要差得多。微环境中的黏附分子如 $\beta_1$ 整联蛋白可以影响抗凋亡蛋白 CASP8 和 FLIP 从胞质到胞膜的分布，从而导致白血病细胞对 Fas 诱导的凋亡产生抵抗。此外，肿瘤细胞与黏附分子间的相互作用还可引起肿瘤细胞的休眠，这对化疗后残存的小部分肿瘤细胞躲过化疗药物或自身免疫的杀伤进而复发、转移至关重要，并且由于这些细胞积累了更多的恶性突变，复发的肿瘤将更具耐药性。

微环境中间质细胞和肿瘤细胞自身可分泌大量的可溶性因子，它们作用于肿瘤细胞导致耐药的发生。如白细胞介素 –6（IL–6）被发现参与白血病和其他实体瘤对多种细胞毒抗肿瘤药物的耐药，而且研究发现，IL–6 在肿瘤间质细胞中的表达也确实比在正常骨髓间质细胞中高得多。

肿瘤细胞对抗肿瘤药物产生耐药性的机制是多方面的。耐药机制共同作用的结果使肿瘤细胞耐药表型可随条件和肿瘤类别、分化程度、所使用药物作用机制的不同而不同，有时甚至差别很大。在耐药产生和维持过程中，可能有许多机制在不同水平以不同方式共同参与对化疗药物的拮抗，其结果是使肿瘤细胞逃避化疗药物的作用而存活下来。对肿瘤耐药遗传学基础的研究，有助于从多方面、多角度加深对耐药性的了解，从而更好地制定逆转耐药的策略。

# 第六节　药物毒性和不良反应

目前临床使用的细胞毒抗肿瘤药物对肿瘤细胞和正常细胞尚缺乏理想的选择作用，即药物在杀伤恶性肿瘤细胞的同时，对某些正常的组织也有一定程度的损害，毒性反应成为限制化疗剂量的关键因素，也是影响患者生活质量的一个主要因素。

抗肿瘤药的毒性反应可分为近期毒性和远期毒性2种。近期毒性又可分为共有的毒性反应和特有的毒性反应，前者出现较早，大多发生于增生迅速的组织，如骨髓、消化道和毛囊等；后者发生较晚，常常发生于长期大量用药后，可累及心、肾、肝等重要器官。远期毒性主要见于长期生存的患者，包括第二原发恶性肿瘤、不育和致畸。

## 一、近期毒性

（一）共有的毒性反应

（1）骨髓抑制：骨髓抑制是肿瘤化疗的最大障碍之一，除激素类、博来霉素和L-门冬酰胺酶外，大多数抗肿瘤药物均有不同程度的骨髓抑制。骨髓造血细胞经化疗后外周细胞数减少的机会取决于细胞的寿命，寿命越短，外周血细胞越容易减少，通常先出现白细胞减少，然后出现血小板降低，一般不会引起严重贫血。除了常用各种集落刺激因子（CSF），如GM-CSF、G-CSF、M-CSF来处理血细胞下降外，还应采取措施预防各种感染和防治出血等。

（2）消化道反应：恶心和呕吐是抗肿瘤药物最常见的毒性反应。化疗引起的恶心、呕吐根据发生时间分为急型和迟发型2种类型，前者常发生在化疗后24小时内；后者发生在化疗24小时后。根据发生程度可分为3种类型：

1）高度致吐药，如顺铂、氮芥、环磷酰胺（$\geq 1000mg/m^2$）等。

2）中度致吐药，如卡铂、环磷酰胺（$< 1000mg/m^2$）、异环磷酰胺、多柔比星、紫杉醇等。

3）低度致吐药，如VP-16、VM-26、甲氨蝶呤、5-FU、长春碱类等。

为减轻恶心、呕吐症状，应适当安排给药时间。如饭后给药，高度或中度致吐者可应用地塞米松和5-HT$_3$受体拮抗剂（如昂丹司琼），轻度致吐药者可应用甲氧氯普胺或氯丙嗪。化疗药也可损害增生活跃的消化道黏膜组织，容易引起口腔炎、口腔溃疡、舌炎、食管炎等，应注意口腔清洁卫生，防治感染。

（3）脱发：正常人头皮约有10万根头发，除其中10%～15%的生发细胞处于静止期外，其他大部分处于生长期，因此多数抗肿瘤药物都能引起不同程度的脱发。在化疗时给患者带上冰帽，使头皮冷却，局部血管痉挛，或止血带结扎于发际，减少药物进入毛囊而减轻脱发，停止化疗后头发仍可再生。

（二）特有的毒性反应

（1）心脏毒性：以多柔比星最常见，可引起心肌退行性病变和心肌间质水肿。心脏毒性的发生可能与多柔比星生成自由基有关。防护多柔比星心脏毒性的药物主要是一些自由基清除剂，如辅酶Q$_{10}$、维生素C、维生素E等。另外，新的离子螯合剂右丙亚胺，初步临床观察表明它有一定的防护多柔比星心脏毒性的作用。

（2）呼吸系统毒性：大剂量长期应用博来霉素可引起肺纤维化。可能与肺内皮细胞缺少使博来霉素灭活的酶有关。

（3）肝毒性：部分抗肿瘤药物如门冬酰胺酶、放线菌素D、环磷酰胺等可引起肝损害。

（4）肾和膀胱毒性：大剂量环磷酰胺可引起出血性膀胱炎，可能与大量代谢物丙烯醛经泌尿道排泄有关，同时应用美司钠可预防发生。顺铂由肾小管分泌，可损害近曲小管和远曲小管。保持充足的尿量有助减轻肾和膀胱毒性。

（5）神经毒性：长春新碱最容易引起外周神经病变。顺铂、甲氨蝶呤和氟尿嘧啶偶尔也可引起一些神经毒性，应用时应注意。

（6）过敏反应：凡属于多肽类化合物或蛋白质类的抗肿瘤药物如L-门冬酰胺酶、博来霉素，静脉注射后容易引起过敏反应。紫杉醇的过敏反应可能与赋形剂聚氧乙基蓖麻油有关。

（7）组织坏死和血栓性静脉炎：刺激性强的药物如丝裂霉素、多柔比星等可引起注射部位的血栓性静脉炎，漏于血管外可致局部组织坏死，应避免注射不当。

## 二、远期毒性

随着肿瘤化疗疗效的提高，长期生存患者增多，远期毒性将更加受到关注。

（一）第二原发恶性肿瘤

很多抗肿瘤药物特别是烷化剂具有致突变和致癌性及免疫抑制作用，在化疗并获得长期生存的患者中，部分会发生可能与化疗相关的第二原发恶性肿瘤。

（二）不育和致畸

许多抗肿瘤药物特别是烷化剂可影响生殖细胞的产生和内分泌功能，产生不育和致畸作用。男性患者睾丸生殖细胞的数量明显减少，导致男性不育，女性患者可产生永久性卵巢功能障碍和闭经，孕妇则可引起流产或畸胎。

# 第七节　抗肿瘤药物的综合效应

抗肿瘤药物治疗的目的是要对恶性肿瘤细胞进行有选择性的杀灭，而对正常细胞无明显的影响，使肿瘤患者得以治愈。但是在实际治疗过程中治疗效果却不尽如人意。肿瘤治疗失败的主要原因可以有三个方面：一是局部治疗不彻底，或在不成功的治疗后局部复发；二是远程转移；三是机体免疫功能降低。目前对肿瘤的治疗仍强调综合治疗，综合治疗的目的是使原来不能手术的患者得以接受手术治疗；减低复发或播散的可能性以提高治愈率；或通过增强患者的免疫功能来提高治愈率和生活质量。抗肿瘤药物在肿瘤综合治疗诸多措施中有其特殊的重要地位。无论是寻找防治肿瘤的新药、研制免疫型化学治疗药物、发展抗转移药物及导向化疗，还是设计新的化疗方案、改进投药方式、采用非抗肿瘤药配合化疗以增强抗肿瘤效果、发展抗肿瘤药物疗效预测方法等，都是为了最大限度地发挥抗肿瘤药物的疗效，同时保护宿主尽量不受损害或只受到轻度的损害。

抗肿瘤药物治疗恶性肿瘤能否发挥疗效，受到肿瘤、宿主及药物三方面因素的影响，这几个因素既相互作用又相互制约。

### 一、肿瘤的性质对药物疗效的影响

肿瘤的恶性程度、部位、大小及其细胞动力学产生抗药性等均可影响抗肿瘤药物的疗效。

（一）肿瘤大小、生长速度

在肿瘤群体中，不是所有的瘤细胞都处于增生、分裂状态。当营养物质缺乏时，部分瘤细胞暂时休止或处于暂时不增生的 $G_0$ 期，待缺氧状态改善时又可继续增生。还有部分瘤细胞属于已分化成熟、不再分裂的细胞及濒于衰老的细胞。

生长比率（GF）是指在某一时刻中，参与增生的细胞占整个群体中的比例。100% 细胞处于增生分裂期的时候 GF=1。不同肿瘤的 GF 也是不同的。一般情况下，生长快的肿瘤 GF 大，因此对化疗较敏感；而生长缓慢的肿瘤 GF 较小，对化疗不敏感。肿瘤发生早期，肿瘤细胞较少，GF 较大，对化疗较敏感；随着肿瘤的长大，肿瘤细胞的营养缺乏，有些肿瘤细胞可进入不增生期（$G_0$ 期），GF 变小，对化疗药物的反应较差。当有充足营养时，$G_0$ 期细胞又可进入增生期，GF 值亦增大，对化疗药物的反应性恢复。

肿瘤细胞的细胞周期时间（Tc）以及肿瘤组织中的生长比率决定肿瘤的倍增时间（DT）。Tc 越短，处于分裂期的细胞多，GF 值越大，肿瘤的倍增时间越短，对化疗药物敏感，药物疗效就好；如果 Tc 越长，处于分裂期的细胞少，GF 值越小，肿瘤的倍增时间越长，对化疗药物的敏感性差，就会影响药物的疗效。

肿瘤的生长过程中，肿瘤体积增大，肿瘤细胞数量增多，GF 变小，Tc 延长，DT 也会延长。这些事实说明，肿瘤处于早期的时候，应用抗肿瘤药物治疗的效果好。对于一个较大的肿瘤，经手术或放疗治疗后，大量肿瘤细胞被杀灭，其他的肿瘤细胞进入增生期，GF 升高，对化疗药物敏感性提高。

（二）肿瘤细胞动力学

细胞在繁殖过程中，在时间、空间、形态结构及功能等方面的动力学变化称为细胞动力学。从细胞分裂结束后开始到下一次分裂终末所经历的过程，称为细胞周期或组织周期，所需时间即细胞周期时间（Tc）。细胞周期又可分为间期和有丝分裂期（M 期）2 个阶段。间期可以分为 DNA 合成前期或分类后期，简称为 $G_1$ 期；DNA 合成期，简称为 S 期；DNA 合成后期或分类前期，简称为 $G_2$ 期等 3 个期。有丝分裂期又可分为前、中、后、末 4 期，即每个参与增生的细胞，依次经历 $G_1 \rightarrow S \rightarrow G_2 \rightarrow M$ 期 4 个阶段。

通过对抗肿瘤药物与细胞动力学关系的研究发现，不同的抗肿瘤药物对增生细胞和暂不增生细胞，甚至细胞周期中不同时相的细胞具有不同的选择性作用，因此，可以将抗肿瘤药物分为细胞周期非特异性药物（CCNSA）和细胞周期特异性药物（CCSA）两大类。

CCNSA 一般可以直接作用于 DNA 分子，影响其复制与功能。CCNSA 能杀伤处于增生期各时相的细胞和非增生期细胞。它们对肿瘤细胞和正常造血细胞有着同样的杀伤作用，作用强度与剂量呈线性关系，在耐受限度内，增加剂量可增强其对肿瘤细胞的杀伤作用。CCNSA 包括烷化剂及大部分抗肿瘤抗生素。

CCSA 可以影响 DNA 合成，或影响细胞的有丝分裂，因此增生期细胞对之敏感，而非增生期细胞不敏感。CCSA 包括多数抗代谢药物和植物性抗肿瘤药物。在 CCSA 中有些 S 期特异性药物可以对其他各期也有一定作用，如 5-FU、6-MP、MTX 等对 $G_1$ 期也有一定作用，从而减少了进入 S 期的细胞，故称为自限性药物。这类抗肿瘤药物的疗效会受到周期中某一时相数目的限制，即使增加药物剂量，药物疗效也不会成比例地增加，其作用强度与剂量关系呈渐近线型。

上述的 CCNSA 与 CCSA 的分类不是绝对的，如放线菌素 D 在 5 $\mu$g/kg 的剂量时表现为 CCSA，但当大剂量时（20 $\mu$g/kg）则表现为 CCNSA。

综上所述，CCSA 只对生长快的肿瘤有效，通过抑制 DNA 生物合成而使肿瘤细胞失去增生能力，故疗效较弱且起效慢。CCNSA 则对生长缓慢的肿瘤也有一定疗效，通过直接作用于 DNA 而杀伤肿瘤细胞，故疗效强且起效快。CCSA 的剂量反应曲线呈渐近线型，不适合一次性给予过大剂量，临床上多用静脉滴注。CCNSA 的剂量反应曲线呈直线型，剂量增加 1 倍，疗效可能增加数十倍乃至上百倍，因此在机体能够耐受的情况下可以一次给予大剂量药物。

抗肿瘤药物不论是 CCNSA 或 CCSA，对肿瘤细胞的杀灭作用均遵循一级动力学原则，一定量的药物只能杀灭一定数量的肿瘤细胞。再考虑到机体耐受性等方面的因素，不可能无限制地加大剂量或反复给药，因此抗肿瘤药物治疗往往难以彻底消灭所有的肿瘤细胞。

（三）肿瘤细胞的异质性

肿瘤发生是一个复杂过程，可以分为启动、促进及演进几个阶段。启动阶段是由致癌因子或者致癌物等引起大分子化合物，特别是 DNA 发生不可逆性变化，使该细胞具有发展成肿瘤的潜在可能，并且能将这种致癌的潜能传给子代细胞；促进阶段是指在启动基础上，具有癌变潜力的细胞逃脱正常生长控制过程，并获得超过正常细胞的选择性生长优势而无限增生，从而导致癌变的发生。大多数肿瘤细胞都具有遗传不稳定性，这是肿瘤在演进中失去单克隆性而获得异质性遗传素质，并使具有不同恶性行为的细胞亚群出现，于是产生了肿瘤异质性，因此肿瘤异质性是恶性肿瘤的重要特征之一。肿瘤异质性主要是由遗传不稳定性引起的，有以下几个原因：由于染色体整体不稳定性遗传缺陷；或者由于肿瘤细胞受到电离辐射和生物学损害而造成基因组损害或突变；或者由于病毒基因组掺入宿主细胞的染色体中，使宿主基因组不稳定。

肿瘤异质性可以表现在肿瘤分化水平上，出现异质性的抗原表达或出现不同生物特性细胞亚群。这些细胞亚群对化疗药物的敏感性往往不同，便产生一些耐药细胞株，对化疗药物产生抗药性。研究表明，在人和动物肿瘤中存在多药耐药性基因，这个基因可以使肿瘤细胞合成一种表面膜上糖蛋白，称为P-糖蛋白，P-糖蛋白是很多抗肿瘤药物产生耐药性的原因。不同肿瘤或同一肿瘤的不同亚群细胞，多药耐药基因的表达是不同的，而且化疗及放疗本身也是致突变原因，治疗不当时易促进肿瘤在演进过程中出现异质性细胞亚群。由于肿瘤的异质性，给肿瘤的治疗带来了困难。因此在治疗过程中，对不同肿瘤或同一肿瘤的不同个体，同一个体的不同阶段均应对症采取不同的治疗方法，以期发挥抗肿瘤药物的良好效果。

### 二、宿主的情况对药物疗效的影响

患者的年龄、一般情况、既往治疗史以及患者的免疫功能状态等，均可影响抗肿瘤药物的疗效及毒性。

（一）年龄

不同年龄的患者对药物作用的反应可能有较大的差异。因为在机体生长发育以及衰老等过程的不同阶段，各项生理功能和对药物的处置能力都可能有所不同，从而影响药物的作用。老年人及儿童尤其值得注意。

老年人的主要器官功能有所减退。例如，肝脏代谢某些药物的能力可能降低，肾小球滤过率和肾小管分泌功能均有所下降，故应用相同剂量的药物时老人的血药浓度要比青年人高，半衰期则延长，有的药物可相差数倍。而且，各器官生理功能的老年性变化常使靶组织对药物作用的敏感性发生改变，整体的代偿调节功能也降低，因而常表现为对药物的耐受能力减小。因此，应该根据不同药物及患者的情况具体分析，慎重选择药物和决定其剂量。主要经由肾排泄的抗肿瘤药物，如甲氨蝶呤及顺铂，它们的不良反应均受年龄的影响，老年患者应用这两种药物时要特别注意。有些抗肿瘤药物的毒性随年龄的增长而增加，如多柔比星所引起的心脏毒性及博来霉素所引起的肺纤维化毒性反应，老年人的发生率明显高于其他人群，应用上述药物时需特别注意。

儿童在解剖、生理、病理等方面都与成人有所不同，而且正处于生长发育阶段，多种功能参数存在着年龄依赖性的发展变化，因此，儿童用药不能简单地根据成人剂量按体重比例递减。小儿血浆蛋白结合药物的能力较低，血中游离药物较成人为多，故在血药浓度相同时药物对小儿的作用更强。另外，由于年龄越小血脑屏障功能越不完善，所以药物容易进入中枢神经系统。儿童的肝肾功能尚未完全发育成熟，某些药物代谢酶的活性不足，肾血流量、肾小球滤过率和肾小管分泌功能较弱，因而代谢和清除药物较慢，更易引起药物作用过强或中毒反应，因此在应用抗肿瘤药物时也需慎重。

（二）患者的一般情况及既往治疗史

肿瘤病变处于早期的患者，全身情况较好，免疫功能一般完好，对药物的耐受性较好，药物的疗效也较好。肿瘤病变处于晚期的患者，病情严重，机体免疫功能受到抑制，对药物的耐受性较差，药物的疗效也会降低。同时，患者的营养状态和精神因素也会影响药物作用的效果。营养不良者，会影响药物的分布和血浆蛋白的结合量，可使血药浓度及血中游离药物浓度提高。另一方面，严重营养不良者全身状况不佳，应激功能、免疫功能、代偿调节功能均可降低，又可能影响药物疗效的发挥，而不良反应则较多。因此，对营养不良的患者用药时，除应考虑适当调整剂量外，还应注意补充营养，改善全身状况，以求提高疗效。精神因素对药物作用也有明显影响，所以患者对医护人员的信任以及本人的乐观情绪可对疗效产生良好的正面影响。假如医患关系和本人情绪的情况与此相反，则可能降低疗效，甚至带来不良后果，成为医源性疾病的原因之一。医护人员应该重视这一因素的影响，恰当地发挥其积极作用。但是在评价药物的疗效时，又应尽量排除精神因素的干扰。例如，必须设置对照组合采用单盲法或双盲法等，以便得出确切的结论。遗传因素、种族差异与种属差异对于抗肿瘤药物疗效的发挥也有一定的影响。药物在体内发挥作用时，与药效和药物代谢动力学有关的许多大分子物质，包括药物作用的受体，药物体内转运过程中涉及的多种蛋白质、药物代谢酶等，都与遗传密切相关。因此，药物作用有个体差异，不同种族和不同种属之间也有差异，所以，动物实验的结果不能简单地推论到人体；对西方人总结出的结果特别是药物剂量等，也不能简单地应用于中国人。

（三）宿主对肿瘤的免疫反应

机体有多种抗肿瘤免疫机制，其中包括细胞免疫和体液免疫，又可分为特异性免疫和非特异性免疫。对该方面的研究有较多的进展。

1. 细胞免疫

肿瘤免疫以细胞免疫为主，其中具有免疫记忆功能和特异性的主要是 T 细胞，因此，一直受到人们的重视，而非特异性抗肿瘤免疫细胞如 NK 细胞和 gdT 淋巴细胞也日益受到人们的重视。

（1）T 细胞：T 细胞主要有 2 类，$CD_4^+$T 辅助细胞和 $CD8^+$ 细胞毒性 T 细胞。它们均表达 $CD_3$ 标志，主要产生特异性免疫，其活化受组织相容性复合物（MHC）的限制。$CD_4^+$T 细胞在接受专职抗原提呈细胞（APC）上的 MHC 抗原复合物和共刺激分子双重信号后，细胞发生克隆性增生，并释放出多种细胞因子，其中主要为 IL-2、肿瘤坏死因子（TNF）和淋巴毒素（LT）。这些因子在调节、活化细胞毒性 T 细胞（CTL）、巨噬细胞（MΦ）、B 细胞的抗肿瘤效应中起重要作用。$CD8^+$CTL 也是在双重信号作用下被活化和克隆增生。已活化的细胞毒性 T 细胞在杀伤肿瘤的效应阶段则不要共刺激分子的辅助。CTL 需与靶细胞直接接触才能产生杀伤作用。

动物实验证明，T 细胞缺失，失去对抗肿瘤的细胞免疫，容易生长肿瘤。T 淋巴细胞致敏后，能杀伤、抑制肿瘤细胞。在体外培养中能抑制附近的肿瘤细胞生长，对肿瘤细胞有细胞毒作用。因此，T 细胞是直接识别和杀伤肿瘤细胞的主要细胞，其具有免疫监视作用。

（2）NK 细胞：NK 细胞是淋巴细胞的亚群，约占外周血淋巴细胞的 15%。其特征是无 TCR 抗体或 gd 基因重组，不表达 TCR/CD3 和 BCR。一般用于鉴定 NK 细胞的标志是 CD56$^+$、CD16$^+$、CD3$^-$。前两者在少数 T 细胞亦有表达，某些粒细胞和巨噬细胞也表达 CD16。它来源于骨髓，直接释放入血液中，并可定位于脾脏，在淋巴结和胸腺中未曾发现。在形态上它多为一种含有较大胞质颗粒的淋巴细胞，又称 LGL 细胞，它不用致敏就有明显的杀伤肿瘤细胞的作用，是肿瘤免疫及监视功能的重要成分。NK 细胞杀伤瘤谱非常窄，只是对少数血液来源的肿瘤有效。如 K562 人红白血病细胞系是 NK 杀伤敏感细胞株，通常作为实验室测定 NK 活性的靶细胞。当 NK 细胞被 IL-2、IFN-γ 等因子活化后，其杀伤瘤谱和杀伤效率大幅度提高。NK 识别不需要靶细胞表达 MHC Ⅰ 类分子，甚至自身靶细胞 MHC Ⅰ 类分子可抑制 NK 细胞对其杀伤。NK 细胞的活性受活化性和抑制性受体所调节。NK 细胞活化性受体（KAR）包括 FcR Ⅲ（属 Ig 超家族）和 NKR-P1（存在于大鼠和小鼠中，属于 C 性凝集素超家族），分别结合靶细胞上的 IgFc 区域和糖基配体，触发 NK 细胞的杀伤作用。人类 NK 细胞活化性受体尚未明确。NK 细胞抑制性受体（KIR），若与自身靶细胞上的 MHC Ⅰ 类分子及自身多肽形成的复合物结合时，则关闭 NK 细胞的杀伤作用。而外来细胞上的 MHC Ⅰ 类分子不能被 NK 细胞抑制性受体所识别，不能抑制 NK 细胞对其杀伤作用。人类 NK 细胞表面分子 P58、HP3E4 和 NKB1 具有 KIR 特征。NK 细胞释放的杀伤介质穿孔素、NK 细胞毒因子（NKCF）、TNF 等使靶细胞溶解破裂。NK 细胞还可以通过人抗肿瘤抗体 IgG$_1$ 和 IgG$_3$ 作为桥梁，其 Fab 端特异性识别肿瘤，Fc 段与 NK 细胞 FcRg Ⅲ a 结合，产生抗体依赖的细胞介导的细胞毒（ADCC）作用，并且 IL-2 和 IFN-γ 可增强该效应。目前，NK 细胞识别靶细胞机制仍有许多问题有待解决，如其特异性是如何产生的及其信号传导途径机制尚不清楚。

巨噬细胞：在抗肿瘤免疫中，巨噬细胞具有抗原提呈功能，参与调节特异性 T 细胞免疫。未活化的巨噬细胞对肿瘤细胞无杀伤作用，活化后作为效应细胞产生非特异性杀伤和抑制肿瘤作用，它可产生多种杀伤靶细胞的效应因子，其中包括超氧化物、一氧化氮、TNF 及溶酶体产物等。巨噬细胞还可通过 ADCC 途径杀伤靶细胞。过度活化的巨噬细胞可抑制淋巴细胞的增生，抑制 NK 和 CTL 抗肿瘤活性。这种抑制性巨噬细胞是处于巨噬细胞的不同分化阶段，还是其中的亚类尚不清楚。近期还发现肿瘤宿主中骨髓来源的粒细胞巨噬细胞的前体 CD34$^+$ 细胞具有天然的抑制活性。肿瘤产生的许多因子，如 IL-4、IL-6、IL-10、MDF、TGF-b、PGE$_2$ 和，-CSF 能够逆转和抑制活化巨噬细胞的细胞毒活性，诱导巨噬细胞的抑制活性。这种抑制活性可被维生素 D$_3$ 逆转。

许多动物实验将动物的免疫巨噬细胞与肿瘤细胞按一定比例接种动物时，免疫巨噬细胞有明显的抑制肿瘤作用。特别是将免疫巨噬细胞与抗血清同时应用时，某些肿瘤的生长繁殖会被基本抑制。还有研究发现，从肿瘤组织内分离出来的巨噬细胞，抗肿瘤的作用非常明显。

（3）B细胞：B细胞对肿瘤的作用尚不肯定。一般认为B细胞对肿瘤细胞无直接杀伤作用，它要转化为浆细胞，通过浆细胞产生抗体来发挥作用。但近年来有人证明，一些患者的B细胞对肿瘤也起细胞毒作用。此外还证明有的淋巴细胞与抗体协同作用也能产生杀伤瘤细胞的作用，这种细胞被称为抗体依赖的淋巴细胞（ADL），因为它自己是非特异的，但需要特异性抗体协助。最近认为它是一种非B非T细胞，表面没有B细胞及T细胞的主要标志，称为裸或零细胞；也有人认为它是一种尚未分化的淋巴细胞，是T、B细胞的前身；也有人称它为杀伤细胞。这种细胞特点是表面有Fc受体，能与免疫球蛋白的Fc端结合，并使其Fab端与靶细胞结合，以发挥溶细胞作用。

（4）树突细胞（DC）：在诱导T细胞抗肿瘤免疫中，DC是最强的APC。未成熟的DC可以通过吞噬颗粒物质，胞饮可溶性物质，以及借助受体内吞来捕捉抗原。它能够吞噬凋亡细胞，并经过加工处理后由MHC Ⅰ类分子交叉提呈给$CD_8^+$T细胞（以往认为，捕获的抗原只能由MHC Ⅱ类分子提呈给$CD_4^+$T细胞）。这种作用与DC表达$\alpha\gamma\beta5$整合素和CD36相伴随。随着DC的成熟，这些受体和吞噬能力依次被下调。巨噬细胞吞噬凋亡细胞的能力强于DC，但在表达的受体中缺乏$\alpha\gamma\beta5$整合素，不能像DC那样交叉提呈所吞噬的凋亡细胞成分。因此，对于外来捕获抗原的交叉提呈，$\alpha\gamma\beta5$整合素可能起决定性作用。在体外，单核细胞在某些因子刺激下可转为DC，更为引人注意的是Lactofervin阳性的中性粒细胞前体细胞与GM-CSF、IL-4、TNF-$\alpha$培养后可以转化为DC，对可溶性抗原提呈能力比新分离的单核细胞强10000倍。近期研究证实DC可分泌的外泌小体或称为exosomes的小体具有与抗原提呈密切相关的MHC Ⅰ、Ⅱ类分子和共刺激分子。IL-10、IL-12、IFN-$\gamma$可促进DC分泌外泌小体。动物实验表明：肿瘤抗原多肽致敏的骨髓DC制备的外泌小体可在体内诱导高水平肿瘤特异性CTL，治愈荷瘤小鼠，它有望成为一种新型的肿瘤疫苗。

2. 体液免疫

在抗肿瘤免疫中，体液免疫不占主导地位，抗体结合补体后的溶瘤作用，以及依赖抗体的细胞介导的细胞毒作用，是人们早已了解的抗肿瘤方式。从20世纪80年代至今伴随着生物工程的发展，已发现了大批细胞因子，并在原核系统或真核系统中进行表达。它们在抗肿瘤免疫及其调节中具有重要作用，如IFN、TNF、IL、各种造血相关细胞因子等。

（1）IFN：IFN可分为$\alpha$、$\beta$和$\gamma$。IFN-$\alpha$、$\beta$有广谱抗病毒作用，促进多数细胞MHC Ⅰ类分子的表达，提高巨噬细胞、NK细胞、CTL的抗肿瘤作用。IFN-7可上调多种细胞MHC Ⅰ、Ⅱ类分子的表达，上调血管内皮细胞ICAM-1的表达。IFN对多种肿瘤近期疗效较好，如毛细胞白血病、慢性髓样白血病、淋巴瘤、Kaposi肉瘤、皮肤瘤、肾肉瘤、神经胶质瘤和骨髓瘤等。IFN 可抑制肿瘤细胞增生，诱导 NK、CTL 等杀伤细胞，协同 IL-2 增强 LAK 活性，上调瘤细胞上的 MHC I 类分子表达，增强对杀伤细胞的敏感性。但是，有一个不容忽视的现象，即 IFN-γ 处理的某些肿瘤细胞转移活性增强。

（2）TNF：分为 2 种，TNF-α 又称为恶质素；TNF-β 又称为淋巴毒素（LT）。两者都是同源三聚体。TNF 是重要的炎症因子，与败血症休克、发热、多器官衰竭、恶病质相关。它们在体内外均能杀死某些瘤细胞，或抑制其增生，激活免疫细胞攻击肿瘤，增强 IL-2 依赖的胸腺细胞、T 细胞增生能力，促进 IL-2、CSF、IFN-γ 等淋巴因子产生，干扰肿瘤血液供应。它的许多功能与 IL-1 相同。而且，TNF 又可促肿瘤有丝分裂，肿瘤扩散，血管生成和恶病质。50% ~ 54% 肿瘤本身可产生 TNF，这种内源性 TNF 可改变肿瘤对外源 TNF 的敏感性。

（3）IL：是由多种细胞产生并作用于多种细胞的一类细胞因子。由于最初是由白细胞产生又在白细胞间发挥作用，所以由此得名，现仍一直沿用。目前，已发现和命名的白细胞介素有 30 多种。其中 IL-1、IL-2、IL-6、IL-12、IL-18、IL-21、IL-23、IL-24、IL-27、IL-32 等在抗肿瘤免疫或辅助肿瘤治疗中具有重要作用。

（4）集落刺激因子（CSF）：其中包括粒细胞集落刺激因子（G-CSF）、巨噬细胞集落刺激因子（M-CSF）、粒细胞和巨噬细胞集落刺激因子（GM-CSF）、多能细胞集落刺激因子（IL-3）、红细胞生成素（EPO）、干细胞生长因子（SCF）、血小板生成素（TPO），他们主要促进不同类型血细胞的增生、分化。其中 G-CSF、GM-CSF、EPO 基因工程产品已作为正式药品进入市场。其他几种因子也在进行临床实验研究，并将陆续进入市场。此类因子在癌症中主要用于防止和对抗放疗、化疗造成各种血细胞的下降。近期，在体外用 GM-CSF 与 IL-4、TNF-α 协同扩增树突细胞、富集抗原后作为肿瘤疫苗，临床研究已显示出良好应用前景。

宿主的免疫功能状态对肿瘤患者的预后是很重要的。大量临床研究资料表明，肿瘤患者的细胞免疫功能下降，对化疗药物的治疗反应性也下降，因此疗效较差。急性白血病患者在化学治疗的初期，由于患者的免疫功能完好，对化疗药物的反应较好，完全缓解率较高；随着病情加重，免疫功能下降，化疗药物的疗效亦降低，缓解率明显下降。患者的免疫功能状态受多种因素影响。当瘤体长大，病情加重时，往往出现免疫功能下降，而且大多数抗肿瘤药物具有免疫抑制作用，选用合适剂量并采用间歇给药，尽可能保护宿主的免疫功能。

### 三、药物的应用情况对药物疗效的影响

药物的剂量、给药方法、给药方案等均可影响抗肿瘤药物的疗效。此外，药物毒性及联合用药亦可影响其疗效。

（一）给药方案

研究发现，6-巯基嘌呤、链黑霉素等少量抗肿瘤药物的最佳给药方案为每天给药，而绝大部分药物如环磷酰胺、氟尿嘧啶、甲氨蝶呤、多柔比星等，均以间歇给药法为好。由于一定剂量的抗肿瘤药物是按对数级杀伤肿瘤细胞，也就是说每次只能杀灭一定比例的肿瘤细胞，而不能全部消灭肿瘤细胞，故应及早以宿主能够耐受的最大剂量尽可能地杀灭肿瘤细胞。一般认为在每个周期中杀伤 50% 以上的肿瘤细胞，才能使肿瘤病灶处于稳定状态。因此提倡大剂量短程间歇疗法。尤其对周期特异性抗肿瘤药物而言，只有这种给药方法才能使进入增生周期的所有细胞都受到药物的作用，间歇期则以掌握在正常细胞得到恢复而肿瘤细胞尚未恢复时为好。

药物作用时间及药物浓度是决定最佳治疗方案的主要因素之一。药物的血中浓度与其在血中的半衰期有密切关系，药物半衰期综合反映了机体对药物的代谢、结合、储存及排泄情况。环磷酰胺、长春新碱、甲氨蝶呤等半衰期长的药物，于治疗日单次给药即可，而阿糖胞苷等半衰期短的药物，于治疗日分次给药以维持血中有效浓度，则疗效较好。

在考虑抗肿瘤药物毒性及不明显增加毒性的前提下，选用几种对不同周期（或时相）敏感的药物进行联合化疗，有可能同时消灭处于各细胞周期中的肿瘤细胞而提高疗效。根据细胞动力学原理还可以进行序贯化疗，即对增生较慢的肿瘤先投用 CCNSA 以杀伤大部分非增生期细胞，随着细胞数的减少，GF 将增高，此时应用对增生细胞敏感的 CCSA 会有事半功倍之效。经过一段时间间歇后再重复上述程序，有可能最大限度地杀灭肿瘤细胞。相反对增生较快的肿瘤则可以先用 CCSA，以控制其增生，减轻某些症状，待患者情况改善后再用大剂量 CCNSA 来消灭非增生细胞。同理，从化疗的角度考虑，如能最大限度地切除肿瘤病灶或以放射线尽可能多地消灭肿瘤细胞，随着细胞数的减少，残余肿瘤的 GF 增高，将能提高肿瘤细胞对化疗药物，特别是提高对 CCSA 的敏感性。此外，利用抗肿瘤药物对某一时相的阻滞作用，导致细胞在某一时相暂时堆积。当阻滞作用解除时，堆积的细胞便能"同步"地进入下一个时相。此时如投用对该时相具有杀灭作用的药物，便能明显增效，这称为同步化作用，如临床上常据此将 M 期阻断剂 VCR 等与 S 期专一性药物合用以提高疗效。

（二）抗肿瘤药物的选择

寻找有效安全、不良反应小的抗肿瘤药物一直是肿瘤药物研发工作者孜孜以求的目标，随着人们在分子生物学等高科技领域的长足进步，新型抗肿瘤药物不断涌现。传统上筛选出来的抗肿瘤药物一般是细胞毒药物，不具有选择性，现在人们更注意从肿瘤发病机制本身出发，研究抗肿瘤药物。这些机制的靶点包括：

（1）原癌基因和抑癌基因。

（2）生长因子及其受体。

（3）蛋白激酶及信号转导通路。

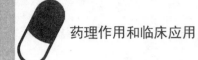

（4）Ras 基因及法尼基蛋白转移酶。

（5）端粒及端粒酶。

（6）DNA 拓扑异构酶和微管蛋白。

这些靶点与肿瘤细胞的分化以及肿瘤的转移、血管形成、细胞程序性死亡等密切相关。

（三）给药途径及给药时间

抗肿瘤药物主要通过口服、肌内注射和静脉注射等方式给药。静脉注射给药后，药物可在 1 分钟内迅速均匀分布于血浆中，肌内注射后，药物一般于 15 分钟内完全吸收。以口服方式给药后，药物吸收的个体差异大，有些药物在胃肠道会失活，有些则口服吸收不规则。为了提高抗肿瘤药物在肿瘤局部的浓度，可采用动脉内给药的方式，该种给药方式主要用于未转移的肿瘤，而且给药的动脉主要供应肿瘤部位而较少供应正常组织，如转移性肝癌。

脑或脊髓部位的肿瘤血液供应十分丰富，肿瘤部位的血脑屏障受到破坏，所以以全身方式给予抗肿瘤药时，可有少量药物进入肿瘤组织，但为了提高脑、脊髓肿瘤内药物浓度，给药方式一般选用鞘内注射，所用药物最好是局部刺激性小、无须代谢就可起效的药物。

抗肿瘤药物的疗效及对宿主的毒性受给药时辰的影响，这是因为正常组织的代谢及细胞增生受内分泌及生长因子等节律性因素的影响较大，而肿瘤组织对这些节律变化的影响较小。因此，抗肿瘤药物的给药时辰不同，对正常组织的毒性反应也是不同的。时辰观点在肿瘤治疗中的影响越来越受到重视，如果能将时辰药理学的资料正确应用于临床，合理选择给药时间，制定相应时间的治疗方案，定能进一步发挥现有抗癌药物的疗效，减少不良反应，提高患者对抗癌药物的耐受性。

抗肿瘤药物能够发挥疗效的首要条件是药物到达肿瘤部位，并与肿瘤细胞接触且在该部位有足够长时间的有效浓度。但是在治疗过程中却不尽如人意，有些肿瘤细胞会进入胸、腹腔或中枢神经系统，而药物难以进入这些部位并达到有效浓度。这种情况时，为了能够发挥药物疗效，必须采取腔内注射或鞘内注射方法给药。有些肿瘤部位由于血液供应不足，药物难以达到有效浓度，疗效往往较差。

化疗的根本目的，在于治愈癌症和提高患者的生活质量。口服给药能显著提高癌症患者的生活质量，因为口服制剂成本较低，使用时无须特殊护理，具备方便和经济的优点，患者的依从性也较好。

患者的自身情况、病理状态、遗传因素和精神状态等，都会不同程度地影响口服药物的疗效。食物也会影响药物的吸收。食物会延缓胃排空，延长药物吸收时间。食物中某些成分也可能影响药物的吸收，在应用药物时应多加注意。总之，化疗药物改为口服后，体内过程较为复杂，药物的有效浓度、作用强度和作用持续时间等，有可能出现更大的差异。因此，在临床上以口服方式应用抗肿瘤药物时，应根据患者的具体情况和药物作用特点及时调整剂量，使之达到降低毒性而不影响疗效的目的。

# 第七章　临床常用抗实体瘤药物 ZHANGJIE

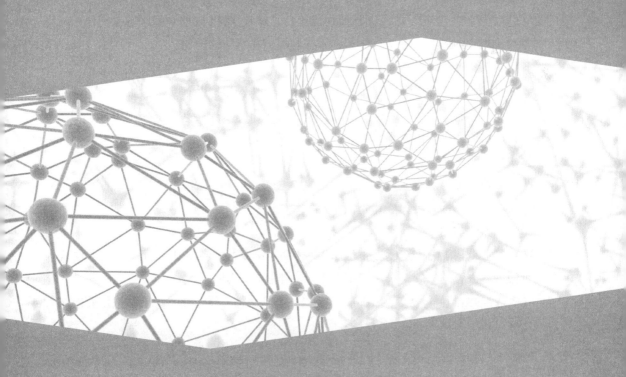

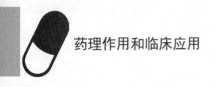

# 第一节　作用于 DNA 的化合物

## 一、氮芥

（一）英文名

Chlormethine。

（二）商品名及别用名

恩比兴、甲氯乙胺、甲氯乙胺盐酸盐、盐酸氮芥、NitrogenMustard，$HN_2$。

（三）药理毒理

氮芥为双功能烷化剂，主要抑制 DNA 合成，同时对 RNA 和蛋白质合成也有抑制作用。氮芥可与鸟嘌呤第 7 位氮呈共价结合，产生 DNA 的双链内交联或 DNA 的同链内不同碱基的交联，阻止 DNA 复制，造成细胞损伤或死亡。对 $G_1$ 期和 M 期肿瘤细胞杀伤作用最强，大剂量时对细胞各周期均有杀伤作用，属细胞周期非特异性药物。

（四）药代动力学

氮芥体内代谢速度极快，入血 1 分钟后即有 90% 以上药物可以从血中消除，药物分布于肺、小肠、脾、肾、肝及肌肉等组织中，脑中含量最少。其半衰期很短，血中药物衰减迅速，尿中原型物排出低于 0.01%。约 20% 的药物以二氧化碳形式排出，有多种代谢产物从尿中排除。

（五）适应证

霍奇金病、癌性胸腔积液和心包积液。

（六）用法与用量

（1）静脉注射：每次 $6mg/m^2$，加生理盐水 10ml 入壶或静脉冲入，并用生理盐水或葡萄糖液冲洗血管，每周 1 次，连用 2 次，3 周为 1 个周期。

（2）腔内给药：每次 5 ~ 10mg，生理盐水 10ml 稀释后，在尽可能抽液后腔内注入，每周 1 次，视情况重复。

（3）局部皮肤涂抹：每次 5mg 配制生理盐水 50ml 中，每日 1 ~ 2 次，主要用于皮肤蕈样霉菌病。

（七）不良反应

（1）骨髓抑制：为主要的限制剂量性毒性，以白细胞和血小板减少为主。

（2）胃肠道反应：速发性恶心、呕吐反应发生，可持续 24 小时。

（3）影响生殖功能：男子可发生睾丸萎缩、精子减少、精子活动能力降低和不育，妇女可致月经紊乱、闭经。

（4）本药刺激性较大，注射于血管外时可引起局部溃疡发生。局部涂抹可产生迟发性皮肤过敏反应。

（八）注意事项及特殊说明

（1）氮芥的局部刺激性较大，严禁口服、皮下注射或者肌内注射。静脉应用中应避免药物外渗，避免发生因药物外渗而引发的严重疼痛、炎症反应以及组织坏死，并具有诱发栓塞性静脉炎的可能。

（2）药物长时间使用可导致睾丸萎缩、精子减少、活动能力减低，引发不育，妇女可以引发月经紊乱，闭经等症状。

（3）具有致畸作用，长期使用可有致癌作用。

（4）由于氮芥的降解速度较快，在临床应用中，药物溶解后需在 5 分钟内使用，要求床边配药。

（5）氮芥在用于心包及胸腔内积液治疗时，须保证药物注射在腔隙内，禁用于腹腔内注射治疗，防止腹痛、肠粘连及肠梗阻发生。

（6）氮芥具有蓄积性毒性反应，两个疗程之间的间歇时间不少于 2 ~ 4 周。

（九）规格

5mg/ml；10mg/ml。

## 二、氮甲

（一）英文名

FormylmerpHalan。

（二）商品名及别用名

甲酰溶肉瘤素。

（三）药理毒理

本品为我国创制的苯丙氨酸氮芥类抗癌药，属周期非特异性药，能抑制肿瘤的 DNA、RNA 和蛋白质合成。氮甲对吉田腹腔积液肉瘤的化疗指数比溶肉瘤素高 1 倍多。可以显著抑制 Hela 细胞的繁殖和分裂。对 9 种动物移植性肿瘤有抑制作用。

（四）药代动力学

氮甲经口服后 30 ~ 60 分钟血中已可测出，1 ~ 2 小时血浆浓度达顶峰，3 ~ 4 小时逐渐消失。静脉用药后血中药物消失迅速，体内肾脏、肝脏浓度最高，心、肺、脾浓度低，肿瘤组织的药物浓度很低。t1/2=2 小时，24 小时内由尿中排出服用量的 10%，尿中代谢物主要为羟基水解物。

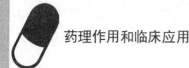

（五）适应证

适用于精原细胞瘤，对多发性骨髓瘤也有很好疗效，对淋巴瘤有效，但显效较慢，可作为维持治疗药物。

（六）用法与用量

（1）成人用量：150 ～ 200mg/d 或 3 ～ 4mg/（kg·d），分 3 ～ 4 次，或睡前 1 次口服，总量 6 ～ 8g。每次用药加碳酸氢钠 1g 同服。

（2）小儿用量：3 ～ 4mg/（kg·d），分 3 ～ 4 次，或睡前 1 次口服，80 ～ 160mg为 1 疗程。

（七）不良反应

（1）消化道反应表现为食欲缺乏、恶心，少数患者有呕吐和腹泻发生。

（2）骨髓抑制反应以白细胞下降较明显，停药后 2 ～ 4 周左右即可恢复。

（八）注意事项及特殊说明

（1）氮甲可致突变或致畸，孕妇忌用。

（2）既往曾接受过化疗或放疗、严重感染、骨髓移植等患者慎用。

（3）用药期间定期查血常规，测血清尿酸水平。

（九）规格

片剂：50mg/ 片。

### 三、甲氧芳芥

（一）英文名

MethoxymerpHalan。

（二）商品名及别用名

甲氧基溶肉瘤素、Methosarcolysin。

（三）药理毒理

本品可抑制肿瘤细胞的核分裂及细胞核酸代谢，使细胞分裂减少。

（四）药代动力学

药物经口服迅速吸收，半小时后血药浓度较高，3 小时后下降至较低水平。分布在多脏器组织及肿瘤中，以骨髓、肾和肝中最高，主要从尿中排出，24 小时内约排出 40%，少量从粪便中排出。

（五）适应证

适用于慢性粒细胞白血病、恶性淋巴瘤、多发性骨髓瘤、骨转移性癌、乳腺癌、肺癌等。

（六）用法与用量

（1）口服 25 ～ 50mg/d 或隔日 1 次（可与碳酸氢钠同服），1000 ～ 1500mg 为 1 疗程，达 500mg 时减量，25mg/d，维持量：25mg，每周 1 ～ 2 次。

（2）慢性粒细胞白血病，起始剂量为 50 ~ 100mg/d，当白细胞迅速下降或低于 $20 \times 10^9/L$ 时，逐渐减低每日剂量，至白细胞降至正常范围时，即给予维持量。

（七）不良反应

主要抑制骨髓，白细胞下降明显，亦有胃肠道反应，个别病例出现皮肤瘙痒等反应。

（八）注意事项及特殊说明

（1）使用总量超过 700mg 时应注意出血反应。

（2）该药有蓄积作用，不宜大量长期服用。

（3）烷化剂有致突变或致畸胎作用，可造成胎儿死亡及先天性畸形。妊娠初期 3 个月内禁用或慎用。

（4）发生严重骨髓抑制、感染、肿瘤细胞浸润骨髓的患者以及既往曾接受过化学治疗或放射治疗者应慎用。

（5）用药期间须定期检查血清尿酸水平。

（九）规格

片剂、胶囊剂：25mg。

## 四、环磷酰胺

（一）英文名

CyclopHospHamide。

（二）商品名及别用名

环磷氮芥、癌得星、Cytoxan、Endoxan，Neosar、CTX。

（三）药理毒理

本品在体外无活性，在体内被肝脏或肿瘤内存在的过量的磷酰胺酶或磷酸酶水解，变为具有活性的活化作用型的磷酰胺氮芥而起作用。其作用机制与氮芥相似，与 DNA 发生交叉联结，抑制 DNA 的合成，也可干扰 RNA 的功能，属细胞周期非特异性药物。本品抗瘤谱广，对多种肿瘤有抑制作用。

（四）药代动力学

环磷酰胺口服易吸收，分布全身，1 小时后达血浆峰浓度，在肝脏转化释出磷酰胺氮芥，其代谢产物约 50% 与蛋白结合。静脉注射血浆半衰期 4 ~ 6 小时，48 小时内经肾脏排出 50% ~ 70%。

（五）适应证

本品对恶性淋巴瘤、急性或慢性淋巴细胞白血病、多发性骨髓瘤有较好的疗效，对乳腺癌、睾丸肿瘤、卵巢癌、肺癌、头颈部磷癌、鼻咽癌、神经母细胞瘤、横纹肌肉瘤及骨肉瘤均有一定的疗效。

（六）用法和用量

（1）成人常用量：单药静脉注射 500 ~ 1000mg/m$^2$，每周1次，连用2次，休息1 ~ 2周重复；联合用药 500 ~ 600mg/m$^2$。

（2）儿童常用量：静脉注射每次 10 ~ 15mg/kg，每周1次，连用2次，休息1 ~ 2周重复。也可肌内注射。

（七）不良反应

（1）泌尿道反应：当大剂量环磷酰胺使用时，可以出现膀胱刺激症状、少尿、血尿及蛋白尿等出血性膀胱炎表现，系其代谢产物丙烯醛刺激膀胱所致，治疗中需要给予有效预防措施，常规剂量应用时较少发生。

（2）对肝功能有影响，其他反应包括口腔炎、中毒性肝炎、皮肤色素沉着、月经紊乱、无精子或精子减少及肺纤维化等。

（八）注意事项及特殊说明

（1）本品的代谢产物丙烯醛对尿路有刺激性，应用时应鼓励患者多饮水，大剂量应用时应水化、利尿，同时给予尿路保护剂美司钠。

（2）大剂量使用尚可以引发心肌炎、中毒性肝炎及肺纤维化等表现。肝肾功能损害、骨髓转移或既往曾接受多程化放疗时，注意适当减量 1/3 ~ 1/2。

（3）本品腔内给药无直接作用，介入动脉给药无预期高浓度效果。

（4）有致突变、致畸胎作用，妊娠妇女禁用。

（5）环磷酰胺可增高血清尿酸水平，伴有痛风时应调整抗痛风药物的剂量，也加强了琥珀胆碱的神经肌肉阻滞作用，可使呼吸暂停延长，可抑制胆碱酯酶活性，延长可卡因的作用并增加毒性，大剂量巴比妥类、皮质激素类药物可影响环磷酰胺的代谢，增加环磷酰胺的急性毒性。

（九）规格

0.1g；0.2g。

### 五、异环磷酰胺

（一）英文名

Ifosfamide。

（二）商品名及别用名

和乐生、匹服平、宜佛斯酰胺、Holoxan、IFo。

（三）药理毒理

本品在体外无抗癌活性，进入体内被肝脏或肿瘤内存在的磷酰胺酶或磷酸酶水解，变为活化作用型的磷酰胺氮芥而起作用。其作用机制为与 DNA 发生交叉联结，抑制 DNA 的合成，也可干扰 RNA 的功能，属细胞周期非特异性药物。

（四）药代动力学

按体表面积一次静脉注射 3.8 ~ 5.0g/m²，血药浓度呈双相，终末半衰期为 15 小时，61% 以原型排出；按体表面积一次静脉注射 1.6 ~ 2.4g/m²，血药浓度呈单相，半衰期为 7 小时，12% ~ 18% 以原型排出。可经肝降解，活性代谢产物仅少量通过血脑屏障。

（五）适应证

适用于睾丸癌、卵巢癌、乳腺癌、肉瘤、恶性淋巴瘤和肺癌等。

（六）用法和用量

单药治疗每次 1.2 ~ 2.5g/m²，联合用药每次 1.2 ~ 2.0g/m²，均连续5天为1疗程。每 3 ~ 4 周 1 疗程。给异环磷酰胺的同时及其后第 4 小时、第 8 小时，静脉注射美司钠 400mg（美司钠剂量为异环磷酰胺的 20%）。

（七）不良反应

（1）泌尿道反应：可致出血性膀胱炎，表现为排尿困难、尿频和尿痛、可在给药后几小时或几周内出现，通常在停药后几天内消失。

（2）中枢神经系统毒性与剂量有关，通常表现为焦虑不安、神情慌乱、幻觉和乏力等，少见昏厥、癫痫样发作甚至昏迷。

（3）高剂量用药可因肾毒性产生代谢性酸中毒，罕见心脏和肺毒性。

（4）长期用药可产生免疫抑制、垂体功能低下、不育症和继发性肿瘤。

（八）注意事项及特殊说明

（1）本品的代谢产物对尿路有刺激性，应用时应鼓励患者多饮水，大剂量应用时应水化、利尿，同时给予尿路保护剂美司钠。

（2）低清蛋白血症、肝肾功能不全、骨髓抑制及育龄期妇女慎用。

（3）本品水溶液不稳定，须现配现用。

（4）本药物有致突变、致畸胎作用，可造成胎儿死亡或先天畸形，妊娠妇女禁用。

（5）同时使用抗凝血药物，可能导致出血危险。使用降血糖药，可增强降血糖作用。

（九）规格

0.5g；1.0g。

## 六、甘磷酰芥

（一）英文名

Glyfostin。

（二）商品名及别用名

磷酰胺氮芥双甘氨酸乙酯、GlycipHospHoramide、M-25。

（三）药理毒理

本品在体内直接起作用，既有烷化作用还有代谢拮抗作用，是细胞周期非特异性药物。

（四）药代动力学

大鼠口服 $^{14}C$– 甘磷酰芥 8 小时后，血中 $^{14}C$ 浓度达到高峰，至 48 小时仍能维持一定的药物浓度，药物在正常及肿瘤大鼠的组织内分布相似。口服 24 小时从呼吸及尿粪中排出总量占给药剂量的 39%，96 小时总回收量为 55.4%。

（五）适应证

本品为我国研制的磷酰胺类化合物，对恶性淋巴瘤、乳腺癌、小细胞肺癌、子宫肉瘤和慢性白血病均有效。局部外用对乳腺癌、子宫颈癌引起的癌性溃疡有效。

（六）用法与用量

（1）成人用量：每天两次，0.5g/ 次，10 ～ 20 天为 1 疗程。

（2）局部用药：20% 甘磷酰芥软膏或 20% 的二甲基亚砜溶液，涂患处，每天两次，20 ～ 30 天为 1 疗程。

（七）不良反应

本品具有引发消化道反应、头昏乏力等不良反应，也会出现骨髓抑制反应，值得注意的是部分患者的白细胞减少和血小板减少会发生在停药后，因此，停药后仍需密切观察血常规变化。

（八）注意事项及特殊说明

（1）本品的外用制剂必须现配现用，以防失效，使用时尤其需要注意药物的有效期限。

（2）骨髓抑制作用出现较晚，应注意迟发性反应发生。

（3）妊娠初期 3 个月内，烷化剂有致突变或致畸胎作用，可造成胎儿死亡及先天性畸形。

（九）规格

片剂：0.1g；0.25g。

## 七、多柔比星

（一）英文名

Adriamycin。

（二）商品名及别用名

阿霉素、14- 羟基柔红霉素、14- 羟基正定霉素、阿得里亚霉素、Adriamycin、Adriblastin、ADM、DoxorubicinHydrochlorideforinjection。

（三）药理毒理

药物可穿透进入细胞，与染色体结合。实验显示多柔比星的平面环插入碱基对之间从而与 DNA 结合形成复合物，严重干扰 DNA 合成、DNA 依赖性 RNA 合成和蛋白质合成。药物插入 DNA 引发拓扑异构酶 II 裂解 DNA，从而破坏 DNA 三级结构。多柔比星还与氧化（还原）作用有关：一系列 NADPH 依赖性的细胞还原酶可还原多柔比星为半醌自由基，再与分子氧反应产生高反应活性的细胞毒化合物如过氧化物、活性的羟基和过氧化氢，自由基形成与多柔比星的细胞毒作用有关。多柔比星也可以与细胞膜上的脂结合影响各种不同的功能。多柔比星对包括细胞间期在内的整个细胞周期均有活性作用。对快速增生组织的作用最敏感。

（四）药代动力学

多柔比星不能通过胃肠道吸收，对组织具有强烈刺激性，临床上需以静脉或动脉途径给药，部分患者可以膀胱内局部用药，此途径药物较少进入体循环。多柔比星稳态分布容积较大，超过 20 ~ 30L/kg，不通过血脑屏障。血浆蛋白结合率约为 75%，药物由肝脏代谢，主要代谢产物为 β - 羟 - 多柔比星酮，同样具有抗肿瘤活性。静脉给药后，多柔比星血浆浓度呈多相衰减，清除由代谢和胆汁分泌途径完成，受到肝功能影响较大，肾脏分泌较少。

（五）适应证

多柔比星能成功地诱导多种恶性肿瘤的缓解，包括急性白血病、淋巴瘤、软组织和骨肉瘤、儿童恶性肿瘤及成人实体瘤，尤其用于乳腺癌和肺癌。

（六）用法与用量

（1）成人用量：静脉给药为最常用的给药途径。单药 60 ~ 75mg/m²，3 ~ 4 周 1 次；联合用药 40mg/m²，1 周一次，或 25mg/m²，每周 1 次，连用 2 周停用 1 周。

（2）儿童用量约为成人的一半，总剂量不超过 400mg/m²。

（3）膀胱内或胸腔内可每次用 30 ~ 40mg。

（4）动脉用药：动脉内注射可加强局部活性，虽减少全身毒性，但被灌注的组织会产生广泛的坏死。

（5）膀胱内灌注：多柔比星在膀胱内的浓度应为 50mg/50ml，区域灌注不可用于已穿透膀胱壁的侵袭性肿瘤的治疗。

（七）不良反应

（1）骨髓抑制和口腔溃疡。存在骨髓抑制和口腔溃疡时不可重复使用本品。

（2）心脏毒性。心脏毒性可表现为心动过缓，包括室上性心动过缓和心电图改变，需要常规监测心电图，对已有心功能损害的患者需慎用，累积剂量超过 450 ~ 500mg/m² 时可能会发生不可逆性充血性心力衰竭。对既往、同时或者即将使用其他有明显心脏毒性药物，如高剂量静脉给药的环磷酰胺，纵隔放疗或相关的蒽环类化合物时需慎重用药。心电图出现 QRS 波降低是心脏毒性较为特异的表现，严重的心力衰竭可突然发生，一般无预先的心电图改变。

（八）注意事项及特殊说明

（1）用药期间应严格监测心电图，评价心肌状态。

（2）多柔比星与其他有潜在心脏毒性作用的抗肿瘤药物如 5-FU、CTX、DDP 等联合使用或与其他具有心脏活性作用的药物，如钙通道拮抗剂伴随使用，需密切监测心脏功能。

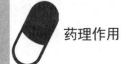

（3）本品需避免与碱性溶液长期接触。

（4）辅酶$Q_{10}$、维生素C、维生素E等可清除自由基，从而可降低本药的心脏毒性。

（九）规格

10mg/瓶。

## 八、表柔比星

（一）英文名Epirubicin。

（二）商品名及别用名

表阿霉素、阿表比星、表比星、表柔米星、法玛新、恩得通、海正力星、PHarmorubicin、EPI。

（三）药理毒理

本品的作用机制与其能与DNA结合有关，进入细胞核与DNA结合从而抑制核酸的合成和有丝分裂。本品治疗指数高于多柔比星，而全身和心脏毒性略低于后者。动物毒性研究表明本品具有突变性和致癌性。

（四）药代动力学

本品静脉注射后广泛分布于组织中，符合药代动力学呈三房室模型，药物在肝脏代谢，经胆汁消除。72小时内40%的给药量由胆汁排出，48小时内9%~10%的给药量由尿排出。本品不通过血脑屏障。对有肝转移和肝功能受损的患者，该药在血浆中的浓度维持时间较长，故应适当减小剂量。本品的肝清除量较高，肝动脉给药后，其血浆清除率也比静脉给药高，所以更适用于局部化疗如肝动脉插管给药或腹腔内化疗，在膀胱内灌注极少经膀胱壁吸收，有利于局部治疗。

（五）适应证

治疗恶性淋巴瘤、乳腺癌、软组织肉瘤、食管癌、胃癌、肝癌、胰腺癌、黑色素瘤、结肠直肠癌、卵巢癌、多发性骨髓瘤、白血病。

（六）用法和用量

（1）常规剂量：单药成人剂量为60~90mg/m²，可以1次使用也可以在1~3天内分次给药，分次给药或持续静脉滴注可以明显减轻药物不良反应。联合化疗时一般可用单剂量的2/3左右，总剂量不宜超过700~800mg/m²。

（2）高剂量：单药高剂量使用为105~120mg/m²，可以分次或持续静脉滴注减低毒性反应。

（3）对于肝功能不全者应减量，中度肝功能受损患者（胆红素1.4~3mg/100ml或BSP滞留量9%~15%），药量应减少50%，重度肝功能受损患者（胆红素>3mg/100ml或BSP滞留量>15%），药量应减少75%。

（七）不良反应

（1）脱发是本品突出的不良反应，发生率大于 80% 以上。

（2）心肌毒性也较多柔比星为轻，其发生率和严重程度与本品累积量成正比。迟发的严重心力衰竭大多在用药半年以后或总剂量逾 700 ～ 800mg/m² 时发生，使用中注意监测左室射血分数（LVEF）和 PEP/LVEF 最为敏感。

（3）注射处如有药液外溢，可导致红肿、局部疼痛甚至疏松结缔组织炎或坏死。

（八）注意事项及特殊说明

（1）本品禁用于因用化疗或放疗而造成明显骨髓抑制的患者、已用过大剂量蒽环类药物（如阿霉素或柔红霉素）的患者以及近期或既往有心脏受损病史的患者。

（2）治疗期间应对肝功能进行评估检查（SGOT、SGPT、碱性磷酸酶、胆红素、BSP），指导治疗使用剂量。

（3）表阿霉素的心脏毒性突出，使用中注意药物剂量的蓄积和监测心功能。对接受纵隔、心包区合并放疗的患者，表阿霉素心脏毒性的潜在危险可能增加。

（九）规格

10mg/ 支。

## 九、吡柔比星

（一）英文名

Pirarubicin。

（二）商品名及别用名

吡喃阿霉素、THP 阿霉素、阿克拉霉素 B。

（三）药理毒理

本品为半合成的蒽环类抗癌药，进入细胞核内迅速嵌入 DNA 核酸碱基对间，干扰转录过程，阻止 mRNA 合成，抑制 DNA 聚合酶及 DNA 拓扑异构酶 II 活性，干扰 DNA 合成。因本品同时干扰 DNA、mRNA 合成，在细胞增生周期中阻断细胞进入 $G_1$ 期而干扰瘤细胞分裂、抑制肿瘤生长，故具有较强的抗癌活性。

（四）药代动力学

本品静脉注射后迅速吸收，组织分布广，以脾、肺及肾组织浓度高，心脏内较低，对于瘤细胞的作用具有选择性。其半衰期明显低于 ADM。静脉注射后血浆浓度迅速减少，$t_{1/2\alpha}$、$t_{1/2\beta}$、$t_{1/2\gamma}$ 各为 0.89min、0.46 小时及 14.2 小时。

（五）适应证

对恶性淋巴瘤和急性白血病有较好疗效，对乳腺癌、头颈部癌、胃癌、泌尿系统恶性肿瘤及卵巢癌、子宫内膜癌、子宫颈癌等有效。

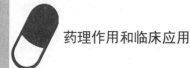

（六）用法和用量

本品可静脉、动脉、膀胱内给药。静脉注射：25 ~ 40mg/m²；动脉给药：7 ~ 20mg/m²，每天一次，共用 5 ~ 7 天，亦可每次 14~25mg/m²，每周 1 次；膀胱内给药：15 ~ 30mg/m²，注入膀胱腔内保留 1 ~ 2 小时，每周 3 次为 1 疗程，可用 2 ~ 3 疗程。

（七）不良反应

（1）骨髓抑制为剂量限制性毒性，以粒细胞减少为主。

（2）心脏毒性低于 ADM，急性心脏毒性主要为可逆性心电图变化，如心律失常或非特异性 ST-T 异常，慢性心脏毒性呈剂量累积性。

（八）注意事项及特殊说明

严格避免注射时渗漏至血管外，密切监测心脏、血常规、肝肾功能及继发感染等情况。溶解本品只能用 5% 葡萄糖注射液或注射用水，以免影响效价或浑浊。

（九）规格

10mg；20mg。

## 十、米托蒽醌

（一）英文名

Mitoxantrone。

（二）商品名及别用名

二羟基蒽醌（酮）、丝裂蒽醌，恒恩、米西宁、能减瘤、能灭瘤、诺安托、诺消林、Novantrone、DHAD。

（三）药理毒理

作用机制尚不清楚。可能抑制 DNA 及 RNA 合成。本品与 DNA 有两种结合形式：一是与碱基强有力结合而嵌入 DNA，引起 DNA 链间和链内交叉联接，导致 DNA 单链及双链断裂；另一较弱的结合是通过与螺旋链外部阴离子的静电作用，此外对 RNA 聚合酶也有抑制作用。本品对各细胞周期肿瘤细胞均有抑制作用，但主要作用于 S 后期。

（四）药代动力学

本品在体内广泛分布于各器官，与组织结合，分布容积为 522L/m²，$Z_{1/2}$ 为 40 ~ 120 小时。有腹腔积液等增加药物分布容积因素者 $t_{1/2}$ 可进一步延长。本品主要靠肝脏代谢，代谢物主要由粪便排出。6% ~ 11% 经肾脏排泄（其中 65% 为原型药）。

（五）适应证

恶性淋巴瘤、乳腺癌及各种急性白血病。

（六）用法与用量

静脉滴注：10mg/m²，溶于 5% 葡萄糖注射液 100ml 内，静脉滴注 30min，每 3 ~ 4 周 1 次。联合用药时应减少 2 ~ 4mg/m²。当总剂量超过 140 ~ 160mg/m² 时，应警惕心脏毒性。

（七）不良反应

心脏毒性：本品还原力强，不易形成氧自由基及脂质体超氧化，故心脏毒性较多柔比星轻，主要表现为心肌肥大和纤维化。总剂量超过 140 ~ 160mg/m²，心肌损害增加，在用过多柔比星，纵隔部位接受过放射治疗或原有心脏疾病的患者，总剂量不宜超过 100 ~ 120mg/m²。

（八）注意事项及特殊说明

（1）用药过程中应注意有无咳嗽、气急、水肿等提示心力衰竭的症状。密切随访周围血常规、肝肾功能、心电图，必要时还需测定左心室排血量和超声心动图等。总剂量不宜超过 140 ~ 160mg/m²。

（2）妊娠及哺乳期妇女禁用。

（3）本品由尿排出，可使尿呈蓝色，不需处理。

（九）规格

10mg/ 瓶；4mg/ 瓶。

## 十一、阿柔比星

（一）英文名 Aclarubicin。

（二）商品名及别用名

阿克拉霉素 A、阿克拉霉素、阿克拉比星、阿克拉鲁比西，阿拉霉素。

（三）药理毒理

本品为第 2 代新的蒽环类抗癌药物，其结构不同于多柔比星，有 3 个脱氧己糖，作用机制是与细胞 DNA 螺旋链结合，阻止和干扰核酸合成，特别有选择地抑制 RNA 合成，使细胞阻滞于 $G_1$ 和 S 期。

（四）药代动力学

人静脉注射 40 ~ 100mg/ 次，血细胞中药物浓度高于血浆，其血浆浓度在给药后迅速下降，药物迅速消失，但活性代谢物浓度增高。活性代谢物可维持 20 ~ 30ng/ml，浓度达 12 小时以上；主要分布在肺、脾、淋巴结内较多，在无氧和有氧情况下，主要在肝脏中受微粒体及胞质中的还原酶作用而被代谢，代谢产物随尿及粪排出。

（五）适应证

急性白血病、恶性淋巴瘤、肺癌、卵巢癌。

（六）不良反应

（1）心脏毒性表现为偶见心电图变化、心动过速、心律失常、心力衰竭，和多柔比星大致相同。心肌毒性比多柔比星小 1/10，对心脏损伤较轻。

（2）消化道反应：食欲缺乏、恶心呕吐、腹泻、肝功能损伤，偶见氨基转移酶升高，也可合并消化道出血、口腔炎等。

（3）骨髓抑制反应：有红、白细胞和血小板减少，出血倾向，致血发生。

（4）中枢神经系统毒性：有头痛、倦怠反应。

（七）用法与用量

（1）急性白血病：静脉注射或静脉滴注，每日一次，每次 0.4mg/kg，10 ~ 15 日为 1 疗程。

（2）恶性淋巴瘤、实体瘤：静脉注射或静脉滴注，每日一次，每次 0.4mg/kg，7 日为 1 疗程。也可采用每次 0.8 ~ 1mg/kg，每周 2 次，静脉注射或静脉滴注。

（八）注意事项及特殊说明

（1）药物刺激性较大，为防止静脉炎，采用静脉滴注方式较为适宜。

（2）肝、肾功能受损者、老年患者、水痘患者、孕妇、儿童慎用。

（3）对用过多柔比星、柔红霉素的患者，慎用本品。

（4）用药期间合并严重感染、发热或具有出血倾向、心衰或心电图异常、胃肠道出血的患者应考虑停药。

（5）先用亚硝脲类或丝裂霉素治疗，再用本品可增强骨髓抑制作用，应注意。

（九）制剂

20mg/ 支；10mg/ 支。

## 十二、尼莫司汀

（一）英文名

Nimustine。

（二）商品名及别用名

嘧啶亚硝脲、ACNU、宁得朗、尼氮芥、里莫斯定。

（三）药理毒理

本品使细胞内 DNA 烷化而抑制 DMA 合成，对实验肿瘤有很强的抗肿瘤效果和很广的抗癌谱，且化疗指数高。

（四）药代动力学

本品可以全身分布，肿瘤组织内分布良好，在血中浓度显示双相性衰减，肝肾浓度高于血中浓度，肿瘤组织内浓度稍高于血中浓度。可通过血脑屏障，给药 30min 后脑脊液内浓度达高峰，约为血中浓度的 30%。动脉药物注入，肿瘤组织内药物浓度最高。

（五）适应证

脑瘤、肺癌、慢性白血病、恶性淋巴瘤、消化道癌。

（六）用法与用量

每次 2 ~ 3mg/kg，6 周 1 次；或每次 2mg/kg，每周 1 次，连用 2 ~ 3 次，疗程总剂量 300 ~ 500mg。

（七）不良反应

（1）血液学毒性：以迟发性的白细胞和血小板减少为主，一般见于用药后第 4 ~ 6 周发生。

（2）过敏反应：一般表现为皮疹。

（3）肝肾毒性：以 GTP、GOT 升高为主，偶见 BUN 上升、蛋白尿。

（八）注意事项及特殊说明

与其他抗肿瘤药、放疗同时使用，有时会加重骨髓抑制，注意药物剂量的调整。亚硝脲类药物的骨髓抑制作用出现较晚，约 4 周时最明显，约 6 周恢复。这与其他类化疗药物不同，所以一定要间隔较长时间。

（九）规格

25mg/ 支；50mg/ 支。

## 十三、卡莫司汀

（一）英文名

Carmustine。

（二）商品名及别用名

BCNU、卡氮芥、氯乙亚硝脲、亚硝脲氮芥、双氯乙基亚硝脲。

（三）药理毒理

本品及其代谢物可通过烷化作用与核酸交链，亦有可能因改变蛋白而产生抗癌作用。在体内能与 DNA 聚合酶作用，对增生期细胞各期都有作用，对兔子及小鼠有致畸性。

（四）药代动力

学静脉注射入血后分解迅速，化学半衰期 5 分钟，生物半衰期 15 ~ 30 分钟。由肝脏代谢，代谢物可在血浆中停留数日，造成延迟骨髓毒性。可能有肝肠循环。96 小时内 60% ~ 70% 由肾排出，1% 由粪排出，10% 以二氧化碳形式排出。脂溶性好，可通过血脑屏障。脑脊液中的药物浓度为血浆中的 50% 或 50% 以上。

（五）适应证

对脑瘤（恶性胶质细胞瘤、脑干胶质瘤、成神经管细胞瘤、星形胶质细胞瘤、室管膜瘤）、脑转移瘤和脑膜白血病有效，对恶性淋巴瘤、多发性骨髓瘤，与其他药物合用对恶性黑色素瘤有效。

（六）用法与用量

快速静脉滴注，$100mg/m^2$，每天 1 次，连用 2 ~ 3 天；或 $200mg/m^2$，每 6 ~ 8 周重复。

（七）不良反应

（1）骨髓抑制以迟发性白细胞、血小板反应为主，见于用药后 4 ~ 6 周，白细胞最低值见于 5 ~ 6 周，在 6 ~ 7 周逐渐恢复。但多次用药，可延迟至 10 ~ 12 周恢复。血小板下降常比白细胞严重。

（2）静脉注射部位可产生血栓性静脉炎。

（3）大剂量应用可产生脑脊髓病，长期治疗可产生肺间质或肺纤维化。有时甚至1~2疗程后即出现肺并发症，部分患者不能恢复。

（4）肝肾均有影响，肝脏损害常可恢复，肾脏毒性可见氮质血症，功能减退，肾脏缩小。

（5）本品有继发白血病的报道，亦有致畸胎的可能性，本品可抑制睾丸或卵子功能，引起闭经或精子缺乏。

（八）注意事项及特殊说明

（1）老年人易有肾功能减退，可影响药物排泄，应慎重使用。

（2）合并或伴发有骨髓抑制、感染、肝肾功能异常、接受过放射治疗或抗癌药治疗的患者慎用。

（3）用药期间应注意检查血常规、血小板、肝肾功能、肺功能。

（4）本品抑制身体免疫机制，使疫苗接种不能激发身体抗体产生。化疗结束后3个月内不宜接种活疫苗。

（5）目前无药物可以对抗本品过量，临床上需严密监测血常规，对出现严重骨髓抑制可输注成分血或使用粒细胞集落刺激因子。

（6）本品需遮光，密闭，在5℃以下保存。

（九）规格

125mg。

## 十四、洛莫司汀

（一）英文名

Lomustine。

（二）商品名及别用名

CCNU，环己亚硝脲，环乙亚硝脲，甲基CCNU，罗氮芥，洛莫氮芥，氯乙环己亚硝脲。

（三）药理毒理

本品为细胞周期非特异性药，对处于$G_1$~S期边界或S早期的细胞最敏感，对$G_2$期亦有抑制作用。本品进入人体后，其分子从氨甲酰胺键处断裂为2部分：一部分为氯乙胺部分，将氯解离，形成乙烯碳正离子，发挥烃化作用，致使DNA链断裂，RNA及蛋白质受到烃化，这些主要与抗癌作用有关；另一部分氨甲酰基变为异氰酸酯，或再转化为氨甲酸，以发挥氨甲酸化作用，主要与蛋白质，特别是与其中的赖氨酸末端氨基等反应。据认为这主要与骨髓毒性作用有关，氨甲醇化作用还可破坏一些酶蛋白，使DNA受烃化破坏后较难修复，有助于抗癌作用。本品虽具烷化剂作用，但与一般烷化剂无交叉耐药性，与长春新碱、丙卡巴肼及抗代谢药亦无交叉耐药性。

（四）药代动力学

口服易吸收，体内迅速变为代谢产物。器官分布以肝胆、肾、脾为多。能透过血脑屏障，脑脊液中药物浓度为血浆浓度的 30%。血浆蛋白结合率为 50%（代谢物）。半衰期为 15 分钟，代谢物血浆半衰期为 16 ~ 48 小时。肝内完全代谢，排泄于胆汁，伴有肠肝循环，药效持久。60% 以上在 48 小时内以代谢物形式从尿中排出。

（五）适应证

原发脑肿瘤及继发肿瘤、霍奇金病。

（六）用法与用量

口服，80 ~ 100mg/m$^2$，间隔 6 ~ 8 周。

（七）不良反应

（1）口服后 6 小时内可发生恶心、呕吐，需给予预处理。

（2）骨髓抑制，服药后 3 ~ 5 周可见血小板减少，白细胞降低可在服药后第 1、4 周先后出现 2 次，第 6 ~ 8 周才恢复；骨髓抑制有累积性。

（3）偶见全身性皮疹，有致畸胎的可能，亦可能抑制睾丸或卵巢功能，引起闭经或精子缺乏。

（八）注意事项及特殊说明

（1）有溃疡病或食管静脉曲张者慎用。

（2）用药当日不能饮酒。

（3）与西咪替丁合用，骨髓抑制可能会加重。

（4）使用本药时接种活疫苗，被活疫苗感染的风险增加。因此，正在接受化疗的患者不能接种活疫苗。缓解期白血病患者，至少要停止化疗 3 个月后才能接种活疫苗。

（5）毒副反应具有剂量蓄积性，药物总量不宜超过 1000mg/m$^2$。

（九）规格

胶囊：40mg；50mg；100mg。

## 十五、司莫司汀

（一）英文名

Semustine。

（二）商品名及别用名

甲环亚硝脲，MeCCNU，甲基罗氮芥，赛氮齐，甲基氯乙环己亚硝脲。

（三）药理毒理

本品为烷化剂类抗肿瘤药，具有细胞周期非特异性，对 G$_1$ 晚期或 S 早期的细胞敏感，对 G$_2$ 期细胞亦有抑制作用。本品可使细胞 DNA 链断裂、RNA 及蛋白质烃化，还可破坏某些酶蛋白，使 DNA 受烃化破坏后难以修复，从而起到抗癌作用。该药与一般烷化剂无交叉耐药性，与长春新碱、丙卡巴肼及抗代谢药无交叉耐药性。

（四）药代动力学

本品入血后迅即分解。口服用药后 10min 血浆中即可监测到，本品存在肝肠循环，口服 34 小时后，血中仍可监测到药物，血浆中代谢产物浓度持续较久。本品脂溶性强，可进入脑脊液，约为血浆浓度的 15% ~ 30%。约有 47% 药物在 24 小时中从尿排泄。

（五）适应证

常用于脑部原发肿瘤及继发肿瘤、霍奇金病。

（六）用法与用量

口服：成人单药 125 ~ 200mg/m$^2$ 或联合用药 75 ~ 200mg/m$^2$，6 ~ 8 周 1 次。小儿使用 100 ~ 120mg/m$^2$，6 ~ 8 周 1 次。

（七）不良反应

（1）恶心、呕吐等消化道反应。

（2）白细胞降低，血小板减少，由于本品对造血干细胞亦有抑制，可在服药后第 1 周及第 4 周先后出现 2 次，第 6 ~ 8 周才恢复正常，但骨髓抑制有累积性。

（3）肝脏与肾脏均可因与较高浓度的药物接触，影响器官功能。

（4）偶见全身性皮疹，有致畸可能，亦可能抑制睾丸或卵巢功能，引起闭经或精子缺乏。

（八）注意事项及特殊说明

（1）孕妇及哺乳期妇女应谨慎给药，特别是妊娠初期 3 个月。

（2）用药期间应注意随访检查血常规、血尿素氮、血尿酸、肌酐清除率、血胆红素、丙氨酸氨基转移酶等。

（3）下列情况慎用：骨髓抑制、感染、肝肾功能不全、有白细胞低下史者。

（4）与氯霉素、氨基比林、磺胺药合用，可加重骨髓抑制。与糖皮质激素合用，可加重免疫抑制作用。

（九）规格

胶囊：10mg；50mg。

### 十六、硝卡芥

（一）英文名

NitrocapHane$_0$

（二）商品名及别用名

消瘤芥。

（三）药理毒理

本品为细胞周期非特异性药物，对癌细胞分裂各期均有影响，其中以前期及中期的分裂象下降最为明显。抑制 DNA 及 RNA 的合成，对 DNA 的合成抑制更为显著。

（四）药代动力学

注射后在血中维持时间较长，24 小时后减少 54%。分布以胆囊和肾中最多，肿瘤组织、肝、肺次之，脑中最少。主要通过肾脏排泄，24 小时后排出 53%。

（五）适应证

肺癌、恶性淋巴瘤、头颈部癌、子宫颈癌及癌性腔内积液。

（六）用法与用量

（1）静脉注射：每次 20 ～ 40mg，1 日或隔日 1 次，总量为 200 ～ 400mg。

（2）动脉注射：剂量同静脉注射。

（3）腔内注射：每次 40 ～ 60mg，1 周 1 ～ 2 次。

（4）外敷：用 70% 二甲基亚砜溶液将硝卡芥溶解为 20 ～ 30mg/ml，每日 1 ～ 2 次。

（5）瘤内注射：每次 20 ～ 40mg，溶于氯化钠注射液中，分多点注射。

（七）不良反应

（1）胃肠道反应为主要表现，如恶心、呕吐、食欲减退等。

（2）骨髓抑制，多数病例有白细胞及血小板减少，少数较严重少见不良反应有脱发、乏力、皮疹等。

（八）注意事项及特殊说明

（1）用药期间应密切注意白细胞和血小板。

（2）下列情况应慎用：骨髓抑制、严重感染、肿瘤细胞浸润骨髓、曾接受过化疗或放疗者。

（3）肝、肾功能损伤者应慎用。

（4）本品可能引起心肌损伤，应注意。

（九）规格

20mg；40mg。

## 十七、美法仑

（一）英文名

MelpHalan。

（二）商品名及别用名

苯丙氨酸氮芥、L- 溶肉瘤素、L- 溶血瘤素、癌克安、马尔法兰、美法兰、PHenylalanineMustard、Alkeran、MEL。

（三）药理毒理

与其他烷化剂相同直接与 DNA 结合，导致细胞死亡。耐药机制为谷胱甘肽水平提高，药物运转缓慢，DNA 修复增强。抑制谷胱甘肽 S 转移酶可加强本品的抗肿瘤作用。

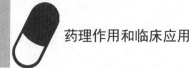

（四）药代动力学

口服吸收很不一致，个体差异较大。药物代谢呈二室模型，为 6 ~ 10 分钟，$t_{1/2\beta}$ 为 40 分钟至 2 小时。尿中以原型排出的不足 15%，大部分为代谢物。脑脊液浓度不足血浆浓度的 10%。

（五）适应证

多发性骨髓瘤、乳腺癌、卵巢癌、慢性淋巴细胞和粒细胞白血病、恶性淋巴瘤。

（六）用法与用量

口服 8 ~ 10mg/m²，每日 1 次，共 4 ~ 6 日，间隔 6 周重复，动脉灌注一般每次 20 ~ 40mg，视情况而定。

（七）不良反应

（1）骨髓抑制：为剂量限制性毒性。

（2）胃肠道反应：食欲减退、恶心及呕吐。

（3）长期应用可致脱发、皮炎及肺纤维化。

（4）静脉大剂量使用，可致腹泻及口腔黏膜炎。

（八）注意事项及特殊说明

（1）肾功能障碍患者慎用。

（2）严重贫血、早孕者禁用；美法仑可口服，使用方便。对多发性骨髓瘤、原发性巨球蛋白血症疗效突出，尤其是与泼尼松合用，可作为治疗的首选药物；对精原细胞瘤、卵巢上皮癌、尤因肉瘤及乳腺癌等有较好疗效，可作为二线药物。

（九）规格

片剂：2mg。

## 十八、苯丁酸氮芥

（一）英文名

ChlorambuciL。

（二）商品名及别用名

瘤可宁、留可然、流克伦、氯氨布西、苯丁酰氮芥，Leukeran、CB-1348。

（三）药理毒理

苯丁酸氮芥为芳香族氮芥衍生物，是具有双重功能的烷化剂。通过形成一个高活性的乙撑亚胺基团产生烷基化作用，其一种可能的作用方式就是通过乙撑亚胺的衍生物在 DNA 的 2 条螺旋链上交联，进而破坏 DNA 的复制。本品具有致畸、致癌作用及致不育性损伤作用，可抑制卵巢功能，引起闭经。

（四）药代动力学

口服本品后达峰时间为 0.25 ~ 2 小时。平均终末血浆药物消除半衰期为 0.5 ~ 1.3 小时。

苯丁酸氮芥的人体代谢途径与实验动物相似，都包括丁酸侧链的硫-氧化作用。

（五）适应证

霍奇金病、数种非霍奇金淋巴瘤、慢性淋巴细胞性白血病、瓦尔登斯特伦巨球蛋白血症、晚期卵巢腺癌。本品对于部分乳腺癌患者也有明显的疗效。

（六）用法与用量

（1）霍奇金病单药使用：0.2mg/（kg·d），持续治疗4~8周。

（2）非霍奇金淋巴瘤的起始单药剂量：0.1~0.2mg/（kg·d），4~8周，此后进行维持治疗，可减少剂量或改为间歇用药。

（七）不良反应

（1）骨髓抑制：属中等程度，主要表现为白细胞减少，对血小板影响较轻，但大剂量连续用药时可出现全血常规下降。

（2）胃肠道反应：较轻，多为食欲减退、恶心，偶见呕吐。

（3）生殖系统反应：长期应用本品可致精子缺乏或持久不育，月经紊乱甚至停经。

（4）其他少见的不良反应；包括中枢神经系统毒性、皮疹、脱发、肝损害及发热等，长期或高剂量应用可导致间质性肺炎。

（八）注意事项及特殊说明

（1）凡有严重骨髓抑制、感染者禁用。

（2）有痛风病史、泌尿道结石者慎用。

（3）本品有致突变、致畸胎作用，可造成胎儿死亡或先天畸形，早孕妇女禁用。

（4）不慎服用过量苯丁酸氮芥最主要的表现是可逆转性的全血细胞减少。神经毒性表现为焦虑不安、共济失调以至反复癫痫大发作。由于尚无解毒剂，应该密切监测血常规，并根据病情需要采用适当的支持性疗法和输血。

（5）药物2~8℃储存。

（九）规格

2mg。

## 十九、塞替派

（一）英文名

Thiotepa。

（二）商品名及别用名

ThoipHospHoramide、Tespamin、TSPA。

（三）药理毒理

本品为细胞周期非特异性药物，在生理条件下，形成不稳定的亚乙基亚胺基，具有较强的细胞毒作用。塞替派干扰DNA和RNA的功能，也能与DNA发生交联。

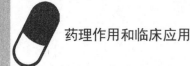

（四）药代动力学

注射后广泛分布在各组织内。主要通过肾脏排泄。

（五）适应证

乳腺癌、卵巢癌、癌性体腔积液的腔内注射以及膀胱癌的局部灌注等，也可用于原发性肝癌、子宫颈癌、胃肠道癌和黑色素瘤。

（六）用法与用量

（1）静脉或肌内注射：$6mg/m^2$ 或 0.2mg/kg，成人每次 10mg，每日 1 次，连用 5 日后改为每周 3 次。目前多采用 20 ~ 30mg，每 1 ~ 2 周注射 1 次。总量 200 ~ 300mg 为 1 疗程，最多可给 400mg。

（2）胸腹腔及心包腔内注射：每次 10 ~ 50mg，每周 1 ~ 2 次。

（3）膀胱内灌注：每次 60mg，保留 2 小时以上，每周 1 次，4 周后改为每月 1 次，共 10 次。

（七）不良反应

骨髓抑制是最常见的剂量限制毒性，多在用药后 1 ~ 6 周发生，停药后大多可恢复。个别有发热及皮疹。

（八）注意事项及特殊说明

主要为骨髓抑制、消化道反应，较轻微；本品可引起男性患者无精子，女性无月经。

（九）药物相互作用

（1）可增加血尿酸水平，为了控制高尿酸血症可给予别嘌呤醇。

（2）与放疗同时应用时，应适当调整剂量。

（3）与琥珀胆碱同时应用可使呼吸暂停延长，接受塞替派治疗的患者，应用琥珀胆碱前必须测定血中假胆碱酯酶水平。

（4）与尿激酶同时应用可增加其治疗膀胱癌的疗效。

（十）规格

10mg（1ml）。

二十、顺铂

（一）英文名 Cisplatin。

（二）药理毒理

本品为金属铂类络合物，属周期非特异性抗肿瘤药。具有抗瘤谱广，对乏氧细胞有效的特点。本品在细胞低氯环境中迅速解离。以水合阳离子的形式与细胞内生物大分子结合（主要靶点为 DNA）形成链间、链内交联或蛋白质 DNA 交联，从而破坏 DNA 的结构和功能。毒理研究具有生殖毒性，表现为致畸性、胚胎毒性和染色体畸变。

（三）药代动力学

静脉给药迅速吸收，分布于全身各组织，瘤组织无选择性分布。代谢呈双相性：$t_{1/2\alpha}$ 为 25 ~ 49 分钟，$t_{1/2\beta}$ 为 58 ~ 73 小时。药物自体内消除缓慢，主要经肾脏排泄，5 日内尿中回收铂为给药量的 27% ~ 54%，胆道也可排除顺铂与其降解产物，但量较小。腹腔给药时腹腔器官的药物浓度较静脉给药时高 2.5 ~ 8 倍，对卵巢癌有利。

（四）适应证

用于小细胞与非小细胞肺癌、睾丸癌、卵巢癌、宫颈癌、子宫内膜癌、前列腺癌、膀胱癌、黑色素瘤、肉瘤、头颈部肿瘤及各种鳞状上皮癌和恶性淋巴瘤的治疗。

（五）用法与用量

成人静脉应用，$20mg/m^2$，连用 5 天，间隔 3 ~ 4 周可重复用药，亦可 80 ~ 100 $mg/m^2$，每 3 周 1 次。单次大剂量给药前和给药后需进行充分的水化治疗以减少药物毒性反应。

（六）不良反应

（1）肾脏毒性：单次中、大剂量用药后，偶会出现轻微、可逆的肾功能障碍，可出现微量血尿。多次高剂量和短期内重复用药，会出现不可逆的肾功能障碍，严重时肾小管坏死导致无尿和尿毒症。

（2）消化系统：常在给药后 1 ~ 6 小时内发生，最长不超过 24 ~ 48 小时。

（3）耳毒性：可出现耳鸣和高频听力减低，多为可逆性，不需特殊处理。

（4）神经毒性：多见于总量超过 $300mg/m^2$ 的患者，周围神经损伤多见，表现为运动失调、肌痛、上下肢感觉异常等，少数患者可能出现大脑功能障碍；亦可出现癫痫、球后视神经炎等。

（七）注意事项及特殊说明

（1）下列患者用药应特别慎重：既往有肾病史、造血系统功能不全、听神经功能障碍、用药前曾接受其他化疗或放疗及非顺铂引起的外周神经炎等。

（2）治疗前后、治疗期间和每一疗程之前，应注意监测肝、肾功能、血钙以及听神经功能、神经系统功能等检查。

（3）本品可能影响注意力集中，驾驶和机械操作能力。

（4）本品应避免接触铝金属（如铝金属注射针器等）。

（5）在化疗期间与化疗后，患者必需饮用足够的水分。

（6）顺铂化疗期间，需避免其他具肾毒性或耳毒性药物（如头孢菌素或氨基苷）增加顺铂的毒性，需避免合并使用，禁用诸如呋塞米等利尿剂以增加尿量。

（八）规格

10mg；30mg。

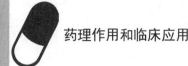

药理作用和临床应用

## 二十一、卡铂

（一）英文名

Carboplatin。

（二）商品名及别用名

碳铂、Paraplatin、Carboplat、Ercar、CBP。

（三）药理毒理

本品为周期非特异性抗癌药，直接作用于 DNA，主要与细胞 DNA 的链间及链内交联，破坏 DNA 从而抑制肿瘤的生长。

（四）药代动力学

卡铂在体内与血浆蛋白结合较少，呈二室开放模型，主要经肾脏排泄。卡铂在人血浆中半衰期较长，$t_{1/2}$ 为 29 小时。给予患者静脉滴注后，24 小时尿中排出铂 67%（63% ~ 73%）。如单次静脉注射（11 ~ 99mg/m²），24 小时排出铂平均值为 54%。

（五）适应证

主要用于卵巢癌、小细胞肺癌、非小细胞肺癌、头颈部鳞癌、食管癌、精原细胞瘤、膀胱癌、间皮瘤等。

（六）用法与用量

用 5% 葡萄糖注射液溶解本品后静脉滴注。成人用量单次 400mg/m²，每 3 ~ 4 周给药 1 次。联合化疗每次 300mg/m²，也可采用每次 60mg/m²，1 次 / 日，连续 5 日。近年多采用以曲线下面积（AUC）来计算剂量，一般按 AUC5 左右给药。

（七）不良反应

（1）骨髓抑制为剂量限制毒性，白细胞与血小板减少与剂量相关，并具有蓄积作用。

（2）过敏反应较少见，如皮疹或瘙痒，偶见喘咳可发生于用药后几分钟之内。

（3）周围神经毒性：指或趾麻木或麻刺感。

（4）耳毒性：高频率的听觉丧失首先发生，耳鸣偶见。

（八）注意事项及特殊说明

（1）应用本品前应检查血常规及肝肾功能，治疗期间至少每周检查 1 次白细胞与血小板。

（2）带状疱疹、感染、肾功能减退者慎用。

（3）用药期间应随访检查：听力、神经功能、血尿素氮，肌酐清除率与血清肌酐测定和血清钙、镁、钾、钠含量的测定。

（4）尽量避免与可能损害肾功能的药物如氨基糖苷类抗生素同时使用。

（九）规格

0.1g/ 支。

#### 二十二、奥沙利铂

（一）英文名

Oxaliplatin。

（二）商品名及别用名

草酸铂、乐沙定、艾恒、奥铂、艾克博康、奥正南、奥乐铂、L-OHP、OXA。

（三）药理毒理

本品属于新的铀类衍生物，其中央铂原子被 – 草酸和 1，2– 二氨环己烷包围，呈反式构象，是一个立体异构体。奥沙利铂通过产生烷化结合物作用于 DNA，形成链内和链间交联，从而抑制 DNA 的合成及复制。奥沙利铂与 DNA 结合迅速，最多需 15 分钟；而顺铂与 DNA 的结合分为两个时相，其中包括一个 48 小时后的延迟相。在人体内给药 1 小时，通过测定白细胞内的加合物，可显示其存在。复制过程中的 DNA 合成、其后 DNA 的分离、RNA 及细胞蛋白质的合成均被抑制。对顺铂耐药的细胞系，奥沙利铂治疗均有效。

（四）药代动力学

本品的药代动力学符合二室模型，在 15 分钟完成全部 DNA 结合，排出相很慢，半衰期为 24 小时，给药 3 周后仍可测出残余铂，终末半衰期为 230 小时。蛋白结合率为 90%，以 $130mg/m^2$ 的剂量连续静脉注射滴注 2 小时，其血浆总铂峰值达（$5.1 \pm 0.8$）µg/（ml·h），模拟的曲线下面积为（$189 \pm 45$）µg/（ml·h）。药物的清除分为 2 个时相，其消除相半衰期约为 40 小时。多达 50% 的药物在给药 48 小时之内由尿排出（55% 的药物在 6 天之后清除）。

（五）适应证

进展期结直肠癌的一、二线治疗和结肠癌的辅助治疗。近年来的资料表明对卵巢癌、乳腺癌、胃癌、胰腺癌、非小细胞肺癌、黑色素瘤、睾丸肿瘤和淋巴瘤等也均有效。

（六）用法与用量

在单独或联合用药时，推荐剂量为 $130mg/m^2$，每 3 周给药 1 次。剂量的调整以使用周期为准，并应以安全性、尤其是神经学的安全性为依据。

（七）不良反应

（1）神经系统毒性为本品的剂量限制性毒性，一般为可蓄积的、可逆的周围神经毒性，停药后症状逐渐缓解。主要表现为感觉迟钝和（或）感觉异常，遇冷加重，偶尔可有急性咽喉感觉障碍。当总剂量超过 $800mg/m^2$ 时出现的概率增高，应当适当休息后再给药。

（2）骨髓抑制：多为轻中度，对红细胞血小板和粒细胞均有影响，与氟尿嘧啶并用骨髓抑制有一定程度加重。

（八）注意事项及特殊说明

（1）与具有潜在性神经毒性的药物联合用药时，应严密监测奥沙利铂的神经学安全性。

（2）患者在 2 个疗程之间持续存在疼痛性感觉异常和（或）功能障碍时，本品用量应减少 25% 调整剂量后若症状仍存在或加重，应停药。

（3）不要与碱性的药物或介质、氯化合物、碱性制剂等一起使用，也不要用含铝的静脉注射器具。

（九）规格

50mg。

### 二十三、丝裂霉素

（一）英文名

Mitomycin。

（二）商品名及别用名

自力霉素、Mutamycin、MMC。

（三）药理毒理

本品为细胞周期非特异性药物，丝裂霉素对肿瘤细胞的 $G_1$ 期，特别是晚 $G_1$ 期及早 S 期最敏感。在组织中经酶活化后，它的作用似双功能或三功能烷化剂，丝裂霉素可与 DNA 发生交叉联结，抑制 DNA 合成，对 RNA 及蛋白质合成也有一定的抑制作用。

（四）药代动力学

本品主要在肝脏中生物转化，组织内浓度以肺、皮肤、肾脏、肌肉最高，不能透过血脑屏障。静脉注射后的分布相和消除相分别为 5 ~ 10 分钟及 50 分钟。主要通过肝脏、肾脏排泄。

（五）适应证

胃癌、肺癌、乳腺癌，也适用于肝癌、胰腺癌、大肠癌、食管癌、卵巢癌及癌性腔内积液。

（六）用法与用量

（1）静脉注射：每次 6 ~ 8mg，每周 1 次；也可以每次 10 ~ 20mg，每 3 ~ 4 周重复疗程。

（2）动脉注射：剂量同静脉注射。

（3）腔内注射：8 ~ 16mg。

（4）膀胱内灌注：20 ~ 40mg。

（七）不良反应

（1）骨髓抑制，白细胞及血小板减少发生得较晚，用药后 28 ~ 42 日发生，一般在 42 ~ 56 日恢复。

（2）对局部组织有较强的刺激性，若药液漏出血管外，可引起局部疼痛、坏死和溃疡。

（3）少见的不良反应有间质性肺炎、不可逆的肾衰竭等。

（4）有时会出现溶血性尿毒综合征、微血管性溶血性贫血、急性肾衰竭等严重肾功能损害。

（5）肝动脉内给药，有时会出现肝及胆道损害（胆囊炎、胆管坏死、肝实质损害等），故应用造影等方法充分确认药物的分布范围。

（八）注意事项及特殊说明

（1）下列情况需慎重用药：肝损害或肾损害患者，骨髓抑制，合并感染者，伴发水痘患者。

（2）注意感染症、出血倾向的出现或恶化。

（3）静脉内给药时，注意药物性引起的血管痛、静脉炎、血栓，尽量减慢注射速度，严禁药液泄漏。

（4）高龄者多见骨髓功能抑制并呈迁延化，也易出现肾功能损害，故注意用量及给药间隔等，观察患者状态并慎重给药。

（九）规格

2mg；10mg；20mg。

## 二十四、雌莫司汀磷酸钠

（一）英文名

Extramustine。

（二）商品名及别用名

雌氮芥磷酸钠，磷雌氮芥。

（三）药理毒理

本品是以雌二醇 –17– 磷酸酯为载体的氮芥类化合物，因此具有雌激素和烷化剂的双重作用，它能选择性地进入雌激素依赖性的癌细胞、癌组织中，从而减轻烷化剂的毒性反应。

（四）药代动力学

本品进入体内后，迅速而完全脱磷酸基形成有细胞毒活性的代谢物——雌二醇氮芥和雌酮氮芥。这些代谢物 $t_{1/2\alpha}$ 为 10 ~ 20 小时。

（五）适应证

前列腺癌，特别是用过雌二醇激素治疗无效的患者。

（六）用法与用量

口服，每次 280 ~ 420mg，每日 2 次，饭后服，服用 3 ~ 4 周后无效，应停药。如有效，可继续服 3 ~ 4 个月。

（七）不良反应

（1）胃肠道反应：恶心、呕吐是暂时性的。

（2）少数患者有血清氨基转移酶和胆红素增多。

（3）化疗中患者可能出现女性化反应。

（4）少数患者出现白细胞和血小板下降。

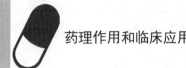

（八）注意事项及特殊说明

（1）服用本品时不可与奶制品或含钙药物同服。

（2）用本品期间应查血常规及肝功能。

（3）对雌二醇或氮芥过敏、严重肝病或心脏病、活动性栓塞性静脉炎、血栓性栓塞等患者忌用。

（4）脑血管疾病、冠心病、溃疡病患者慎用。

（九）规格

胶囊：140mg。

# 第二节　影响核酸合成的药物

### 一、甲氨蝶呤

（一）英文名

Methotrexate。

（二）商品名及别用名

氨甲蝶呤、MTX。

（三）药理毒理

对二氢叶酸还原酶有高度亲和力，以竞争方式与其结合，使叶酸不能转变为四氢叶酸，从而使脱氧尿苷酸不能转变为脱氧嘧啶核苷酸，阻止 DNA 合成，亦干扰 RNA、蛋白质合成。属细胞周期特异性药物。主要作用于 $G_1$ 及 $G_1/S$ 转换期细胞。

（四）药代动力学

用量小于 $30mg/m^2$ 时，口服吸收良好，1～5 小时血药浓度达最高峰，肌内注射后达峰时间为 0.5～1 小时。血浆蛋白结合率约为 50%，本品透过血脑屏障的量甚微，但鞘内注射后则有相当量可达全身循环。40%～90% 经肾排泄，大多以原型药排出体外；约 10% 通过胆汁排泄，$t_{1/2\alpha}$ 为 1 小时；$t_{1/2\beta}$ 为二室型：初期为 2～3 小时；终末期为 8～10 小时。少量甲氨蝶呤及其代谢产物可以结合型形式储存于肾脏和肝脏等组织中，长达数月，在有胸腹腔积液情况下，本品的清除速度明显减缓；清除率个体差别极大，老年患者更甚。

（五）适应证

（1）急性白血病，特别是急性淋巴细胞白血病；恶性淋巴瘤，非霍奇金淋巴瘤和蕈样肉芽肿，多发性骨髓病。

（2）恶性葡萄胎、绒毛膜上皮癌、乳腺癌、卵巢癌、宫颈癌、睾丸癌。

（3）头颈部癌、支气管肺癌、各种软组织肉瘤。

（4）高剂量用于骨肉瘤，鞘内注射可用于预防和治疗脑膜白血病以及恶性淋巴瘤的神经侵犯，本品对银屑病也有一定疗效。

（六）用法与用量

（1）急性白血病：肌肉或静脉注射，每次 10 ~ 30mg，每周 1 ~ 2 次；儿童每日 20 ~ 30mg/m²，每周 1 次。

（2）绒毛膜上皮癌或恶性葡萄胎：每日 10 ~ 20mg，每日 1 次，5 ~ 10 次为 1 疗程。总量 80 ~ 100mg。

（3）脑膜白血病：鞘内注射，6mg/m²，成人常用 5 ~ 12mg，最大不超过 12mg，每日 1 次，5 日为 1 疗程；用于预防脑膜白血病时，每日 10 ~ 15mg，每日 1 次，每隔 6 ~ 8 周 1 次。

（4）实体瘤：静脉应用 20mg/m²。

（5）甲氨蝶呤大剂量疗法：1 次 1 ~ 5g/m²，静脉 4 ~ 6 小时滴完。自用药 1 日开始至用药后 1 ~ 2 日每天补液 3000ml，并用碳酸氢钠碱化尿液，每日尿量应不少于 2000ml。开始用药后 24 小时起每 3 小时肌内注射亚叶酸钙 9 ~ 12mg，连用 3 ~ 6 次或直至甲氨蝶呤血药浓度降至 $5 \times 10^{-8}$mol/L 以下。

（七）不良反应

（1）胃肠道反应：恶心、呕吐、常见食欲减退，腹痛、腹泻、消化道出血，偶见假膜性或出血性肠炎等，口腔炎、口唇溃疡、咽喉炎等。

（2）肝功能损害：黄疸、丙氨酸氨基转移酶、碱性磷酸酶、γ - 谷氨酸转肽酶等增高，长期口服可导致肝细胞坏死、脂肪肝、纤维化甚或肝硬化。

（3）大剂量应用时，本品及其代谢产物沉积在肾小管而致高尿酸血症性肾病，此时可出现血尿、蛋白尿、少尿、氮质血症甚至尿毒症。

（4）长期用药可引起咳嗽、气短、肺炎或肺纤维化。

（5）骨髓抑制：主要引起白细胞和血小板减少，尤其是大剂量应用或小剂量长期口服后易引起明显骨髓抑制，甚至贫血和血小板下降而致皮肤或内脏出血。

（6）脱发、皮肤潮红、瘙痒或皮疹，后者有时为本品的过敏反应。

（7）白细胞低下时可合并感染。

（8）鞘内注射后可能出现视力模糊、眩晕、头痛、意识障碍，甚至嗜睡抽搐等。

（八）注意事项及特殊说明

（1）本品的致突变性、致畸性和致癌性较烷化剂为轻，但长期服用后，有潜在的导致继发性肿瘤的危险。

（2）对生殖功能的影响，虽较烷化剂类抗癌药小，但确可导致闭经和精子减少或缺乏，尤以长期应用较大剂量后，但一般多不严重，有时呈不可逆性。

（3）可增加抗血凝作用，甚至引起肝脏凝血因子的缺少和（或）血小板减少症，因此与其他抗凝药同用时宜谨慎。

（4）本品有对抗药即亚叶酸钙（CF），因而形成一种特殊疗法"高剂量 MTX–CF 解救疗法"，在骨肉瘤的治疗中具有很重要的地位。

（5）另外一种疗效突出的方法是"抗代谢物 – 代谢物疗法"，即从动脉中滴注高剂量 MTX，而在静脉内滴注合适剂量的 CF，从而使得 MTX 只作用于肿瘤所在的部位，起到"局部治疗"的效果。

（九）规格

（1）甲氨蝶呤片：2.5mg。

（2）注射用甲氨蝶呤：5mg，10mg，100mg，500mg。

## 二、巯嘌呤

（一）英文名

Mercaptopurine。

（二）商品名及别用名

6–巯基嘌呤、乐疾宁、Purinethol、6–MP。

（三）药理毒理

本品为抑制嘌呤合成途径的细胞周期特异性药物，化学结构与次黄嘌呤相似，因而能够竞争性地抑制次黄嘌呤的转化过程，该药物进入体内以后，在细胞内必须由磷酸核糖转移酶转为 6–巯基嘌呤核糖核苷酸后才具有活性。本品对处于 S 期的细胞较敏感，抑制细胞 DNA 的合成，对细胞 RNA 的合成亦有轻度的抑制作用。用巯嘌呤治疗白血病常产生耐药现象，其原因可能是体内出现了突变白血病细胞株，因而失去了将巯嘌呤转变为巯嘌呤核苷酸的能力。

（四）药代动力学

口服后可迅速经胃肠道吸收。广泛分布于体液内，仅有较小量可透过血脑屏障，口服的剂量对预防和治疗脑膜白血病无效；血浆蛋白结合率约为 20%；本品吸收后的活化部分代谢过程主要在肝脏内进行，在肝内经黄嘌呤氧化酶等氧化及甲基化作用后分解为硫尿酸等产物而失去活性；静脉注射后的半衰期约为 90 分钟。约半量经代谢后在 24 小时从肾脏排出，其中 7% ~ 39% 以原型药排出。

（五）适应证

绒毛膜上皮癌、恶性葡萄胎、急性淋巴细胞白血病及急性非淋巴细胞白血病、慢性粒细胞白血病的急变期。

（六）用法与用量

（1）肾或肝脏功能不全的患者，应适当减少剂量。

（2）服用本品时，应该适当增加患者液体的摄入量，并使得尿液保持碱性，在加用别嘌呤醇的时候应该谨慎，仅限于应用在血尿酸含量显著增高的患者，如果每日加服300 ~ 600mg别嘌呤醇的时候，巯嘌呤的剂量就需要减少至每日常用量的1/4 ~ 1/3，减慢巯嘌呤代谢，减少药物的毒副反应，阻止或者减少高尿酸血症的产生。

（3）在治疗疗程中首次出现明显的骨髓抑制、出血或者出血倾向、黄疸等征象时，应立即停药。当白细胞不再继续下降而保持稳定2 ~ 3日或者已经上升时，再恢复原来药物剂量的一半，继续服药。

（七）不良反应

（1）肝脏损害：可致胆汁郁积，出现黄疸。

（2）高尿酸血症：多见于白血病治疗初期，严重的可发生尿酸性肾病。

（3）口腔炎、腹泻、间质性肺炎及肺纤维化少见。

（八）注意事项及特殊说明

（1）本品有增加胎儿死亡以及先天性畸形的危险，故应该避免在妊娠初期3个月内服用本品。

（2）由于老年患者对于化疗药物的耐受性较差，当老年性白血病需要服用本药物时，则需要加强营养支持治疗，并且严密观察症状、体征以及周围血常规变化，及时调整药物使用剂量。

（3）对诊断的干扰：白血病时有大量的白血病细胞坏死、破坏，在服用本品的时候破坏会进一步增加，血液和尿液中尿酸的浓度明显增高。

（4）下列情况应慎重：骨髓抑制，严重感染，出血现象者，肝、肾功能损害、胆道疾患者，痛风、尿酸盐肾结石病史者，4 ~ 6周以内接受过细胞毒药物或者接受放疗者。

（九）规格

50mg。

### 三、氟尿嘧啶

（一）英文名

Fluorouracil。

（二）商品名及别用名

5- 氟尿嘧啶，5-FU。

（三）药理毒理

本品在体内先转变为5- 氟 -2- 脱氧尿嘧啶核苷酸，后者抑制胸腺嘧啶核苷酸合成酶，阻断脱氧尿嘧啶核苷酸转变为脱氧胸腺嘧啶核苷酸，从而抑制DNA的生物合成。此外，通过阻止尿嘧啶和乳清酸掺入 RNA，达到抑制 RNA 合成的作用。本品为细胞周期特异性药，主要抑制 S 期细胞。

（四）药代动力学

本品主要经肝脏代谢，分解为二氧化碳经呼吸道排出体外，约 15% 的氟尿嘧啶在给药 1 小时内经肾以原型药排出体外。大剂量用药能透过血脑屏障，静脉滴注半小时后到达脑脊液中，可维持 3 小时。为 10 ~ 20 分钟，$t_{1/2\alpha}$ 为 20 小时。

（五）适应证

本品的抗瘤谱较广，主要用于治疗消化道肿瘤，或较大剂量氟尿嘧啶治疗绒毛膜上皮癌。亦常用于治疗乳腺癌、卵巢癌、肺癌、宫颈癌、膀胱癌及皮肤癌等。

（六）用法与用量

氟尿嘧啶作静脉注射或静脉滴注时所用剂量相差甚大。单药静脉注射剂量一般为 10 ~ 20mg/kg，连用 5 ~ 10 天，每疗程 5 ~ 7g（甚至 10g）。静脉滴注，通常 300 ~ 500mg/m²，连用 3 ~ 5 天，每次静脉滴注时间不得少于 6 ~ 8 小时；静脉滴注时可用输液泵连续给药维持 24 小时。用于原发性或转移性肝癌，多采用动脉插管注药。腹腔内注射按体表面积 1 次 500 ~ 600mg/m²，每周 1 次，2 ~ 4 次为 1 疗程。

（七）不良反应

（1）恶心、食欲减退或呕吐。一般剂量多不严重。偶见口腔黏膜炎或溃疡，腹部不适或腹泻。极少见咳嗽、气急或小脑共济失调等。

（2）长期应用可导致神经系统毒性。

（3）偶见用药后心肌缺血，可出现心绞痛和心电图的变化。如经证实出现心血管不良反应（心律失常，心绞痛，ST 段改变）则停用。

（八）注意事项及特殊说明

（1）本品在动物实验中有致畸和致癌性，但在人类，其致突变、致畸和致癌性均明显低于氮芥类或其他细胞毒性药物，长期应用本品导致第 2 个原发恶性肿瘤的危险性比氮芥等烷化剂为小。

（2）除单用本品较小剂量作放射增敏剂外，一般不宜和放射治疗同用。

（3）慎用本品：肝功能明显异常，感染、出血（包括皮下和胃肠道）或发热超过 38T 者，明显胃肠道梗阻，脱水和（或）酸碱、电解质平衡失调者。

（4）使用本品时不宜饮酒或同用阿司匹林类药物，以减少消化道出血的可能。

（九）规格

0.25g。

#### 四、替加氟

（一）英文名

Tegafur。

（二）商品名及别用名

Ftorafur、FT-207、呋喃氟尿嘧啶、喃氟啶、呋氟啶、呋氟尿嘧啶、氟利尔。

（三）药理毒理

本品为氟尿嘧啶的衍生物，在体内经肝脏活化逐渐转变为氟尿嘧啶而起抗肿瘤作用。能干扰和阻断 DNA、RNA 及蛋白质合成，主要作用于 S 期，是抗嘧啶类的细胞周期特异性药物，其作用机制、疗效及抗瘤谱与氟尿嘧啶相似，但作用持久，吸收良好，毒性较低。化疗指数为氟尿嘧啶的 2 倍，毒性仅为氟尿嘧啶的 1/7 ~ 1/4。慢性毒性实验中未见到严重的骨髓抑制，对免疫的影响较轻微。

（四）药代动力学

口服吸收良好，给药后 2 小时作用达最高峰，持续时间较长，为 12 ~ 20 小时。血浆 $t_{1/2}$ 为 5 小时，静脉注射后均匀地分布于肝、肾、小肠、脾和脑，以肝、肾中的浓度为最高。本品具有较高的脂溶性，可通过血脑屏障，在脑脊液中浓度比氟尿嘧啶高。本品经肝脏代谢，主要由尿和呼吸道排出，给药后 24 小时内由尿以原型排出 23%，由呼吸道以二氧化碳形式排出 55%。

（五）适应证

主要治疗消化道肿瘤，对胃癌、结肠癌、直肠癌有一定疗效。也可用于治疗乳腺癌、支气管肺癌和肝癌等。还可用于膀胱癌、前列腺癌、肾癌等。

（六）用法与用量

成人口服，每日 800 ~ 1200mg，分 3 ~ 4 次服用，总量 30 ~ 50g 为 1 疗程。小儿剂量 1 次按体重 4 ~ 6mg/kg，1 日 4 次服用。

（七）不良反应

轻度骨髓抑制表现为白细胞和血小板减少。轻度胃肠道反应以食欲减退、恶心为主，个别患者可出现呕吐、腹泻和腹痛，停药后可消失。其他反应有乏力、寒战、发热、头痛、眩晕、运动失调、皮肤瘙痒、色素沉着、黏膜炎及注射部位血管疼痛等。

（八）注意事项及特殊说明

（1）用药期间定期检查白细胞、血小板计数，若出现骨髓抑制，轻者对症处理，重者需减量，必要时停药。一般停药 2 ~ 3 周即可恢复。

（2）轻度胃肠道反应可不必停药，给予对症处理，严重者需减量或停药，餐后服用可以减轻胃肠道反应。

（3）有肝肾功能障碍的患者使用时应慎重，酌情减量。

（九）规格

50mg。

## 五、氟脲己胺

（一）英文名

Camiofurum。

（二）商品名及别用名

嘧福禄、卡莫氟、己胺酰氟尿嘧啶、氟贝、Mifurol、HCFU。

（三）药理毒理

本品为氟尿嘧啶的衍生物，口服后经肠道迅速吸收，在体内缓慢释放出氟尿嘧啶，而其抗肿瘤作用是抗嘧啶类药物，属于细胞周期特异性药物。

（四）药代动力学

口服吸收良好，在体内经多种代谢途径缓慢释放出氟尿嘧啶。给药 2 ~ 4 小时后血药浓度达峰值，血液中超过 $0.1\mu g/ml$（口服 5mg/kg），氟尿嘧啶有效血浓度可维持 9 小时。由于本药可在肝外代谢，若肝脏代谢功能减退，亦可酌情应用。脑脊液中氟尿嘧啶浓度较其他衍生物低。口服后约 15% 以氟尿嘧啶或代谢物形式从尿中排出。

（五）适应证

胃癌、结肠癌、直肠癌、乳腺癌。

（六）用法与用量

（1）单药治疗：成人每日 0.6 ~ 0.8g，分 3 ~ 4 次服用，连用 4 ~ 6 周为 1 疗程。

（2）联合用药：成人每日 0.6g，分 3 次服用，连用 2 周为 1 疗程。

（七）不良反应

轻度骨髓抑制表现为白细胞和血小板减少。轻度胃肠道反应以恶心、呕吐为主。发热和尿频是本药较为特有的不良反应，停药后或经对症处理后再继续给药也可自行缓解。

（八）注意事项及特殊说明

与氟尿嘧啶相似。

（1）给药后若摄入乙醇性饮料可出现潮红、恶心、脉率增速、多汗和头痛等症状。有时会产生脑缺血和意识模糊。

（2）与其他细胞毒药物联用时应酌情减量。

（九）规格片剂：50mg。

## 六、氟尿苷

（一）英文名

Floxuridine。

（二）商品名及别用名

5-氟尿嘧啶脱氧核糖酸钠、5-氟去氧尿苷、5-氟脱氧尿苷、氟苷、氟尿嘧啶脱氧核苷、氟尿嘧啶脱氧核糖核酸、氟尿脱氧核苷、FUDR。

（三）药理毒理

本品为氟尿嘧啶的脱氧核苷衍生物。作用机制和氟尿嘧啶相似，注射后在体内转化成活性型氟苷单磷酸，阻断 DNA 合成，抑制癌细胞生长。疗效为氟尿嘧啶的 2 ~ 3 倍，而毒性仅为其 1/6 ~ 1/5。

（四）药代动力学

本药胃肠道吸收差，通常采用注射给药。本药可通过血脑屏障。体内代谢可因给药方式和速度而不同，快速注射后主要在肝脏代谢为氟尿嘧啶。

（五）适应证

对肝癌、胃肠道癌、乳腺癌、肺癌等有效，对无法手术的原发性肝癌疗效显著。肝癌以动脉插管给药疗效较好。

（六）用法与用量

（1）肝动脉插管给药：每日 1 次，每次 250 ~ 500mg，15 ~ 20g 为 1 疗程。

（2）动脉灌注：每次 250mg 加 8 ~ 10mg，注射用水溶解即可。

（3）静脉滴注：每天 500mg，连用 10 天为 1 疗程。

（七）不良反应

同 5-FU，但比 5-FU 轻。

（八）注意事项及特殊说明

同 5-FU。

（九）规格

250mg/ 支。

## 七、尿嘧啶替加氟

（一）英文名

CompoundTegafu。

（二）商品名及别用名

优福定、优氟泰、UFT。

（三）药理毒理

优福定（UFT）是将尿嘧啶与 FT-207 按适宜的比例混合装成的胶囊或压成的片剂。动物实验表明，这种混合物可在相当程度上增强移植性肿瘤的抑制作用。

（四）药代动力学

在给 AH130 大鼠口服 1：4UFT 后 4 小时，测得肿瘤组织中 5-FU 浓度最高，其他正常组织如脾、肺、脑、肌肉、肾等的浓度均较低。胃癌患者服用 UFT4 ~ 5 小时后手术，测定血和肿瘤组织中 5-FU 浓度，结果显示胃癌组织中的浓度为血中的 8.2 倍，为正常胃壁的 3.2 倍，有转移的淋巴结中浓度也高于无转移的淋巴结。

（五）适应证

胃癌、大肠癌、乳腺癌，也用于食管癌、头颈部癌。

（六）用法与用量

2 ~ 4 片，每日 3 次，口服，6 ~ 8 周为 1 疗程。作放射治疗增敏剂，2 片，每日 3 次，口服，共计 4 ~ 6 周。如与其他药物联合应用，2 ~ 4 片，每日 3 次。

（七）不良反应

食欲缺乏、恶心呕吐、腹泻、口腔炎、色素沉着、皮疹、乏力、白细胞减少、红细胞减少、血小板减少、肝功能损害等。

（八）注意事项及特殊说明

有肝、肾功能损害或孕妇禁用。极少数病例出现头晕、头痛、嗜睡等症状，应警惕其有透过血脑屏障之可能，必要时停药。本品所含的替加氟呈碱性且含碳酸盐，避免与含钙、镁离子及酸性较强的药物合用。

（九）规格

50mg/ 片。

### 八、卡培他滨

（一）英文名

Capecitabine。

（二）商品名及别用名

希罗达、Xeloda。

（三）药理毒理

本品是氟尿嘧啶的前体物，口服后吸收迅速，并能以完整药物经肠黏膜进入肝脏。在肝脏，经羧基酯酶转化为无活性中间体 5'-DFCR，接着在肝脏和肿瘤组织胞苷脱氢酶的作用下，产生最终中间体 5'-DFUR。最后，在肿瘤组织中经胸苷磷酸化酶催化，转化为 5-FU。单药化疗时，卡培他滨比 5-FU 静脉给药更为有效，卡培他滨对 5-FU 敏感和耐药的细胞系均有抗肿瘤活性。此外，紫杉类、奥沙利铂、顺铂、伊立替康、丝裂霉素等可以上调胸苷磷酸化酶（TP）的活性，提示与卡培他滨联合治疗有协同作用。

（四）药代动力学

动物模型已表明，给卡培他滨后，与正常组织相比，肿瘤组织内 5-FU 浓度显著增高。另外，给予卡培他滨后，肿瘤组织内 5-FU 浓度显著高于血浆（127 倍）和肌肉（22 倍）内浓度。相比之下，给予 5-FU 之后，未观察到有何选择性分布。口服后，本品迅速和完全地转化为最初两种代谢物 5'-DFCR 和 5'-DFUR，其后浓度呈指数下降，$t_{1/2}$ 为 0.5 ~ 1.0 小时。给药后，70% 经尿排除。

（五）适应证

（1）晚期乳腺癌一线治疗。

（2）晚期结直肠癌一线及二线治疗。

（3）可切除结直肠癌术后辅助治疗。

（六）用法与用量

2500mg/m$^2$，分 2 次口服，于饭后半小时用水吞服，连用 14 天，休息 7 天，21 天重复。根据患者情况和不良反应调整剂量。联合用药时剂量可酌减。

（七）不良反应

（1）消化道反应：不良反应有腹泻（严重者需对症治疗）、恶心、呕吐、腹痛等。

（2）手足综合征：约半数患者发生，表现为麻木、感觉迟钝、感觉异常、麻刺感、无痛感或疼痛感。

（3）其他：少见的不良反应如皮炎、脱发、黏膜炎、发热、乏力、嗜睡、头痛、下肢水肿、中性粒细胞减少等。

（八）注意事项及特殊说明

（1）为预防手足综合征，可同时口服维生素 B$_6$，每日量可达 200mg。

（2）本品可能导致胎儿死亡或畸形，因此孕妇禁用。

（3）亚叶酸钙可使得 5-FU 浓度升高，增强其毒性，与本药合用时应注意监测，特别是老年患者。

（4）与口服抗凝药物合用，凝血参数可能发生变化，出血的危险性增加。

（5）本药可增高苯妥英钠的血药浓度，导致苯妥英钠的毒性增加，必要时减少苯妥英钠的使用剂量。

（九）规格

500mg。

### 九、吉西他滨

（一）英文名

Gemcitabine。

（二）商品名及别用名

双氟脱氧胞苷、健择、Gemzar、dFdC、泽菲。

（三）药理毒理

吉西他滨为胞嘧啶核苷衍生物，属周期特异性抗肿瘤药物，主要作用于 G$_1$/S 期。和阿糖胞苷一样，进入体内后由脱氧胞嘧啶激活化，由胞嘧啶核苷脱氨酶代谢。代谢物吉西他滨二磷酸盐和吉西他滨三磷酸盐为活性物质，通过在细胞内参入DNA而抑制其合成。本品除了参入DNA以外，还对核苷酸还原酶具有抑制作用，导致细胞内脱氧核苷三磷酸酯减少；此外它能抑制脱氧胞嘧啶脱氨酶减少细胞内代谢物的降解，具有自我增效的作用。在临床上，吉西他滨和阿糖胞苷的抗癌谱不同，对多种实体肿瘤有效。

（四）药代动力学

吉西他滨静脉滴注后，快速分布到各组织，滴注时间越长，分布越广。单次1000mg/m² 吉西他滨静脉滴注30分钟，有92% ~ 98%在1周内几乎全部由尿中以原型（< 10%）和无活性的尿嘧啶代谢物排出。本品很少和血浆蛋白结合。老年患者特别是女性清除率较低，半衰期较长，使用时应当适当降低剂量。

（五）适应证

（1）晚期胰腺癌、晚期非小细胞肺癌、局限期或转移性膀胱癌及转移性乳腺癌的一线治疗。

（2）晚期卵巢癌的二线治疗。

（3）早期宫颈癌的新辅助治疗。本品抗瘤谱广，对其他实体瘤包括间皮瘤、食管癌、胃癌和大肠癌，以及肝癌、胆管癌、鼻咽癌、睾丸肿瘤、淋巴瘤和头颈部癌等均有一定疗效。

（六）用法用量

吉西他滨静脉滴注时间一般限制在30 ~ 60分钟，超过60分钟会导致不良反应加重。

（1）胰腺癌：800 ~ 1250mg/m²，静脉滴注，每周1次，连续7周，休息1周，或吉西他滨800 ~ 1250mg/m²，静脉滴注，每周1次，连续3周，休息1周，同时在第1天吉西他滨滴注后给予顺铂滴注，每4周重复。

（2）其他肿瘤：800 ~ 1250mg/m²静脉滴注30 ~ 60分钟，每周1次，连续3周，停1周。若与卡铂联合应用，卡铂在本品以前给药最好。

（七）不良反应

（1）骨髓抑制是本品剂量限制性毒性，中性粒细胞和血小板下降均常见。

（2）皮肤：少数患者出现过敏反应，表现为皮疹、皮肤瘙痒，偶尔伴有脱皮、水疱和溃疡。

（3）肝功能：约半数以上患者可以引起轻度氨基转移酶升高，继续给药不会加重。

（4）吉西他滨还可引起发热、皮疹和流感样症状。

（八）注意事项及特殊说明

（1）骨髓功能受损的患者，用药应谨慎。与其他的抗肿瘤药物配伍进行联合或序贯化疗时，应考虑对骨髓抑制作用的蓄积。

（2）肝功能不全的患者或在用药前未检查患者的肝功，使用吉西他滨须特别小心。

（3）放疗的同时给予吉西他滨可导致严重的肺或食管病变、辐射敏化和发生严重肺及食管纤维样变性的危险。

（九）规格

200mg/ 支；1g/ 支。

## 十、安西他滨

（一）英文名

Ancitabine。

（二）商品名及别用名

环胞苷、Cy$_C$l$_O$cytidine。

（三）药理毒理

本品为细胞周期特异性药物，主要作用于 S 期，并对 $G_1/S$ 及 $S/G_2$ 转换期也有作用。本品为阿糖胞苷衍生物，在体内转变为阿糖胞苷，本身可磷酸化而阻碍脱氧核糖核酸的合成，抑制细胞合成，具有抗肿瘤作用。它的特点是不直接被胞苷脱氨酶脱氨而失活，而且对其他代谢酶也较稳定。在实验抗肿瘤药中，环胞苷治疗指数最高为 50，对多种动物肿瘤均有明显抑制作用。对单纯疱疹病毒也有抑制作用。

（四）药代动力学

本品在体内作用时间较长，在血液和脏器内停留时间亦长，口服有效。$t_{1/2}$ 为 8 小时。单次静脉注射 24 小时内排泄 95%，其中 85% 为环胞苷，10% 为阿糖胞苷和阿糖尿苷。

（五）适应证

本品对急性白血病、实体瘤、脑膜白血病、恶性淋巴瘤、上皮浅层型单纯疱疹病毒角膜炎等有效。

（六）用法与用量

（1）静脉滴注：4 ~ 12mg/kg，每日 1 次，连用 5 ~ 10 日。

（2）口服或者肌内注射剂量同静脉滴注。

（3）脑膜白血病作鞘内注射，50 ~ 100mg，生理盐水 2ml 稀释后使用。

（4）眼科：单纯疱疹病毒角膜炎，每 1 ~ 2 小时滴眼 1 次，晚间加眼药膏 1 次，或者单用眼药膏每日 4 ~ 6 次，溃疡愈合实质层浸润消失后，再减量为每天 4 次，维持用药 2 周以上。用药期间合并用抗生素和抗真菌药，以防止细菌及真菌感染。

（七）不良反应

（1）骨髓抑制作用：可见白细胞、血小板减少，多在给药后 2 ~ 4 小时出现。

（2）胃肠道反应：食欲减退、恶心、呕吐。

（3）本药物使用剂量过大，可以出现腮腺痛，冷敷局部可减轻疼痛。

（4）本药物在唾液腺分布较多而出现流涎现象。

（5）偶尔有患者出现直立性低血压、结膜充血、鼻黏膜肿胀，个别患者出现头痛、皮疹。

（6）静脉注射部位可以出现静脉炎。

（7）偶见患者出现肝功能损害。

（八）注意事项及特殊说明

（1）应用本药物期间需要定期检查血常规，肝脏功能等。

（2）偶尔可以引起一过性肺部炎症变化，应注意。

（九）规格

注射剂：100mg/支；片剂：100mg/片；滴眼剂：眼药水为0.05%（浓度），眼药膏1%（浓度）。

## 十一、培美曲塞

（一）英文名

Pemetrexeddisod。

（二）商品名及别用名

Alimta、力比泰。

（三）药理毒理

培美曲塞是一种多靶点抗叶酸代谢的抗肿瘤药物，它通过干扰细胞复制过程中叶酸依赖性代谢过程而发挥作用。体外试验显示，本品可以抑制胸苷酸含成酶、二氢叶酸还原酶、甘氨酸核糖核苷甲酰基转移酶等叶酸依赖酶，这些酶参与胸腺嘧啶核苷和嘌呤核苷的生物合成。

（四）药代动力学

培美曲塞主要经尿清除。肾功能正常的患者（肌酐清除率为90ml/min）总清除率为91.8ml/min，清除半衰期为3.5小时。体内药物大约81%与血浆蛋白结合。AUC和最大血清浓度随剂量等比增高。与顺铂、叶酸、维生素 $B_{12}$ 联合应用时不影响培美曲塞的药代动力学。

（五）适应证

恶性胸膜间皮瘤一线治疗及晚期非小细胞肺癌一、二线治疗。

（六）用法与用量

与顺铂联用，推荐剂量为500mg/m²，第1天，21天为1个周期。接受培美曲塞治疗的患者，应同时应用叶酸和维生素 $B_{12}$，可减少治疗相关的血液学毒性和胃肠道毒性。具体用量推荐在开始用药前每日口服叶酸至少400μg1次，并在整个治疗期间持续服用，至治疗结束后20天；在第1次注射培美曲塞前肌内注射维生素 $B_{12}$1000μg，以后每3周期给予维生素 $B_{12}$1000μg1次。

（七）不良反应

主要为骨髓抑制，表现为中性粒细胞和血小板减少症、贫血。还有发热、感染、口腔黏膜炎、皮疹、脱皮等。对怀孕妇女可影响胎儿。

（八）注意事项及特殊说明

（1）培美曲塞主要经尿排出，应用本品前必须检查肾功能。肌酐清除率＞45ml/min 的患者不需调整剂量，肌酐清除率＜45ml/min 的患者不建议使用本品。

（2）配好的本品溶液可置于冰箱冷藏（2～8℃）或室温保存（15～30℃），无须避光，其物理、化学特性在 24 小时内保持稳定

（九）规格

200mg；500mg。

# 第三节　作用于核酸转录的药物

## 一、放线菌素 D

（一）英文名

ActinomycinD。

（二）商品名及别用名

更生霉素、ACTD。

（三）药理毒理

本品为细胞周期非特异性药物，对细胞周期中各期细胞均敏感，其中对 $G_1$ 期前半段最敏感，即相当于 mRNA 合成时。本品与 DNA 结合，抑制以 DNA 为模板的 RNA 多聚酶，从而抑制 RNA 的合成。结合方式可能是通过其发色团嵌入 DNA 的碱基对之间，而其肽链则位于 DNA 双螺旋的小沟内，妨碍 RNA 多聚酶沿 DNA 分子前进。本品对 RNA 合成的抑制作用主要是 RNA 链的延伸而不是影响它的起始，本品选择性地与 DNA 中的鸟嘌呤结合，与缺乏鸟嘌呤碱基的 DNA 不发生结合作用。本品不能阻止 DNA 的复制，因 DNA 多聚酶能在其正前方引起 DNA 局部变性（如双螺旋的解开），可使本品较快地解离开。

（四）药代动力学

静脉注射后迅速分布至各组织，广泛与组织结合，但不易透过血脑屏障。t1/2 为 36 小时，在体内代谢的量很小。缓慢自尿及粪排泄，原型药 10% 由尿排出，50% 由胆道排出，9 天后还能发现注射剂量的 30%。

（五）适应证

Wilms 瘤、绒毛膜上皮癌及恶性葡萄胎、睾丸癌、Ewing 肉瘤、恶性淋巴瘤。

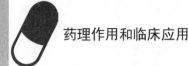

（六）用法与用量

成人 1 次 0.2 ～ 0.4mg，小儿 0.45/m² 组成联合化疗方案，1 岁以下慎用。

（七）不良反应

（1）畏食、恶心、呕吐等。

（2）可引起白细胞及血小板减少。

（3）静脉注射可引起静脉炎，漏出血管可引起疼痛、局部硬结及溃破。

（4）有免疫抑制作用；可有脱发。

（5）长期应用可抑制睾丸或卵巢功能，引起闭经或精子缺乏。

（八）注意事项及特殊说明

（1）抗癌药均可影响细胞动力学，并引起突变和畸形，孕妇与哺乳期妇女慎用。

（2）可能使尿及血尿酸升高。

（3）骨髓功能低下、有痛风病史、肝功能损害、感染、有尿酸盐性肾结石病史应慎用。

（4）本品可提高放射敏感性，与放射治疗同时应用可能加重放射治疗降低白细胞的作用和局部组织的损害作用。

（5）本品也可能削弱维生素 K 的疗效，对缺少维生素 K 的患者需要补充维生素 K。

（九）规格

200μg；500μg。

## 二、博来霉素

（一）英文名 Bleomycin。

（二）商品名及别用名

争光霉素，琥珀酰博来霉素，琥珀酰争光霉素。

（三）药理毒理

本品与铁的复合物嵌入 DNA，引起 DNA 单链和双链断裂。它不引起 RNA 链断裂。作用的第 1 步是本品的二噻唑环嵌入 DNA 的 G–C 碱基对之间，同时末端三肽氨基酸的正电荷和 DNA 磷酸基作用，使其解链。作用的第 2 步是本品与铁的复合物导致超氧或羟自由基的生成，引起 DNA 链断裂。

（四）药代动力学

口服无效。需经肌肉或静脉注射。注射后在血中消失较快，广泛分布到各组织中，尤以皮肤和肺较多，因该处细胞中酰胺酶活性低，博来霉素水解失活少。在其他正常组织则迅速失活。部分药物可透过血脑屏障。连续静脉滴注 4 ～ 5 天，30mg/ 天，24 小时内血药浓度稳定在 146ng/ml，一次量静脉注射后初期和终末消除半衰期分别为 24 分钟及 4 小时，静脉注射后 $t_{1/2}$ 相应参数分别为 1.3 小时及 8.9 小时，肌内注射或静脉注射博来霉素 15mg，血药峰浓度分别为 1μg/ml 及 3μg/ml。有可能在组织细胞内由酰胺酶水解而失活。

主要经肾排泄，24 小时内排出 50% ~ 80%。不能被透析清除。

（五）适应证

适用于头颈部、食管、皮肤、宫颈、阴道、外阴、阴茎的鳞癌，霍奇金病及恶性淋巴瘤，睾丸癌及癌性胸腔积液等。亦用于治疗银屑病。

（六）用法与用量

（1）成人肌肉、静脉及动脉注射，每次 15mg，每日 1 次或每周 2 ~ 3 次。总量不超过 400mg。胸腔内注射，20 ~ 40mg。

（2）小儿使用 10mg/m$^2$。

（七）不良反应

（1）骨髓抑制轻微。

（2）本品可引起皮肤色素沉着，特别是骨隆起处（如踝部），指甲变色脱落，脱发，口腔溃破，食欲缺乏。

（3）长期用药可致肺纤维化，可因肺功能不全而死亡。

（4）注射后发热反应常见，偶见因过敏性休克而死亡。

（八）注意事项及特殊说明

（1）因所有抗癌药均可影响细胞动力学，并引起诱变和畸形，孕妇与哺乳期妇女应谨慎给药。

（2）对诊断的干扰：本品可引起肺炎样症状，肺纤维化、肺功能损害，应与肺部感染作鉴别。

（3）下列情况应慎用：70 岁以上老年患者、肺功能损害、肝肾功能损害。发热及白细胞低于 $2.5 \times 10^9$/L 者不宜用。

（4）本品可引起肺纤维化，不宜用于肺部放射治疗患者。注射本品前，先服用吲哚美辛 50mg，可减轻发热反应。

（5）本品有肺毒性，而且和剂量累积有关，所以一般总量不宜超过 400mg。

（6）全身用药为主，起始静脉注射应缓慢，不少于 10 分钟。淋巴瘤患者易引起高热、过敏、休克，用药前应做好充分准备。

（九）制剂

10mg。

### 三、平阳霉素

（一）英文名

BleomycinA5。

（二）商品名及别用名

Pingyangmycin，FY1V1、争光霉素。

（三）药理毒理

为我国开发的抗生素类抗肿瘤药物，为博来霉素多组分中的单一组分 A5。其作用机制与博来霉素相同，主要抑制胸腺嘧啶核苷参入 DNA，与 DNA 结合使之破坏；另外也能使 DNA 单链断裂，破坏 DNA 模板阻止 DNA 复制。

（四）药代动力学

静脉注射后 30min 血药浓度达最高峰，以后迅速下降，半衰期为 1.5 小时，在 24 小时内由尿中排出 25% ~ 50%。

（五）适应证

头颈部癌、皮肤癌、食管癌、鼻咽癌、肺癌、子宫颈癌、阴茎癌、淋巴瘤和睾丸肿瘤。

（六）用法与用量

（1）静脉滴注：8mg，每周 2 ~ 3 次；或 16mg，每周 1 次，总量 200mg 左右。

（2）肌内注射：8mg，深部肌内注射，用法同上。

（3）肿瘤内注射：1 日或隔日 1 次。

（4）外涂：用平阳霉素软膏涂于肿瘤溃疡面，1 次 / 日。

（5）胸腔内注射：32mg ~ 40mg，每 2 周 1 次。

（七）不良反应

（1）发热：少数患者于用药后 1 小时左右发生，一般 38℃左右，个别可达 40℃，并伴有寒战，3 ~ 4 小时后可自行退热。

（2）肝肾功能损伤。

（3）指、趾关节皮肤肥厚色素沉着较常见，有的还有手指、脚趾感觉过敏和指甲变形敏反应，极个别患者可发生过敏性休克。

（八）注意事项及特殊说明

（1）为预防发热，可于用药前 1 小时口服氯苯那敏、吲哚美辛和地塞米松，仍有高热者则应停药。

（2）肺功能差或作肺部放疗的患者不用本药物。

（3）本品不良反应小，亦不宜长期滥用，以免引发不良后果。

（4）肺部放疗可增加本品肺毒性，单次剂量较大或累计剂量较大都可以导致严重肺毒性，患者发热、呼吸困难、双肺湿性啰音，需要紧急抢救，给予氧气吸入，静脉滴注氢化可的松或地塞米松，必要时给予强心药物和预防呼吸衰竭。

（九）规格

4mg；8mg；15mg。

# 第八章 肿瘤单克隆抗体治疗

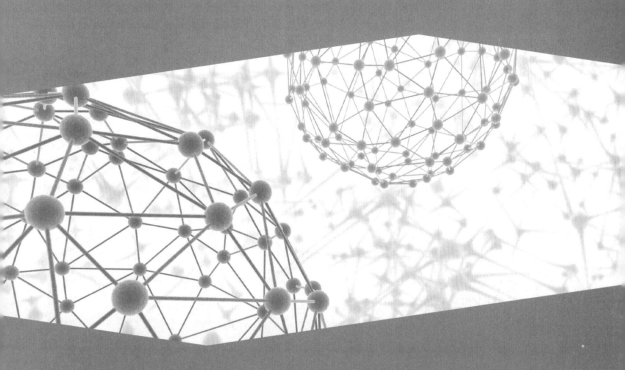

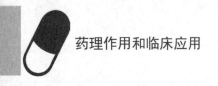

# 第一节　单克隆抗体的概念、制备和发展历程

免疫反应是人类对疾病具有抵抗力的重要因素。当动物体受抗原刺激后就会产生抗体。抗体的特异性取决于抗原分子的决定簇，每种抗原分子都具有很多抗原决定簇。因此，免疫动物所产生的抗体实为多种抗体的混合物。用这种传统方法制备抗体效率低、产量少，且动物抗体注入人体可产生严重的过敏反应。此外，要把这些不同的抗体分开也极困难。近年，单克隆抗体技术的出现，是免疫学领域的重大突破。

抗体主要由 B 淋巴细胞合成。每个 B 淋巴细胞都具有合成一种抗体的遗传基因。动物脾脏有上百万种不同的 B 淋巴细胞系，因此，含遗传基因不同的 B 淋巴细胞合成不同的抗体。当机体受抗原刺激时，抗原分子上的许多决定簇分别激活各个具有不同基因的 B 细胞。被激活的 B 细胞分裂增生形成该细胞的子孙，即克隆由许多个被激活 B 细胞的分裂增生形成多克隆，并合成多种抗体。如果能选出一个制造一种专一抗体的细胞进行培养，就可得到由单细胞经分裂增生而形成的细胞群，即单克隆。单克隆细胞将合成一种决定簇的抗体，称为单克隆抗体（McAb）。

制备单克隆抗体需先获得能合成专一性抗体的单克隆 B 淋巴细胞，但这种 B 淋巴细胞不能在体外生长。而实验发现骨髓瘤细胞可在体外生长繁殖，应用细胞杂交技术使骨髓瘤细胞与免疫的淋巴细胞两者合二为一，得到杂交的骨髓瘤细胞。这种杂交细胞继承两种亲代细胞的特性，它既具有 B 淋巴细胞合成专一抗体的特性，也有骨髓瘤细胞能在体外培养增生永存的特性，用这种来源于单个融合细胞培养增生的细胞群，可制备抗一种抗原决定簇的特异单克隆抗体。

单克隆抗体药物的技术开发经历了鼠源单克隆抗体、人 - 鼠嵌合抗体、人源化抗体及全人源抗体几个阶段。鼠源性单克隆抗体由于有不良反应，且代谢快，除个别产品外，大多数逐渐退出市场。人源化及全人源单克隆抗体由于不良反应小，在体内停留时间长，有利于治疗，因此近年来开发的单克隆抗体主要是人源化的单克隆抗体。

# 第二节　单克隆抗体的作用机制

单克隆抗体具有3种独特的作用机制。主要包括靶向效应、阻断效应、信号传导效应等。

## 一、靶向效应

单抗靶向肿瘤细胞的目的是产生肿瘤特异性反应物，然后由免疫系统中的活化因子将其消灭，如早期抗嗜异性抗体（Id）单抗在淋巴瘤中的应用。但现在对体内的抗体–效应因子作用机制发挥程度还不清楚，也不清楚能否作用于大量肿瘤细胞。如在补体介导的细胞毒性中已证实，由宿主细胞表达的调节蛋白能保护正常组织和肿瘤组织免受抗体攻击，同样，自然杀伤细胞具有广泛的调节受体，如与其配体—主要组织相容性复合物（MHC）结合，可不导致细胞毒作用。在人的异种移植实验中已证实，分别用利妥昔单抗和曲妥珠单抗治疗淋巴瘤和乳腺癌时，结晶片段（Fc）受体活性的丧失将导致疗效下降。

大多数抗肿瘤药物有较强的不良反应，且多数由药物缺乏选择性造成。尽管药物具备所要求的杀死、阻断或激活的活性，但它们也频繁地损伤正常组织。药物选择性差的一种解决办法是用单克隆抗体制备更为精准的靶向药物，抗体既可发挥其自身的活性，也可以传送别的药物到活性部位。总体来讲，单克隆抗体用于靶向治疗有2种作用方式：

（1）直接作用：通过抗体依赖性细胞介导细胞毒性作用（ADCC）、补体依赖细胞毒性作用（CDC）的细胞溶解效应杀伤肿瘤细胞。

（2）间接作用，单抗作为靶向载体，偶联细胞毒性药物（放射性同位素、化疗药物、毒素等），靶向肿瘤后利用细胞毒杀伤肿瘤细胞。

## 二、阻断效应

现用于临床的大部分未偶联单抗或称为非结合型单抗主要用于自身免疫和免疫抑制，是通过阻断和调节作用完成的。几乎在所有的单抗应用中，通常都是通过阻断免疫系统的一种重要的胞质或受体–配体相互作用而实现的。另一种相类似的阻断活性可能存在于单抗的抗病毒感染中，通过阻断、抵消病原体的进入和扩散表现出对机体的防御功能，短期给予单抗后可取得长期疗效。

## 三、信号传导效应

一些抗肿瘤单抗是通过恢复效应因子，直接启动细胞信号传导机制而获得细胞毒效应的。在抗 –Id 的临床试验中，B 细胞受体（BCR）与抗体的交联导致正常细胞和肿瘤细胞的生长受抑制和凋亡。对曲妥珠单抗抗原而言，单抗结合可诱导一系列在肿瘤生长控制中起作用的信号传递，该抗原是生长因子受体家族的一个成员，能提供重要的有丝分裂信号，其单抗能阻断与促进肿瘤生长有关的重要的配体 – 受体相互作用。

# 第三节　单克隆抗体的应用

单克隆抗体的特点是：理化性状高度均一、生物活性单一、与抗原结合的特异性强、便于人为处理和质量控制。这些优点使它一问世就受到了高度关注，并广泛应用于生物学和医学研究领域。

## 一、亲和层析

亲和层析是目前最常用也最强大的一种蛋白质纯化技术，纯化效率比别的层析方法可以高出一两个数量级。单克隆抗体能与其相应的抗原特异性结合，因而能够从复杂系统中识别出单个成分。只要得到针对某一成分的单克隆抗体，利用它作为配体，固定在层析柱上，通过亲和层析，即可从复杂的混合物中分离、纯化这一特定成分。如用抗人绒毛膜促性腺激素（HCG）亲和层析柱，就可从孕妇尿中提取到纯的 HCG。与其他提取方法（沉淀法、高效疏水色谱法等）相比，具有简便、快速、经济、产品活性高等优点。

## 二、生物治疗

单克隆抗体既是免疫检验中的新型试剂，又是生物治疗中的导向武器。顾名思义，单克隆抗体的特点就在"单"字上，就是说其抗体单一纯净，无效蛋白质含量极少。"克隆"则是表明细胞由无性繁殖而来。由于单克隆抗体具有高度的专一识别能力，如同导弹跟踪目标物一样，因此，单克隆抗体可以被用来诊断、防治许多疑难的疾病，包括恶性肿瘤。

## 三、免疫抑制剂

单抗在预防移植排斥反应也显示出可喜的苗头，在治疗自身免疫性疾病、免疫缺陷病及某些烈性传染病，控制药物过敏反应中也受到重视。OKT3 是美国 Ortho 公司生产的 OKT 系列中的一种抗人 T 淋巴细胞分化抗原 CD3 的单克隆抗体，CD3 抗原是成熟 T 细胞的共同分化抗原，在全部外周血 T 细胞和胸腺、淋巴结内接近成熟的 T 细胞上表达。除用于鉴别成熟总 T 细胞外，OKT3 作为一种免疫抑制剂，主要用于预防和治疗同种异体肾移植等器官移植后的急性排斥反应。OKT3主要通过细胞清除、不育性激活、功能性受体封阻、免疫调变、刺激抑制细胞增生以及直接作用于效应细胞等途径杀伤成熟T细胞或阻断机体细胞免疫反应达到抗排斥目的。

### 四、探针

单克隆抗体只与抗原分子上某一个表位（即抗原决定簇）相结合，利用这一特性就可把它作为研究工作中的探针。此时，可以从分子、细胞和器官的不同水平上，研究抗原物质的结构与功能的关系，进而从理论上阐明其机制。如用荧光物质标记单抗作为探针，能方便地确定与其结合的相应生物大分子（蛋白质、核酸、酶等）在细胞中的位置和分布。

### 五、增强抗原的免疫原性

免疫原性是指抗原刺激机体后，机体免疫系统能形成抗体或致敏T淋巴细胞的特异性免疫反应。抗体对抗原免疫原性的增强作用由来已久，20世纪60年代就已发现幼猪对破伤风类毒素难以产生抗体，注射相应特异性抗体IgG，就能有效地提高对委内瑞拉马脑炎病毒的免疫应答。1984年以来，Celis等发现，抗乙肝病毒（HBs）IgG可增强HBs抗原对特异性人T细胞克隆的刺激增生，并可诱生干扰素。在小鼠中发现，当低剂量的HBs抗原不产生免疫反应时，加入抗HBs抗体组成的复合物，则可有效地诱生免疫反应。根据这一作用，现已研制出乙肝的抗原－抗体复合物型治疗性疫苗。

制备单克隆抗体的免疫抗原，从纯度上说虽不是要求很高，但高纯度的抗原使得到所需单抗的机会增加，同时可以减轻筛选的工作量。因此，免疫抗原是越纯越好，但也应根据所研究的抗原和实验室的条件来决定。一般来说，由于抗原的来源有限，或性质不稳定，提纯时易变性，或其免疫原性很强，或所需单抗是用于抗原不同组分的纯化或分析等，免疫用的抗原只需初步提纯甚至不提纯。但抗原中混杂物很多，如果这些混杂物的免疫原性较强，则必须对抗原进行纯化。检测用抗原可以是与免疫抗原纯度相同，也可是不同的纯度，这主要决定于所用筛检方法的种类及其特异性和敏感性。

### 六、医学检验试剂

单克隆抗体作为医学检验试剂，更能充分发挥其优势。单克隆抗体的特异性强，大大提高了抗原－抗体反应的特异性，减少了和其他物质发生交叉反应的可能性，使实验结果可信度更大。单抗的均一性和生物活性的单一性，使抗原－抗体结合效果便于控制，利于标准化和规范化。应用单抗结合其他技术，可对机体的多种微量成分进行测定。如放射免疫分析，即是利用了同位素的灵敏性和抗原－抗体反应的特异性而建立起来的方法，它可以测至$10^{-12}\sim10^{-9}$g，使原来难以测定的激素能够进行定量分析。除了激素，还可检测诸多酶类、维生素、药物和其他生化物质。这对受检者健康状态判断、疾病检出、指导诊断和临床治疗均具有实际意义。单抗应用最多的领域是诊断各类病原体，已有大量诊断试剂商品供选择。如用于诊断乙肝病毒、丙肝病毒、疱疹病毒、巨细胞病毒、EB 病毒和各种微生物、寄生虫感染的试剂等。单抗所具有的灵敏度高、特异性好的特点，使其在鉴别菌种及亚型、病毒变异株以及寄生虫不同生活周期的抗原性等方面更具独特优势。

# 第四节　单克隆抗体抗肿瘤药物分类

对抗肿瘤单克隆抗体药物分类主要有两种，一种是根据作用靶位进行分类，一种是根据是否结合偶联物进行分类。

### 一、根据作用靶位不同的分类

目前，在临床应用和已进入临床试验阶段的单克隆抗体抗肿瘤药，根据其作用靶位不同被大致分成 7 类，分别为人类表皮生长因子受体（HER）、细胞分化抗原（CD）20、血管内皮生长因子（VEGF）/VEGF 受体（VEGFR）、胰岛素样生长激素 –I 受体（IGF–IR）、凋亡增强子、整合素、细胞生长因子受体（c–Met）等。其中，针对 HER 受体、CD20 和VEGF/VEGFR 的这 3 类单克隆抗体已有药物被批准在临床正式应用，另外 4 类也有药物被批准进入临床试验阶段，主要用于实体瘤和血液系统恶性肿瘤的治疗。

（一）靶向 HER 的单克隆抗体抗肿瘤药

HER 家族有 4 个结构相关的成员，分别为表皮生长因子受体（EGFR）、HER–2、HER–3 和 HER–4。EGFR 和 HER–2 被激活后，可发出信号引发下游"瀑布反应"，引起细胞扩增、分化、移动和修补等一系列反应。在几种表皮细胞的恶性肿瘤中，EGFR 和HER–2 被过度表达或异常激活。单克隆抗体通过与受体结合，可阻滞肿瘤细胞的异常激活，从而抑制肿瘤的生长。

针对 EGFR 受体的西妥昔单抗，已被多个国家批准用于治疗直、结肠癌和头颈部上皮肿瘤。同样，针对 EGFR 受体的帕尼单抗也被批准用于治疗直、结肠癌。目前，对于西妥昔单抗和帕尼单抗的研究主要集中在扩大其肿瘤治疗的适应证方面，西妥昔单抗已完成联合其他药物治疗非小细胞肺癌和胃癌的 II 期临床试验。另外，通过检测 K-ras 基因是否有突变来选择直、结肠癌患者，对于具有野生型 K-ras 基因的患者，应用西妥昔单抗和帕尼单抗会有较好的疗效，反之效果会较差。

对于针对 HER–2 的曲妥珠单抗，已被批准用于 HER–2 过度表达的乳腺癌的治疗。目前，正在探索增加其临床适应证范围，如子宫内膜癌的治疗。但由于部分患者出现了耐药现象，因此对于曲妥珠单抗耐药机制的研究也成为热点，并有了一些结果。有证据表明，对曲妥珠单抗耐药与肿瘤细胞上调自主吞噬活性有关。

（二）靶向 CD20 的单克隆抗体抗肿瘤药

CD 是一组存在于白细胞表面的分子。CD20 是 CD 的一种，是磷酸蛋白，存在于前 B 细胞和成熟 B 细胞，但在造血干细胞、后 B 细胞、正常血浆细胞或其他正常组织中不存在。其功能目前尚不清楚，很可能是参与淋巴细胞的成熟和分化。该抗原在 B 细胞型的非霍奇金淋巴瘤、B 细胞型慢性淋巴细胞性白血病的 B 细胞中均有表达。以 CD20 为靶点的单克隆抗体抗肿瘤药，已开发出利妥昔单抗，并被批准用于复发性或化疗耐药性 B 淋巴细胞型的非霍奇金淋巴瘤的治疗。这是世界上第一个单克隆抗体抗肿瘤药，在单独应用或联合化疗治疗非霍奇金淋巴瘤方面取得了良好的效果，并被认为是肿瘤免疫治疗的典范。但是，临床上应用利妥昔单抗也出现了一些问题，就是一些患者出现了耐药性。因此，研发针对 CD20 的新的、更有效的单克隆抗体抗肿瘤药将是一个趋势。由于利妥昔单抗是人和鼠嵌合的抗体，来自鼠的蛋白部分对人有一定的抗原性，因此会影响疗效和增加不良反应的发生概率。新近开发出的针对人的单克隆抗体抗肿瘤药 Ofatumumab（商品名：Arzerra），除了能避免对人产生抗原性外，还可有效诱导补体介导的细胞溶解，特别是对 CD20 低表达的细胞也有作用，目前已被 FDA 批准应用于临床。另外，一种新的单克隆抗体抗肿瘤药 Ocrelizumab 也正在研发之中，它对带有 CD20 的 B 细胞有更大的细胞毒性，目前已完成Ⅱ期临床试验。

（三）靶向 VEGF/VEGFR 的单克隆抗体抗肿瘤药

通过对肿瘤的研究发现，> 2mm³ 的肿瘤如果没有新的血管生成，便无法获得足够的营养继续生长，因而肿瘤需要不断地生成新的血管，但正常的组织则并不需要不断生成新的血管。因此，对于新血管生成起关键作用的 VEGF/VEGFR 便成为了肿瘤治疗的靶点。目前，已被批准在临床应用的抗 VEGF 单克隆抗体抗肿瘤药是贝伐单抗（商品名：Avastin），用于乳腺癌、直结肠癌、非小细胞肺癌和脑瘤的治疗。有人在探索贝伐单抗应用的新适应证。新近完成的多项Ⅱ~Ⅲ期临床试验结果表明，贝伐单抗联合卡铂、紫杉醇治疗晚期卵巢癌安全、可耐受，有良好的应用前景，值得进一步研究。

被 FDA 批准的抗 VEGF 新药还有 Aflibercept。与贝伐单抗不同，Aflibercept 的分子由 VEGF 受体细胞外的 R1 和 R2 结构域与人抗体 IgG 的 Fc 融合而成，被认为与 VEGF 的亲和性更好。Aflibercept 被批准与氟尿嘧啶、伊立替康及亚叶酸合用治疗转移性结肠癌。

（四）靶向 IGF-ⅠR 的单克隆抗体抗肿瘤药

IGF-IR 是一种酪氨酸激酶受体，对 IGF 信号有正性调节作用。在受到配体 IGF-Ⅰ刺激后，有促进细胞增生和抗细胞凋亡的作用。在正常组织中，它被严格调控，但在乳腺癌、肺癌和卵巢癌等恶性肿瘤组织中，它有促进增生的作用。另外，当 IGF-Ⅰ系统调控异常和 IGF－ⅠR 活性增强时，往往会对常规化疗产生耐药性。通过抑制 IGF－ⅠR，可产生抗肿瘤作用并可增加化疗药物的敏感性。

虽然针对 IGF－Ⅰ受体的单克隆抗体还未被批准正式上市，但有几个药物已完成Ⅰ期临床试验，正在进行Ⅱ期和Ⅲ期临床试验，其适应证为实体瘤。其中，对 Figitumumab（CP-751，871）的初步临床试验表现，Figitumumab 对尤因肉瘤有较好的疗效，对复发性肾上腺肿瘤的治疗也取得了可喜的结果，均被批准进入下一阶段的临床试验。另一个针对 IGF－ⅠR 的单克隆抗体抗肿瘤药是 AMG479，也顺利通过了针对实体瘤和非霍奇金淋巴瘤的Ⅰ期临床试验，已进入Ⅱ期临床试验。

（五）靶向凋亡增强子的单克隆抗体抗肿瘤药

肿瘤坏死因子－凋亡相关－诱导配体受体（TRAIL-R），对一些肿瘤组织细胞表达水平较高，一旦该受体被激活，可通过天冬氨酸特异性的半胱氨酸蛋白水解酶诱导肿瘤细胞凋亡，使肿瘤缩小。另外，受体的激活还能增强细胞毒性抗肿瘤药的作用。因此，以 TRAIL-R 为靶点，通过单克隆抗体激活，可起到抗肿瘤作用。目前，正在开发的此类单克隆抗体抗肿瘤药有 Mapatumumab 和 Conatumumab。前者是 TRAIL-1R 激动药，后者是 TRAIL-5R 激动药。

Mapatumumab 拟用于直结肠癌、非小细胞肺癌、淋巴瘤和骨髓瘤的治疗。一项Ⅱ期临床试验结果显示，单独应用 Mapatumumab 治疗复发性直、结肠癌未获得预期疗效，但已被批准进行进一步试验，以评价与其他药物联用的疗效。另有实验室研究结果表明，Mapatumumab 对结肠癌、肺癌和胰腺癌的移植瘤模型有较好的抑制作用，有可能成为这几种类型肿瘤的治疗药物。

（六）靶向整合素的单克隆抗体抗肿瘤药

整合素是一类广泛存在的跨膜糖蛋白受体，可与纤维粘连蛋白、玻璃粘连蛋白、粘连蛋白、胶原等结合，参与多个细胞的过程，包括胚胎形成、炎症、骨代谢、细胞凋亡、细胞增生、血管生成和肿瘤转移。整合素由 α 和 β 两个亚单位组成，α 和 β 又可分成不同的亚型。内皮细胞表达的整合素和它的配体纤维粘连蛋白，在肿瘤血管生成时都会上调；在血管组织中，当血管生成和肿瘤生长时，整合素的结合位点更易接近。当整合素 $\alpha_5\beta_1$ 和纤维粘连蛋白的结合受到破坏时，可抑制血管生成，诱导内皮细胞凋亡，从而抑制肿瘤细胞的生长。

以整合素为靶点的单克隆抗体抗肿瘤药，最先开始进入临床试验的是 Volociximab。它是人和鼠嵌合的抗体，82% 是人源性，18% 是鼠源性，可特异性结合到整合素。在对晚期实体瘤进行的一项Ⅰ期临床试验结果表明，它没有严重毒性，患者可耐受，故被批准进入下一期临床试验。另一个正在开发的单克隆抗体抗肿瘤药是伊瑞西珠（别名：Abegrin），其靶点是整合素 $\alpha_5\beta_3$，结合的受体与 Volociximab 有所不同，但也计划用于实体瘤的治疗，顺利通过了Ⅰ期临床试验，已被批准进入Ⅱ期临床试验。

（七）靶向 c-MET 受体的单克隆抗体抗肿瘤药

肝细胞生长因子 / 离散因子（HGF/SF）是一种多功能的蛋白分子，它是通过细胞上的受体 c-Met（一种酪氨酸激酶）发挥作用。在恶性肿瘤细胞中，HGF/SF 有防护各种 DNA 损伤机制诱导细胞凋亡的作用，也能促进肿瘤细胞的侵蚀作用。另外，HGF/SF 和 c-Met 受体在多种肿瘤细胞过度表达，包括肺癌、乳腺癌和脑部恶性肿瘤，因此阻滞 HGF/SF 和 c-Met 受体的结合可作为抗肿瘤治疗的靶点。针对 c-Met 受体的单克隆抗体抗肿瘤药，正进入临床试验阶段的有 AMG-102 和 OA-5D5，它们都可通过与 c-Met 受体的结合，阻滞 HGF/SF 的作用。一项针对晚期实体瘤患者的临床 I 期试验结果表明，应用 AMG-102 安全、易于耐受，药代学特征较理想，但有必要进行进一步研究，以探讨 AMG-102 单独或联合其他药物治疗实体瘤的疗效。

## 二、结合型与非结合型单克隆抗体抗肿瘤药物

根据是否结合偶联物，单克隆抗体药物又被分为两类，一是非结合型抗肿瘤单克隆抗体，独立的单克隆抗体可直接启动生长抑制信号或诱导凋亡，或间接激活宿主防御机制发挥抗肿瘤的活性；二是结合型抗肿瘤单克隆抗体，或称免疫偶联物。免疫偶联物分子由单克隆抗体和"弹头"药物两部分构成。单克隆抗体所针对的靶标通常为肿瘤细胞表面的肿瘤相关抗原或特定的受体。用作"弹头"的物质主要有 3 类，即放射性同位素、药物和毒素；其与单克隆抗体连接分别构成放射免疫偶联物、化学免疫偶联物和免疫毒素。此部分，主要重点介绍结合型单克隆抗体抗肿瘤药物。

（一）放射免疫偶联物

放射线可以直接作用于 DNA 分子，导致其损伤或断裂，其在生物体内电离水分子产生自由基，自由基可损伤细胞内的生物大分子，导致细胞损伤，放射性免疫偶联物是利用对肿瘤有特异性亲和力的抗体作为载体，携带高活性放射性同位素，进入体内后靶向肿瘤组织，借助放射性同位素的电离辐射效应杀伤肿瘤细胞或抑制其生长，同时又减少了对正常组织的放射性损伤。

FDA 批准的放射免疫药物有治疗非霍奇金淋巴瘤（NHL）的托西莫单抗（商品名为 Bexxar）是 $^{131}$I 标记的抗 CD20 单抗。SWOG 组织报道使用环磷酰胺 – 羟基柔红霉素 – 长春新碱 – 泼尼松（联合化疗方案）与 $^{131}$I– 托西莫单抗联合治疗滤泡性 NHL90 例，其中 90% 的患者对治疗有反应，67% 的患者反应良好，2 年生存率为 81%。另有报道，用 $^{131}$I– 托西莫单抗对 59 例 NHL 患者进行治疗，结果显示，有 42 例（71%）患者对放射免疫治疗有反应，其中 20 例（34%）反应良好。通过随访，这 20 例患者中有 7 例保持不复发达 3 ~ 6 年。最近又有研究显示，用 $^{131}$I 标记的托西莫单抗对 76 例进入Ⅲ期或Ⅳ期的滤泡性淋巴癌患者进行治疗研究，用 75cGy$^{131}$I– 托西莫单抗辐射 1 周，结果表明，95% 的患者对治疗有反应，75% 的患者反应良好。5 年多的随访结果显示，51% 的患者 5 年内表现正常，且日渐好转，

57 例表现良好的患者中有 40 例在 4.3 ～ 7.2 年内保持缓解状态。如上结果都说明了 [131]I 标记的托西莫单抗具有较强的抗肿瘤作用。

此外，另一个被关注的单克隆抗体放射免疫偶联物是替伊莫单抗（商品名为 Zevalin），它是 [90]Y 标记的抗 CD20 单抗，可用来治疗滤泡性淋巴瘤和 NHL。有研究报道，8 例 NHL 患者经自体干细胞移植后，采用替伊莫单抗辅助治疗，结果 1 例获得完全缓解。此外，还有报道用 [90]Y 标记的单抗治疗神经胶质瘤等，也取得了不错的疗效。

（二）化学免疫偶联物

化学药物也可以和抗肿瘤单抗进行偶联，给药后偶联物质通过单抗的导向作用结合到抗原阳性的肿瘤细胞表面，引发偶联物的内化，相当大的一部分完整的化学药物游离出来通过和 DNA 分子结合发挥其细胞毒作用，从而通过抑制细胞 DNA 或蛋白质合成、干扰破坏细胞核酸或蛋白质功能、抑制细胞有丝分裂等方式来杀伤肿瘤细胞。偶联物常用的化学药物有：顺铂、环磷酰胺、鬼臼乙叉苷、多柔比星、紫杉醇、甲氨蝶呤、长春碱等。

Gemtuzumabozogarnicin（商品名 Mylotarg）是人源化重组的抗 CD33 单抗与卡奇霉素的免疫偶联物，已被 FDA 批准用于治疗复发和耐药的急性淋巴细胞性白血病。卡奇霉素对肿瘤细胞的杀伤能力是多柔比星的 1000 倍以上，但其巨大的毒性对正常细胞组织也造成了很大的损伤，因此产生了明显的不良反应。Mylotarg 中抗体部分发挥了导向作用，有效地降低了卡奇霉素的系统毒性，同时保留了卡奇霉素强力的抗肿瘤效应，给药后免疫偶联物聚集在 CD33 阳性的白血病细胞表面，随后抗体与 CD33 的结合引发偶联物的内化，继而被溶菌酶降解，最终大部分抗菌药游离出来发挥药效。

（三）免疫毒素

免疫毒素类抗肿瘤药物对肿瘤细胞表面抗原具有特异的亲和性，可释放毒素到肿瘤细胞而不伤害正常细胞。一旦毒素进入细胞，则通过抑制蛋白合成或改变信号传递等途径杀死肿瘤细胞。早在 20 世纪 70 年代，人们就发现了核糖体失活蛋白有抗肿瘤活性的作用，这些毒素常常被看成为制备免疫毒素类抗肿瘤药物的首选毒素。目前，临床用于抗肿瘤制剂的主要毒素有：白喉毒素、相思豆毒素、合成毒素 Gelonin、蓖麻毒素、铜绿假单胞杆菌内毒素等。

白喉毒素是白喉杆菌被 B 噬菌体溶源化后，由 B 噬菌体 tox 基因编码合成的外毒素。白喉毒素分子全长 535aa，相对分子质量为 58330。完整的白喉毒素分子不具有细胞毒性，蛋白晶体结构可分为 3 个彼此独立的结构域：N 端 1 ～ 193aa 是酶活性区（C 区），205 ～ 378aa 是跨膜转运区（T 区），386 ～ 535aa 是细胞膜受体结合区（R 区）。白喉毒素类免疫毒素杀灭细胞通过白喉毒素诱导靶细胞的凋亡，白喉毒素的细胞毒性主要是依赖其 C 区的 ADP 核糖基转移酶活性。其杀细胞作用为白喉毒素的 R 区与细胞膜受体结合后，引导细胞内吞，白喉毒素及受体包裹入内吞泡中，进而形成溶酶体小泡。在酸性环境的溶酶体小泡中，T 区变构进而形成通道，协助 C 区穿过膜进入胞质。进入还原性环境的胞质时，随着二硫键的打开,白喉毒素分离成A、B2个片段,随后游离的酶活性A片段与核糖体结合,使真核细胞蛋白合成延伸因子失活,最后靶向细胞蛋白合成受阻,细胞凋亡。已报道的研究中，与白喉毒素相连的导向分子有：抗TF抗体MabB3/25与MabHB21（Fv），抗结肠癌抗体Mabl083-17-1A以及抗GD（2）抗体Sc5Fll,抗人CD3抗体UCHT1与FN18等。

相思子毒素是从相思子中分离的一种细胞毒性蛋白,是植物毒素中毒性最强的毒素之一。毒素相对分子质量为61000~65000,由A、B两条链组成,两条链由1个二硫键相连。相思子毒素对真核细胞的作用主要是完整相思子毒素或片段跨膜转运进入细胞质,通过A链催化失活核糖体,从而抑制蛋白质合成过程中多肽链的移位,最终因蛋白质合成障碍导致细胞死亡。相思子毒素A链与针对人结肠癌胚抗原产生的单抗偶联制备的免疫毒素,在体内外均显示了高度特异性,对于能分泌结肠癌胚抗原的靶细胞的毒性是不存在相应抗原的其他细胞的16倍。体外实验表明,该免疫毒素可以有效抑制人结肠癌细胞。体内实验表明,该免疫毒素可以完全杀灭移植于裸鼠体内的结肠癌细胞。

## 第五节　单克隆抗体抗肿瘤药的临床应用评价

### 一、乳腺癌

目前,临床应用的抗乳腺癌单克隆抗体主要是曲妥珠单抗,对其临床应用效果的评价多为正面。有报道,对222例顽固性EGFR-2过度表达的乳腺癌患者首次静脉滴注曲妥珠单抗4mg/kg,随后维持2mg/kg,每周1次。结果完全有效率（肿瘤消失）为3%,部分有效率（肿瘤体积缩小达50%）为12%,在31例的有效患者中29例EGFR-2过度表达为$3^+$级,平均有效时间为8.4个月,有效者平均存活期为13个月。另一项研究显示,在高表达EGFR-2的（$2^+$级和$3^+$级）转移性乳腺癌患者,第1组病例469例,随机接受化疗或与曲妥珠单抗合用,化疗药采用紫杉醇和蒽醌类药。应用曲妥珠单抗初始剂量为4mg/kg,维持量为2mg/kg,每周1次。实验前应用过蒽醌类药者,实验时应用紫杉醇,剂量为$175mg/m^2$,21天为1周期,应用6个周期以上；其余病例应用蒽醌类加环磷酰胺,剂量为多柔比星$60mg/m^2$或多柔比星$75mg/m^2$加环磷酰胺$600mg/m^2$。结果表明,应用曲妥珠单抗联合化疗,总缓解率为45%,缓解时间为8.3个月,1年存活率为79%,且紫杉醇组好于蒽醌组；单独化疗组则总缓解率为29%,缓解时间为5.8个月,1年存活率为68%。EGFR-2为$3^+$级明显好于EGFR-2为$2^+$级转移性乳腺癌患者。上述研究结果证实,曲妥

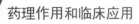

珠单抗在乳腺癌的治疗中具有重要的价值，尤其是对 EGFR-2 高表达患者。

### 二、B 细胞性肿瘤与骨髓性白血病

针对 B 细胞性肿瘤与骨髓性白血病的单克隆抗体药物选择较多，现在临床常用的主要是吉妥单抗、利妥昔单抗、托西莫单抗及 $^{131}$I 标记的托西莫单抗。

对于吉妥单抗应用的临床观察发现，吉妥单抗适用于年龄在 60 岁或 60 岁以上，不适用于一般细胞毒性药化疗且第 1 次复发并有 CD33 抗原阳性的急性骨髓性白血病者。对于年龄小于 60 岁患者，其治疗反应率比总反应率是 34%；年龄大于或等于 60 岁的患者为 26%，男、女性的总反应率相似，31% 的女性和 29% 的男性达到缓解状态。

对于利妥昔单抗的临床应用发现，34 例经病理诊断为惰性 B 淋巴瘤者接受利妥昔单抗治疗，中位疗程数为 5 个（3 ~ 8 个），其中单药治疗 2 例，联合化疗 32 例，化疗方案包括 HOP16 例、FMD5 例、CHOPE4 例、EPOCH2 例、DICE2 例、DAHP2 例、EN1 例。结果在 30 例可评价疗效的病例中，有效率为 93.3%，完全缓解率（CR）为 60.0%，中位随访期为 17 个月（4 ~ 68 个月），1 年无疾病进展生存率（PFS）为 85.3%。另有研究结果显示，对慢性淋巴细胞白血病（CLL）者接受利妥昔单抗治疗的应答率为 50% ~ 70%。

此外，对于托西莫单抗及 $^{131}$I 标记的托西莫单抗临床应用发现，90 例适用于 CHOP 方案（环磷酰胺、多柔比星、长春新碱、泼尼松）化疗的淋巴瘤者联合应用托西莫单抗或 $^{131}$I- 托西莫单抗，结果总体应答率为 91%，CR 为 69%，中位随访期为 5.1 年，5 年整体存活率为 87%，PFS 为 67%。

### 三、非小细胞肺癌

西妥昔单抗和贝伐单抗是临床上用于治疗非小细胞肺癌的单克隆抗体药物。研究显示，西妥昔单抗联合化疗对未经治疗转移非小细胞肺癌（NSCLC）患者，应答率为 29% ~ 53%，对难治性或复发性 NSCLC 患者，联合多西他赛的应答率为 28%，高于多西他赛的单药治疗组。大量研究证实，西妥昔单抗与贝伐单抗、埃罗替尼、吉非替尼、吉西他滨联合治疗可显著提高 NSCLC 患者生存率。近期完成的一项有关贝伐单抗联合化疗的结果已公布，878 例晚期 NSCLC 患者入组，在卡铂 + 紫杉醇治疗基础上联合贝伐单抗或安慰剂，患者的生存期分别为 12.5 个月和 10.2 个月，CR 分别为 27% 和 10%。这些数据都表明西妥昔单抗和贝伐单抗在非小细胞肺癌的治疗中是有效的。

### 四、非霍奇金淋巴瘤

治疗非霍奇金淋巴瘤（NHL）的抗体靶标有 CD20、CD19、CD22 等抗原，其中 CD20 抗原是非结合单克隆抗体药治疗的理想靶位。缘于此抗原具有克隆特异性，仅表达于所有前 B 细胞和成熟 B 细胞，而不表达于造血干细胞、浆细胞和其他造血细胞系。同时 CD20

在超过 90% 的 B 细胞性 NHL 的抗体均有表达，且抗原不会脱落，也不会因与抗体的结合发生抗原凋变。目前，全球已有超过 50 万 NHL 患者接受利妥昔单抗治疗，并通过对患者体内 B 细胞的暂时性清除来治疗类风湿关节炎，已取得明显疗效。另外，对 399 例未接受治疗的年龄大于 60 岁的 NHL 患者应用利妥昔单抗联合 CHOP 方案化疗，分别增加 23% 的总体和 53% 的个体存活率。另 26 例年龄大于 60 岁 NHL 患者应用利妥昔单抗联合 CHOP 化疗，结果 20 例患者获得完全缓解，CR 为 75%，6 例部分缓解，应答率为 100%。另对 40 例低度恶性或滤泡型淋巴瘤患者，联合 CHOP 化疗方案，每个疗程注射利妥昔单抗 1 次，总计完成 6 个疗程，有效率为 95%。此外，国内一项多中心临床研究对 18 ~ 71 岁 CD20 阳性 NHL 患者进行临床治疗，有效率为 43%，不良反应为发热 9 例、乏力 5 例、皮肤反应 1 例、肝功能损伤 1 例、低血压 1 例。无骨髓抑制，肾功能及心电亦无改变。显示其疗效肯定，耐受性良好。

### 五、转移性直肠、结肠癌

西妥昔单抗和贝伐单抗也是临床上用于治疗转移性结肠、直肠癌的单克隆抗体药物。对于西妥昔单抗的临床应用观察报道如下：在先后进行 3 项包括 524 例 EGFR 过度表达且对细胞毒药物（伊立替康）不再反应的晚期转移性结肠、直肠癌患者的研究，其中名为 EMR62202-007 研究比较西妥昔单抗与伊立替康联合（218 例）或西妥昔单抗单药（111 例）治疗效果。单药组剂量为 125mg/m$^2$，每周 1 次，连续 4 周，停药 2 周；联合用药组剂量为 180mg/m$^2$，每周 1 次，连续 2 周；或剂量为 350mg/m$^2$，每周 1 次，连续 3 周。结果整体有效率（ORR）在联合用药组和单药组中分别为 22.9%（17.5% ~ 29.1%）和 10.8%（5.7% ~ 18.1%），疾病控制率（DCR）为 55.5% 和 32.4%，中位无恶化时间（TTP）为 4 个月和 1.5 个月，整体存活时间（OS）为 8.6 个月和 6.9 个月。另一项临床研究中纳入 138 例患者，90% 的患者给予西妥昔单抗 125mg/m$^2$，1 周 1 次，连续给药 4 周，停药 2 周。结果 ORR 为 15.2%（9.7% ~ 22.3%）、DCR 为 60.9%、TTP 为 2.9 个月，OS 为 8.4 个月。与之对应的一项包括 57 例患者、不设对照、开放性的研究，考察西妥昔单抗单独应用的治疗效果。结果 ORR 为 8.8%、DCRS45.6%、TTP 为 1.5 个月、OS 为 6.4 个月。上述研究结果显示，西妥昔单抗与伊立替康联合治疗在 ORR、DCR、TTP、OS 等几项指标均优于单药治疗方案。

对于贝伐单抗的临床应用观察报道如下：813 例未曾治疗的转移性结肠、直肠癌患者随机分为治疗组 402 例接受贝伐单抗每 2 周 5mg/kg，对照组 411 例接受安慰剂，同时所有患者均联合 IFL 方案（每周静脉注射伊立替康 125mg/m$^2$、氟尿嘧啶 500mg/m$^2$ 和亚叶酸钙 20mg/m$^2$）治疗。研究终点为疾病进展、有效率、发生不能承受的毒副反应或完成 96 个月疗程。结果两组的中位生存期分别为 20.3 个月和 15.6 个月；中位疾病无进展生存期（PFS）为 10.6 个月和 6.2 个月，中位疗效持续时间分别为 10.4 个月和 7.1 个月，有效率为 44.8%

和 34.8%。贝伐单抗联合 IFL 方案可显著提高总有效率、疗效持续时间和 PFS，且患者获得生存益处并不依赖于二线治疗。另一研究显示，813 例 mCRC 者接受在 IFL 方案化疗基础上，联合应用贝伐单抗或安慰剂，结果显示用药组可显著提高患者的 PFS，且无论是否降低 VEGF 水平或 THBS-2 水平。转移性结肠直肠癌患者在应用氟尿嘧啶 - 亚叶酸钙初始治疗方案中，加用贝伐单抗可延长患者的生存时间，降低患者的死亡危险率，改善治疗反应率，对各种晚期转移性结肠直肠癌患者均有益。

## 第六节　单克隆抗体抗肿瘤药的合理应用原则

（1）克隆抗体药物对妊娠及哺乳期妇女禁用。育龄妇女在接受治疗过程中及治疗结束后 12 个月内，应采取有效的避孕措施。另对有严重骨髓抑制者禁用。对过敏者或敏感体质者禁用或提示医师注意监控。

（2）单克隆抗体药物重复应用在一些患者中会导致显著的免疫球蛋白水平下降，虽下降幅度不大，但免疫球蛋白水平可降至无法检出的程度，且免疫球蛋白水平与肺部感染有极大关系。

（3）单克隆抗体药对肺部疾病者、充血性心力衰竭者、心肝肾功能不全者、高血压、心脏病者慎用。

（4）注意单克隆抗体药物综合征，患者接受静脉滴注蛋白后出现变态反应或其他过敏反应已有多例报道。与细胞因子释放综合征不同，典型的过敏反应通常在输注开始后几分钟之内就会出现。

（5）单克隆抗体药物于首次输液反应发生率较高，为预防发生严重的过敏反应，可于给药前先行口服苯海拉明和对乙酰氨基酚；一旦发生过敏性休克，立即给予肾上腺素、肾上腺皮质激素、苯海拉明、支气管扩张剂和吸氧。

# 第七节　单克隆抗体抗肿瘤药物的毒性作用

在肿瘤的治疗中单克隆抗体比化学药物的毒性作用小，但也不能完全避免，根据性质可分为与作用机制相关和无关的两类。与作用机制无关的一类常常是由于含有异源序列的蛋白引起的超敏反应所致。同时，由于人对单克隆抗体中的鼠源成分产生抗体，所以使得循环中的治疗性单抗很难达到需要的浓度。机制相关的毒性作用是由于治疗性抗体与它的靶抗原的结合，例如，在用针对 HER2/neu 的抗体曲妥珠单抗治疗乳腺癌的过程中，会产生对心脏的毒性，其原因为心脏表达少量的 HER2 蛋白。最后，Bevacizumab 这个针对 VEGF 的治疗性抗体，会引起高血压、出血、凝血、蛋白尿等副反应。这些不良反应的产生都是由于干扰了 VEGF 介导的正常生物学功能。免疫交联物由于含有放射性粒子、化学试剂、催化性毒素，因此毒性作用更多，如引起血管渗漏综合征。

# 第九章　处方的管理应用

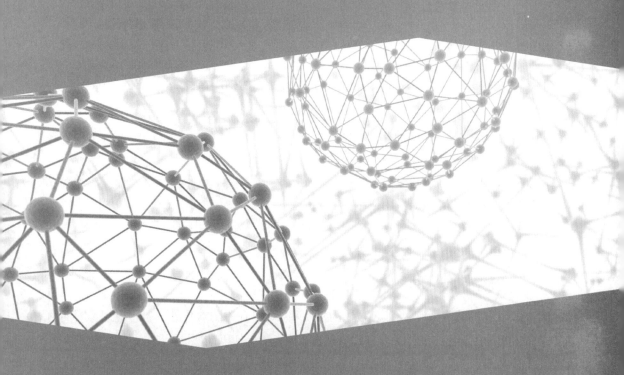

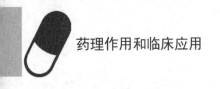

# 第一节　处方的概述

### 一、处方的意义

处方是指由注册的执业医师和执业助理医师在诊疗活动中为患者开具的、由取得药学专业技术职务任职资格的药学专业技术人员审核、调配、核对，并作为患者用药凭证的医疗文书。处方包括医疗机构病区用药医嘱单。

中医处方是医师辨证论治的书面记录和凭证，反映了医师的辨证立法和用药要求，既是给中药调剂人员的书面通知，又是中药调剂工作的依据，也是计价、统计凭证，具有法律意义。

### 二、处方的格式

处方格式由三部分组成：

前记：包括医疗、预防、保健机构名称、处方编号、费别、患者姓名、性别、年龄、门诊或住院病历号、科别或病室和床位号、临床诊断及开具日期等，并可添列特殊要求的项目。

正文：以 Rp 或 R（拉丁文 Recipe "请取"的缩写）标示，分列药品名称、剂型、规格、数量、用法用量。

后记：医师签名或者加盖专用签章，药品金额以及审核、调配、核对、发药的药学专业技术人员签名或者加盖专用签章。

医疗机构的处方，按规定格式统一印制。不同的处方使用不同的颜色纸印刷。并在处方右上角以文字注明不同类别的处方。

### 三、处方的常用术语

由于医疗需要，医师为了表达用药意图和要求，在中药饮片处方中常应用不同的术语，对药品的产地、炮制、质量、调剂和煎煮等特殊要求加以注明。

（一）与药名有关的术语

1.炮制类

采用不同的方法炮制中药，可获得不同的作用和疗效。医师根据医疗需要，提出不同的炮制要求。如酒蒸大黄，能缓和其泻下作用；蜜炙麻黄，能缓和其辛散之性，增强其止咳平喘功效；炒山药，能增强其健脾止泻作用。

2. 修治类

修治是除去杂质和非药用部分，以洁净药材，保证其符合医疗需要。如远志去心、山茱萸去核、乌梢蛇去头去鳞片等。

3. 产地类

中药讲究地道药材，医师在药名前常标明产地。如怀山药、田三七、东阿胶、杭白芍、广藿香、江枳壳等。

4. 品质类

药材的品质优劣直接影响到疗效，历代医家都非常重视药材的质量优劣，医师处方对药品质量提出了要求。如明天麻、子黄芩、左牡蛎、左秦艽、金毛狗脊、鹅枳实、马蹄决明、九孔石决明等。

5. 采时、新陈类

药材的质量与采收季节密切相关，有的以新鲜者为佳，有的以陈久者为佳。医师处方对此也有不同要求。如绵茵陈（质嫩）、陈香橼、陈佛手、陈皮、嫩桂枝、鲜芦根、鲜茅根、霜桑叶等。

6. 颜色、气味类

药材的颜色和气味也与质量密切相关。如紫丹参、香白芷、苦杏仁等。

（二）与煎煮等有关的术语

根据治疗的需要和饮片的性质，医师在汤剂处方时会对某味药物的煎煮方式或用法提出简明要求，也称为旁注。用简明的词语指示药剂人员在调剂时要采取特定的处理方法。

旁注的内容一般包括煎法、服法等。常见旁注有先煎、后下、包煎、另煎、打碎、冲服、煎汤代水等。调剂人员必须按医师注明的要求，认真执行医嘱。有的处方虽未有注明，但如需处理的，仍应按炮制规范的规定执行。

### 四、处方的分析要点

中药方剂是中医处方用药的原则和辨证用药的体现。对中医处方进行分析，可看出该方是以何首经典成方为主并加减变化而成，以及该方的主要功效和适应证。有的中医处方带有脉案，则更能清楚地从脉案中的主证、诊断、立法中，看出方剂的组成、加减变化、功能主治等，这为准确配方，防止误配或错配药物奠定了基础。如六味地黄汤，功能滋补肝肾，用于肝肾阴虚。方中山茱萸滋补肝肾，若处方医师笔误为吴茱萸，调剂人员在调配时将山茱萸误配成吴茱萸，就背离了组方原则，达不到治疗目的。若调剂人员在调配时，凭着扎实的业务功底及时地发现医师处方中的笔误，予以纠正，就为安全有效地用药提供了保证。

有的医师在处方配伍时，不一定依据经典成方加减组方，而是按自己的经验随意组配；

有的医师使用细辛、乌头等峻烈有毒的常用中药时，常常超过法定用量。对于这些独特的处方，必须谨慎对待，以防发生差错。

有些中药的处方用名只有一字之差，调剂人员若缺乏中药调剂理论知识，或一时疏忽，未辨清医师处方字迹，就会发生错配、误配药品的事故。

所以中药调剂人员只有掌握每味常用中药的正名、别名及用药禁忌等，方能发现处方中药味重复、超剂量，或药物配伍禁忌等错误。如发现处方中有"十八反""十九畏""妊娠禁忌"之类的用药禁忌，要及时告知处方医师，请其确认或重新开具处方。

# 第二节　差错处方的防范与处理

## 一、用药差错的界定

（一）用药差错分类

（1）由于医生处方差错，而药师没有审核出来，导致的患者用药差错。

（2）医生处方正确，药师调配处方差错导致患者用药差错。

（3）医生处方正确，护士执行医嘱错误，导致患者用药差错。

（4）医生处方正确，患者执行医嘱错误，导致患者用药差错。

（二）用药差错监测

（1）医生处方差错，主要通过药师审核来监测。

（2）药师调配处方差错，主要通过药剂师双人复核制来监测。

（3）护士执行医嘱差错，主要通过护士双人核对制来监测。也可以由临床药师核对监测。

（4）患者执行医嘱错误，主要通过医生和药师加强对患者用药指导来减少患者用药差错。

## 二、处方调配差错的防范

（一）处方调配差错的内容

1.处方差错的内容包括：

（1）药品名称出现差错。

（2）药品调剂或剂量差错。

（3）药品与其适应证不符。

（4）剂型或给药途径差错。

（5）给药时间差错。

（6）疗程差错。

（7）药物有配伍禁忌。

（8）药品标志差错如贴错瓶签、错写药袋及其他。

2. 处方调配差错性质：

（1）客观环境或条件可能引起的差错（差错未发生）。

（2）发生差错但未发给患者（内部核对控制）。

（3）发给患者但未造成伤害。

（4）需要监测差错对患者的后果，并根据后果判断是否要采取预防或减少伤害。

（5）差错造成患者暂时性伤害。

（6）差错对患者的伤害可导致患者住院或延长患者住院时间。

（7）差错导致患者永久性伤害。

（8）差错导致患者生命垂危。

（9）差错导致患者死亡。

（二）处方调配差错的原因

引起处方差错的因素有：

（1）调配工作时精神不集中或业务不熟练。

（2）选择药品错误。

（3）处方辨认不清。

（4）处方缩写不规范。

（5）药品名称相似。

（6）药品外观相似。

（7）分装。

（8）稀释。

（9）标签。

（10）其他。

（三）处方调配差错的防范

1. 加强药品货位管理

（1）药品的码放应有利于药品调配，药品可按中、英文的首字字母顺序，或按药理作用系统，制剂剂型进行分类并不宜经常调换位置。

（2）只允许受过训练并经授权的药学人员往药品货架码放药品，并确保药品与货架上的标签严格对应（药品名称、规格）。

（3）相同品种而不同规格的药品分开码放。

（4）包装相似或读音相似的药品分开码放。

（5）在易发生差错的药品码放的位置上，可加贴醒目的警示标签，以便药师在配方时注意。

（6）增加高危药品摆放标志，避免调配错误。

（7）每月检查药品有效期，做到先进先出，近期先出，避免出现发放过期药品的情况。

2. 制定调配岗位操作规程

（1）调配处方前应先读备处方所写的药品名称、剂型、规格与数量，有疑问时绝对不可猜测，可咨询上级药师或电话与处方医师联系。

（2）一张处方药品调配结束后再取下一张处方，以免发生混淆。

（3）张贴标签时再次与处方逐一核对。

（4）如果核对人发现调配错误，应将药品和处方退回配方人，并提示配方人注意改正。

3. 制定发药岗位操作规程

（1）认真审方，严格执行"四查十对。"

（2）确认患者的身份，以确保药品发给相应的患者。

（3）对照处方逐一向患者交代每种药品的使用方法，可帮助发现并纠正配方和发药中的差错。

（4）对理解服药标签有困难的患者或老年人，需耐心仔细地说明药品的用法并辅以更详细、明确的服药标签。

（5）在承接的用药咨询服务中提示或确认患者及家属了解药品的用法。

4. 制定明确的差错防范措施

（1）制定并公示标准的药品调配操作规程，可有助于提醒工作人在工作中注意操作要点。

（2）保证轮流值班人员的数量，减少由于疲劳而导致的调配差错。

（3）及时让工作人员掌握药房中新药的信息。

（4）发生差错后，及时召开讨论会，分析和检查出现差错的原因、后果和杜绝措施，及时让所有的工作人员了解如何规避类似差错发生。

（5）定期召开工作人员会议，接受关于差错隐患的反馈意见，讨论并提出改进建议。

（6）合理安排人力资源，调配高峰时间适当增加调配人员。管理和辅助工作可安排在非调配高峰时间。

### 三、调配差错的处理和报告

（一）药品调配差错处理流程

（1）由患者在取药窗口及时发现的调配差错，应立即予以更换，并真诚道歉。

（2）患者离开取药窗口后又返回药房投诉发药错误时，首先先应根据处方核对患者投诉的真实性，确认是调配差错后，具体分析和处理如下：

1）如果患者没有服用错发的药品，要向患者真诚道歉，取得患者谅解，将正确的药品发给患者并将错发药品换回。

2）如果患者错服了维生素、微量元素、OTC等药品，且只服用了一次时，在赔礼道歉的同时，应对患者进行耐心的解释，告知患者错服药品对其身体无伤害，将正确的药品发给患者并将错发药品换回；对于服用两次以上、患者有自觉临床症状者应及时看医生并给予积极治疗。

3）如果患者错服了麻醉药、强心苷、抗凝血药、降糖药、抗肿瘤药、利尿药和激素等高危药品时，要根据患者自身的症状及药物作用、半衰期和不良反应来进行分析，确认该药对患者的伤害及损害程度，对于只服用一次且已超过药物代谢5个半衰期、无明显不适者，在赔礼道歉的同时将正确的药品发给患者并将错发药品换回；并告知患者药品已代谢，不太可能有药物引起的不良后果；对于服用错误药物两次以上，药物代谢周期在5个半衰期以内者，应详细询问患者目前的症状，及时告知医生并请医生给予相应的诊疗。这期间，药师要给予全力配合。

（3）差错一经证实，药房负责人在积极处理的同时，应立即向科主任及科质量管理组织汇报。

（二）药品调配差错的报告

差错发生后当事人应立即报告小组负责人，由小组负责人、质量负责人及当事人对差错进行全面调查，并向主管领导和主管部门提交一份"药品调配差错报告"。内容如下：

（1）药房是如何发现该差错的。

（2）确认差错发生的过程、细节。

（3）调查确认导致差错发生的原因。

（4）患者的处理。

（5）整改措施。

（6）处理意见。

（7）当事人的文字说明。

（8）处方的复印件。

（三）改进措施

（1）对杜绝再次发生类似差错提出具体建议。

（2）必要时药房主任或药店经理应修订处方调配工作流程，以利于防止或减少类似差错的发生。

（3）药房主任或药店经理应将发生的重大差错向医疗机构、药政管理部门报告，分享教训，共同杜绝重大差错的发生。

（4）开展有针对性的培训。

# 第十章　药品剂量与用法

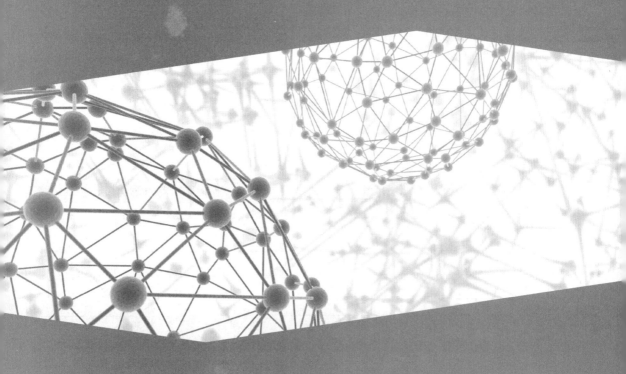

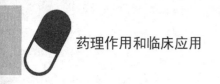

药理作用和临床应用

# 第一节  药品的使用剂量和使用方法

## 一、给药时间和次数

给药时间应根据具体的药物而定。如催眠药应睡前使用；利尿药及泻药应考虑生效时间不影响患者的休息，需按作用快慢而确定给药时间；驱虫药宜在空腹或半空腹时服用；抗酸药、健胃药、利胆药在饭前服用；对胃肠道有刺激的药物宜饭后服用；预防心绞痛发作的药宜于心绞痛发作前使用。一般没有特殊规定的药物，空腹时服药吸收较快较好，饭后服药吸收较慢而差。服药后要稍活动后再卧床休息，服药后不宜立即卧床，同时，服药时宜取站立位，应多用水送下，以避免引起药物性食管溃疡。口服抗生素、抗肿瘤药、抗胆碱药、铁剂、胶囊剂等时，如果用水太少，且服药后立刻卧床，尤其容易引起药物性食管溃疡。

用药次数根据药物的半衰期而定。

## 二、药物的用量

60 岁以上的老年人，一般可用成人剂量的 3/4，小儿用药剂量比成人小。

（一）根据年龄折算

表 10-1  根据年龄折算的药物用量

| 年龄 | 按年龄折算剂量（折合成人剂量） | 按年龄推算体重（kg） |
|---|---|---|
| 新生儿 | 1/10 ~ 1/8 | 2 ~ 4 |
| 6 个月 | 1/8 ~ 1/6 | 4 ~ 7 |
| 1 岁 | 1/6 ~ 1/4 | 7 ~ 10 |
| 4 岁 | 1/3 | 一周岁以上体重可按下式计算：实足年龄 ×2+8= 体重（kg） |
| 8 岁 | 1/2 | |
| 12 岁 | 2/3 | |

（二）小儿剂量根据年龄计算

（1）1 岁以内用量 $=0.01 \times$（月龄 $+3$）$\times$ 成人剂量

（2）1 岁以上用量 $=0.055 \times$（年龄 $+2$）$\times$ 成人剂量

（三）根据体重计算

小儿剂量 = 成人剂量 × 儿童体重 /50( 即成人平均体重 )。

（四）根据体表面积计算

（1）体重 30kg 以下小儿体表面积 = 体重 ×0.035+0.1m$^2$

小儿用量 = 成人剂量 × 某儿体表面积 /1.7（1.7 为成人 70kg 体重的体表面积）

（2）体重 30kg 以上的儿童的体表面积

体重每增加 5kg，体表面积增加 0.1m$^2$

如：35kg 体重的体表面积为 1.1+0.1=1.2

40kg 体重的体表面积为 1.1+0.1×2=1.3

### 三、药物计量单位

1mg（毫克）=1000μg（微克）

1g（克）=1000mg

1kg（千克、公斤）=1000g

1L（升）=1000ml（毫升）

一部分抗生素、激素、维生素及抗毒素，由于效价不恒定，只能依靠生物鉴定的方法与标准品比较来测定，因此，采用特定的"单位"（U）计量。

# 第二节　药品的给药途径

药品的给药途径简称用法，是指药物各种剂型以不同给药途径应用到人体的方法，包括口服、注射、滴入、吸入、透入、植入、灌肠和局部给药（含漱、洗涤、湿敷、涂敷、喷雾、直肠或阴道塞入）。药物用法的制定考虑了 6 个方面因素：

（1）药效出现的快慢。

（2）疾病部位与病理特点。

（3）剂型的特点。

（4）患者的身体状况，以及机体对药物的处置状况（吸收、分布、代谢、排泄）。

（5）药物的刺激性或不良反应。

（6）制剂间的生物等效性、效益/价格或费用比。

给药途径对药效会产生明显影响。在多数情况下，不同给药途径可能影响药效的强弱和起效快慢，在有些情况下还会产生性质不同的作用，如口服硫酸镁溶液后会产生泻下和利胆作用；而注射给药却出现镇静和降压作用；直肠给药可洗肠和致泻；涂敷或湿敷可消除组织肿胀。对一些昏迷、抽搐和不能合作的精神病者不宜选用口服。又如青霉素、胰岛素、卡那霉素口服后易被破坏，只能注射给药。其他给药途径有舌下、肛门、直肠给药等，这些方式都要求药物易穿透黏膜，目的为避免吸收过程肝和胃肠对药物的破坏，如硝酸甘油片舌下含服，由于黏膜的吸收快，给药 1 ～ 3 分钟即可缓解心绞痛症状。不同给药途径可以影响药物吸收的量和速度，吸收速度快慢比较如下：静脉滴注＞静脉注射＞吸入＞肌内注射＞皮下注射＞直肠黏膜＞口服＞皮肤涂敷。

但大多数的药品是以口服的方法给予，而服药的次数是根据药物在人体内代谢和排泄的时间快慢（血浆半衰期）而定。大多数药是一日 3 次给药，在体内代谢和排泄得较慢的药，可服一日 2 次，在体内代谢和排泄得更慢的药，可一日 1 次；在体内代谢和排泄得较快的药，可一日 4 ～ 6 次或每隔 4 ～ 6 小时给药 1 次。

## 一、口服给药

口服给药又称为肠内给药，即通过胃肠消化道吸收。剂型含有丸剂（水丸、水蜜丸、蜜丸、糊丸、蜡丸、浓缩丸、微丸、滴丸）、散、膏滋、丹、颗粒（冲剂）、茶剂、胶囊、汤剂、合剂、片（糖衣片、粉衣片、含片、肠溶衣片、薄膜衣片）。口服给药的优势有：

（1）便于服用，患者服药的依从性好。

（2）给药无须器械或人工，价格较低廉。

（3）制剂可具有各种颜色，尚可印字以便于识别。

（4）适合长期应用。

（5）稳定性高，隔绝空气中的湿气、氧及光线。

（6）可定时、定位释放药物，达到缓、控释和长效的目的，若需在肠中显效时可制成肠溶片、胶囊。

但口服给药尚需要胃肠吸收，吸收和起效慢；有些性质不稳定的药物，在通过胃、肠消化道时易被酸、碱、酶破坏；同时由于肝脏的首关效应，药物在通过黏膜及肝脏时极易被肝酶代谢和灭活，使进入血液循环的有效药量减少，药效降低。另对呕吐、昏迷、不能吞咽者不宜使用。

口服给药除按时用药外，宜要注意给药时间。口服给药的最适宜的时间，主要是考虑人体的生理规律（生物钟）和病理特点；药品最佳吸收和发挥作用的时间；其次是避免或减少药物对人体产生不良反应。服用时间分为晨服、餐前、餐时、餐中、餐后、睡前等。其原则有 4 个。

（1）根据药品的性质，确定给药时间，充分发挥药物的作用。一般口服药一日 2 ～ 3 次，分别于早、晚或早、中、晚各服 1 次。

1）餐前是指饭前 30 ～ 60 分钟，抗酸药、健胃药、滋补药、肠道抗感染药、收敛药、胃肠解痉药多在餐前服用效果较好，以中和胃酸并增强对胃肠黏膜的保护作用。

2）清晨服用较适宜的药品有肾上腺皮质激素，因为人体内激素的分泌高峰出现在晨7～8时，此时服用可避免药对激素分泌的反射性抑制作用，对下丘脑－垂体－肾上腺皮质的抑制较轻；利尿药晨服以避免夜间多次起夜，影响睡眠和休息。

3）空腹指尚未进食时，适于服用的有利胆药、驱虫药。驱虫药可迅速进入肠道保持高浓度，增加药与虫体的直接接触，增强疗效。

4）餐时是指吃饭的同时，适于服用助消化药、有刺激性的镇痛药。

5）餐后是指饭后30～60分钟，适于服用解热镇痛药、维生素、消炎药。

6）睡前是指晚间临睡前15～30分钟，尚未就寝时，适于服用镇静助眠药、钙剂、泻药，或直肠和阴道给药。

一般说来，除健胃药、收敛药、抗酸药、胃肠解痉药、肠道抗感染药、利胆药、催眠药、泻药外，其余都可在餐后服用，特别是对胃肠有刺激的药品（如阿司匹林、布洛芬、吲哚美辛、铁剂等），更须在餐后服用。

（2）依据药品的生物利用度和药动学特点。食物对口服降糖药的吸收、生物利用度和药效都有不同程度的影响。因此，降糖药应注意在不同的时间服用。

1）餐前半小时：适于餐前口服的药物有甲磺丁脲、氯磺丙脲、格列本脲、格列吡嗪、格列喹酮、瑞格列奈。国内报道，小剂量格列本脲在早餐前服用疗效好，血浆达峰浓度时间比餐中服用提早1小时；早餐前服2.5mg比早餐同时服用7.5mg更有效，其疗效也提高80%。国外报道，瑞格列奈口服后15分钟起效，血浆半衰期短，三餐前给药使整个进餐期都有降糖作用。

2）餐中：适于餐中服用的药品有二甲双胍、阿卡波糖和格列美脲。阿卡波糖应随第1～2口饭吞服，可减少对胃肠道的刺激，增加患者的依从性；格列美脲在早餐或第1次就餐时服用；曲格列酮与食物同时摄取时吸收较好，在消化后约3小时血浆浓度达峰值。

3）餐后0.5～1小时：吸收和代谢受食物影响不大的药物可在饭后口服，如罗格列酮。

（3）依据病情和治疗的需求。如造影药碘番酸，服后12～24小时才在胆囊出现，因此须在前一天晚上服用；祛痰药餐前服刺激胃黏膜，间接促进支气管分泌增加；止喘药、镇痛药多在症状发作时服用。血压在早晨和下午各出现1次高峰，因此为有效控制血压，一日仅服1次的长效降压药宜在早7时左右服，一日服2次的宜在下午4时再补充1次。另外，抑郁的症状如忧郁、焦虑、猜疑等常表现晨重晚轻，抗抑郁药氟西汀（百忧解）、帕罗西汀（赛乐特）、氟伏沙明宜于晨服；降血脂药多提倡睡前服，因肝脏合成脂肪峰期多在夜间，晚餐后服药有助于提高疗效。

（4）减少不良反应。抗过敏药服后易出现嗜睡、困乏和注意力不集中，睡前服较安全并有助于睡眠；止吐剂甲氧氯普胺（灭吐灵）可加快胃蠕动，酚酞可促进肠蠕动，使胃肠内食物的排空速度增速，不利于营养的吸收，宜放于两餐中服用。习惯性常主张铁剂在餐后服用较好，餐后服铁可减少不良反应，但食物中的植物酸、磷酸盐、草酸盐等影响铁的吸收。因此，宜在两餐间服用，但最佳时间是空腹。

中成药中的健脾、补益、止泻药等餐前服用奏效迅速，如人参、鹿茸于餐前服用吸收较快。驱虫药可于晨服或睡前服，镇静助眠药多在睡前 1 ~ 2 小时服用。中成药的解表药宜及时服用，以免病邪由表入里；发汗解表药于中午以前阳分时间（11 小时左右）服用，可顺应阳气升浮，有助药物祛邪除病。对危急重症应及时给药，为使药效持续发挥，可在短时间内连续给予大剂量的药物。外用药一般一日换药 1 次。服用时宜注意药品的辅加调配方法（如振摇、溶解、稀释等）。

## 二、注射给药

注射给药系指经注射给药注入人体内，包括无菌溶液、乳浊液或混悬液，以及临用前配制的无菌粉末（粉针）或模压片。小剂量注射剂俗称针剂，每支容量 0.5 ~ 50ml，大容积每瓶超过 50ml 者为输液剂。临床供以皮下、皮内、肌内、静脉、动脉、心内、穴内、鞘内、关节内注射和静脉滴注。

注射给药的特点有：

（1）起效迅速，药液直接注入血管或组织，尤其是静脉注射或滴注，药物直接入血，没有吸收的过程，适于危重患者的抢救。

（2）吸收快，血药浓度上升迅速，起效快且比口服给药途径作用强。

（3）吸收量较准确、用量小、服后易被消化液破坏的药，不易吸收的药，或引起呕吐刺激的药均可以注射。

（4）适于不能口服者、昏迷或不能吞咽者，其营养和治疗药可用注射方式供给。

（5）可产生局部定位作用，牙科等局部麻醉用药以及动脉栓塞微球等均需用注射给药。

（6）某些药可用注射方式延长药效，如肾上腺皮质激素于关节内注射，避孕药植入注射等。

但注射给药时可能对血管或组织产生刺激，出现疼痛、瘙痒或麻木，严重时可致静脉血栓和静脉炎，也可能发生一些意外（如针头断裂、出血、感染、昏厥、休克）；另注入人体后，其作用难以逆转，在给药前宜格外慎重；此外，注射剂的制造工艺复杂，生产费用大而价格偏高。同时不宜为人群自我应用，需要医护人员操作，因此，不能入选为非处方药，能口服给药者不宜首选注射给药。

## 三、吸入给药

吸入给药是借助于人体吸气时的气流，以药物微粒吸入呼吸道；或借助于压缩空气、氧气或惰性气体作动力的喷雾器和雾化器，将药液雾化，喷入鼻腔或口腔，进入支气管、气管、肺部以发挥药效；或药物经鼻黏膜或肺泡吸收。由于肺泡面积大而血管丰富，呼吸道给药吸收很快，仅次于注射给药。适宜的剂型有喷雾剂、气雾剂、鼻喷剂、吸入剂等。

吸入给药具有定位、速效、量准等特点：

（1）可直达作用部位，药物分布均匀，奏效快，一般用后 2 分钟起效。

（2）药的粒径小，分布均匀，吸收较完全，气雾剂所喷出的气溶胶可到达肺部的深处，并可将肺容量增加。给药剂量远较口服小。

（3）药物分装于密闭、不透明的容器中，避光且不易与空气中的氧或水分接触，不易被微生物污染，提高了药物的稳定性与安全性。

（4）使用和携带方便，可利用阀门控制剂量。

（5）减少药物局部涂敷所致的疼痛和刺激，可避免胃肠道的不良反应。

但吸入给药的气雾剂需耐压容器和阀门系统，成本和价格较高，另外，气雾剂有一定内压，遇热、受冲击后易发生爆炸。其中的抛射剂氟氯烷烃可分解为氯，可上升到大气顶层，破坏大气臭氧层，使其发展受到一定的限制。

### 四、腔道给药

腔道给药系将药品塞入人体的腔道（阴道、尿道、耳道、肛门、鼻腔等部位），一种是在腔道起局部作用，如润滑、收敛、消炎、止痒、局麻等作用；另一种是由腔道吸收入血起到全身作用，如镇痛、镇静、退热、兴奋、扩张支气管和血管、消炎等。制剂主要为栓剂，分为肛门栓、阴道栓、尿道栓、鼻用栓、耳道栓等。常用前两种，肛门栓重 1 ~ 2g；阴道栓重 3 ~ 5g。

栓剂结合阴道和直肠的生理，有下列特点：

（1）腔道用药作用直接，浓度高而集中，而口服或注射给药的浓度往往达不到。

（2）直肠的 pH 为 7.3，酸碱度适中，药物不受胃肠道 pH 值或酶的破坏而失去活性。

（3）直肠黏膜能吸收水分而进入血液；同时直肠无蠕动，无绒毛，皱褶也少，内存半固体的粪便含有 77% ~ 85% 的水分，耐受性良好，对胃肠黏膜刺激性大的药可以直肠给药。

（4）肛门静脉分为上腔、中腔、下腔 3 条静脉血管，其中经过中、下腔静脉和肛管静脉吸收的药可绕过肝脏，一半以上不通过肝而直接进入血循环，防止或减少药物在肝脏中的生化变化，减少药物的肝毒性和不良反应。

（5）对不能口服或不愿吞服药的成人或小儿，尤其对昏迷、呕吐者、婴幼儿更为适宜。

（6）某些起局部作用的栓剂，药物可直接作用于病灶。

但栓剂在使用上不如口服方便，生产成本较高，在炎热地区贮运不便，此外由于国人的生活和传统意识，目前在应用上受到一定的限制。常见的阴道栓有制霉菌素、克霉唑、硝酸咪康唑、甲硝唑；常见的肛门栓有甘油栓、双氯芬酸、布洛芬、氯己定（洗必泰痔疮栓）。

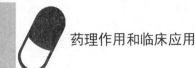

### 五、皮肤给药

皮肤是人体最大的器官，总重量占体重的 5% ~ 15%，总面积为 1.5 ~ 2m²，厚度因人或因部位而异，为 0.5 ~ 4mm。皮肤覆盖全身，使体内各种组织和器官免受物理性、机械性、化学性和病原微生物的侵袭。皮肤具有两个方面的屏障作用：一方面防止体内水分、电解质和其他物质的丢失；另一方面阻止外界有害物质的侵入，保持体内环境的稳定，同时也参与人体的代谢过程。

皮肤给药的目的有二：包括局部作用和透皮吸收后发挥全身作用，其中前者主要防治皮肤和黏膜病，外用涂敷药品可直接接触到皮肤和黏膜的损害部位而发挥各种作用，局部药物浓度高，效果明显，也可避免口服在体内的不良反应，因而用量大。皮肤给药的种类很多，性质和作用各异，主要有清洁药、温和保护药、局部麻醉药、止痒药、消毒防腐药、抗感染药、抗真菌药、抗病毒药、杀虫药、收敛药、角质生成或剥脱药、刺激药等。剂型有粉剂、酊剂、凝胶剂、搽剂、乳剂、贴剂、醋剂、软膏剂、乳膏剂、硬膏剂、糊剂、膜剂和贴膜剂。

选择外用以皮肤给药时应认真阅读药品说明书，除须掌握药品性质外，还应注意药品的浓度、剂型、全身和患病的局部情况：

（1）较幼嫩的皮肤用药浓度宜低，待观察耐受情况后再酌增浓度。

（2）皮肤病急性期用药宜平和，以免刺激，而慢性期用药宜加强，以争取早日痊愈。

（3）皮损面积过大时，用药浓度应慎重，必要时先局部试用，以防过敏或中毒。

（4）创面须先予以清洗再用药。

（5）应用粉剂或洗剂每日应多涂数次，以免用法不当而降低疗效或增加不良反应的发生。

（6）刺激性大的药品不要用于急性病症、破损的皮肤和黏膜，不宜接触眼、阴道、面颈部。

其中，透皮制剂（TTS）以皮肤贴敷的方式用药，药物经皮吸收而进入血循环，完成疾病的防治。透皮贴剂避免了口服给药可能发生的肝脏首关效应及在肠胃的灭活，避免一些药的胃肠反应，提高治疗效果。透皮贴剂能维持恒定的血药浓度或药理效应，延长作用时间，减少用药次数，增加患者用药依从性，为一些长期、慢性病的治疗创造一种简单、方便和行之有效的给药方式

### 六、滴入给药

滴入给药系统将药物滴入耳、鼻、眼等五官，剂型有滴眼、滴鼻和滴耳剂，一般作为消炎、杀菌、收敛、散瞳、缩瞳、睫状肌麻醉、降低眼压及诊断等，少数还可用于滑润或替代泪液。

滴入给药有以下特点：

（1）对五官的作用直接，采用口服或注射药物作全身治疗，则大多数药不易透过血液和房水屏障，使眼、耳、鼻腔的药物浓度不能达到治疗的有效水平，不能及时控制病变或感染。而选用滴入给药，简单方便，作用直接，局部浓度高，使药物浓度达到治疗水平。

（2）使用方便，消费者可自行选用。

（3）贴近五官的生理特点，如耳道有炎症时，有大量的分泌物，药物很难进入耳道，若与溶菌酶、透明质酸酶配伍，或以乙醇为溶媒则使穿透力和杀菌力增强。

（4）价格低廉。

但滴入给药宜有相当于 0.8% ~ 1.6% 的氯化钠溶液的渗透压（滴鼻液应等渗或略微高渗），酸碱度控制在 pH4 ~ 9 的范围，并有良好的澄明度和无菌性。

## 七、灌注给药

组织血流灌注速度是药物分布的限速因素，药物在血流丰富组织的分布远比血流少的组织迅速。局部灌注可在局部组织达到药物的高浓度。另外，灌肠剂将药物从肛门直接注入直肠，以泻下、清洗、营养为目的，避免药物被胃肠破坏和首关效应。

## 八、透析给药

透析给药包括血液透析和腹腔透析，两种透析的功能不同，一般来说，通过透析可以清除或补充药物，但血液透析较之后者更易清除药物。能够通过透析排泄的药物通常是水溶性的小分子，水溶性极小或大分子药物均不能通过透析清除（包括药物与血浆蛋白的结合物）。

血液透析和腹腔透析均可清除或部分清除一些药物，影响药物的血浆浓度治疗效果，对经血液透析和腹腔透析可清除的药物，依据参数可适当调整给药剂量，以保持药物的有效治疗浓度。

## 九、定向给药

定向给药主要采用靶向制剂，即有特定而专属的靶位，把药品直接定位于（埋藏、植入）靶区，定向释放，药物进入体内后可到达预定的器官和组织后释放，作用于病理部位，如肿瘤组织、淋巴、腔道，使靶区的药物浓度高于正常组织，起到高效、速效和增效的作用，增强药物对靶组织定位的特异性，减小剂量并减少全身的不良反应。如脂质体、胶体微粒、毫微型胶囊、定向磁球、微球等。

# 第十一章 化学药品与中成药的合理应用 ZHANGJIE

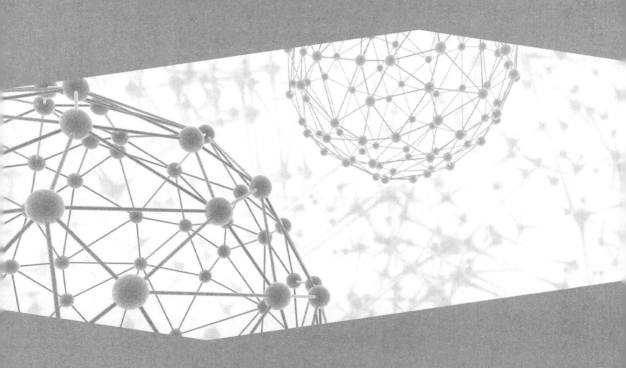

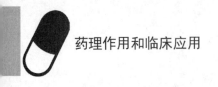

# 第一节 药物的作用

### 一、药物的基本作用

药物作用是药物与机体生物大分子相互作用产生的初始反应，是动因；药理效应是药物引起机体生理和生化功能的继发性改变，是机体反应的具体表现，是药物作用的结果。药物作用与药理效应通常通用，仅体现先后顺序。药理效应的基本变化是机体器官原有功能的改变。将原有功能增强称之为兴奋，原有功能减弱称之为抑制。在分析药理效应时，既要考虑药物对靶器官或靶部位的直接作用，也要考虑因机体整体效应而产生的反射性调节作用，如去甲肾上腺素的直接作用是收缩血管，引起血压升高，但却反射性地兴奋迷走神经、减慢心率。

在药物中有直接作用于靶器官引起变化的和通过其他作用间接引起变化的，前者称为直接作用，后者称为间接作用。例如，毛果芸香碱直接激动 M 受体，发挥拟胆碱样作用，而新斯的明通过可逆性抑制胆碱酯酶，减少 ACh 的灭活而间接发挥拟胆碱样作用。根据药物作用部位分为局部作用和全身作用。局部作用指在用药部位发挥作用，如局部麻醉药物通过作用于给药部位的神经末梢，阻断神经冲动传导，产生局麻作用。全身作用又称吸收作用，即药物吸收入血，随血液分布到靶器官后再发挥作用，多数药物属于这种类型。

### 二、药物作用的选择性和两重性

药物作用的选择性是指机体不同组织器官对药物的敏感性不同。多数药物吸收入血之后，仅对某一器官或组织发生明显的作用，而对另一些器官或组织作用不明显或不表现作用。如地高辛对心脏有高度选择性，而对其他组织的作用弱。引起药物作用的选择性的原因可能是：

（1）药物在体内的分布不均匀。

（2）组织器官的结构不同和靶点的分布差异。

（3）组织生理、生化功能的差异等。

选择性高的药物临床应用针对性强，而选择性差的药物，作用广泛，往往不良反应较多。需要注意的是药物作用的选择性是相对的，往往与剂量有关。如阿司匹林在小剂量时，明显抑制血小板中环加氧酶，减少血小板中 $TXA_2$ 的合成，具有抗血小板聚集作用；而高剂量则有解热、镇痛、抗感染作用。药物作用的选择性是药物分类的依据，也是临床选用药物的理论基础。

药物的治疗作用与不良反应有时根据治疗目的可相互转换，称为药物作用的两重性。在临床上应根据治疗目的，权衡利弊，合理选择药物，充分发挥药物的治疗作用，尽量减少药物不良反应的发生。

（一）治疗作用

是指药物引起的符合用药目的的作用，有利于改善患者的生理、生化功能或病理过程，使患者的机体功能恢复正常。根据用药目的可分为对因治疗和对症治疗。

1. 对因治疗

指用药后可以消除原发致病因子、彻底治愈疾病的治疗，在中医学上称为"治本"。如用抗生素杀灭病原微生物以治疗一些感染性疾病。

2. 对症治疗

指用于改善疾病临床症状的治疗，在中医学上称为"治标"。对症治疗虽然不能消除病因，但可以缓解症状，改善患者生理、生化功能，防止病情恶化。目前临床上的药物治疗多数属于对症治疗。

理论上说，对因治疗比对症治疗显得更合理，但对一些严重危及患者生命的症状（如休克），有时对症治疗的重要性更为突出。再如，抗高血压药物尽管不能根治原发性高血压，但可以将患者过高的血压控制到正常水平，防止病情恶化和并发症的发生。

（二）不良反应

凡是与药物治疗目的无关的，且给患者带来不适或痛苦的反应统称为不良反应。药理学上，根据治疗目的、用药剂量大小、时间长短或所发生不良反应的严重程度，不良反应可以用下述不同的概念来表述（这些概念有些是部分重叠的）。

1. 不良反应

指在治疗剂量下出现的与治疗作用无关的不适反应，也称为副反应。不良反应一般都较轻微，是可逆性功能变化。如将阿托品用于解除患者胃肠痉挛时，可以引起口干和心悸等不良反应。在一定条件下不良反应与治疗作用可以互相转化。如在麻醉前利用阿托品抑制腺体分泌特性，防治分泌物阻塞呼吸道及其吸入性肺炎的发生，成为治疗作用；而其抑制胃肠蠕动则成为不良反应。药物的不良反应往往是由于药物作用选择性低和作用广泛引起的。

2. 毒性反应

指在药物剂量过大或用药时间过长时引起的危害性反应，多数是严重的。由于剂量过大引起的毒性反应往往即刻发生，称之为急性毒性，多数是损害循环、呼吸和神经系统功能等；因用药时间过长，药物在体内蓄积而逐渐产生的毒性反应称为慢性毒性，往往伴随肝、肾、骨髓和内分泌系统功能的损害。临床上有些药物引起的损伤有时是不可逆的，常伴随一些临床症状和体征，称之为药源性疾病，如扑热息痛引起的肝损伤、庆大霉素引起的听力损害等。一些药物也可能会发生致癌、致畸和致突变等反应，合称为药物的"三致"作用，这类毒性反应属于特殊毒性反应的范畴。毒性反应一般是可预知的，因此在临床用药时应合理使用药物剂量和疗程，最大限度地降低药物的毒性反应。

3. 变态反应

是药物（有时可能是杂质）作为抗原或半抗原刺激机体所产生的异常免疫反应，引起机体生理功能障碍或损伤，又称过敏反应，如过敏性休克、药物性皮炎（药疹）等。这类反应常见于少数过敏性体质患者，反应性质不尽相同，也不易预知。这类反应的发生与药物剂量无关或关系很小，在治疗量或极低剂量时均可能发生。

4. 后遗效应

指停药后血药浓度虽已降至有效浓度以下，但仍存留的生物效应。如服用长效的巴比妥类镇静催眠药后，次晨仍有困倦、头昏、乏力等后遗效应。

5. 继发效应

指由于药物治疗作用引起的不良后果，又称治疗矛盾。典型的例子为，应用林可霉素口服给药治疗敏感菌所致全身感染时，可破坏肠道菌群之间的相互制约、维持平衡的共生状态，使敏感菌群被抑制而发生难辨梭形芽孢杆菌所致的假膜性肠炎。

6. 停药反应

指长期使用某种药物控制疾病症状后，突然停药引起原有症状的加重，又称反跳现象。如长期使用 β 受体阻断剂普萘洛尔控制血压后，如突然停药则会出现血压急剧升高或心绞痛发作，甚至危及生命，所以需特别注意，在停药时，务必渐次逐步减少给药量。

7. 特异质反应

某些药物可引起少数患者出现特异性的不良反应，如红细胞内葡萄糖 –6– 磷酸脱氢酶（G-6-P）缺乏患者，体内还原型谷胱甘肽缺乏，服用磺胺等具有氧化作用的药物时可引起溶血反应。特异质反应多由于机体生化机制的异常所致，与遗传有关，属于一种遗传性生化缺陷。

### 三、药物的作用机制

#### （一）特异性作用

绝大多数药物的生物活性与其化学结构密切相关。它们能与机体生物大分子的功能基团结合，诱发一系列生理、生化反应，发挥特异性作用。

药物所作用的哺乳动物细胞的蛋白靶点，可大致分为受体、离子通道、酶、载体分子等。化疗药物的作用在于抑制机体所感染的病原微生物和肿瘤细胞，其靶点尚有 DNA、细胞壁组分和其他蛋内，特异性作用机制如下。

1.对受体的直接激动或拮抗作用

如胰岛素激活胰岛素受体而调节血糖水平；阿托品阻断 M 胆碱受体而发挥广泛的副交感神经抑制作用。

2.影响递质或激素的释放，发挥对受体的间接作用

如间羟胺具有拟肾上腺素作用，能促进肾上腺素能神经末梢释放去甲肾上腺素；麻黄碱除直接作用于肾上腺素受体外，也能促进肾上腺素能神经末梢释放去甲肾上腺素，产生间接作用。

3.影响酶活性

很多药物通过干扰或参与代谢过程而发挥药理效应。如血管紧张素转化酶抑制药依那普利，通过抑制血管紧张素转化酶，减少血管紧张素 II 的生成，进而抑制肾素 – 血管紧张素系统的活性，发挥抗高血压和抗心力衰竭作用；非甾体抗炎药阿司匹林通过抑制环氧化酶活性，抑制前列腺素类物质合成，从而发挥解热、镇痛抗炎作用。有些药物本身就是酶，如溶栓药尿激酶等。

4.影响离子通道活性

如局部麻醉药抑制 $Na^+$ 通道，阻断神经冲动的传导；钙通道阻滞药可通过抑制细胞膜上的电压依赖性钙通道活性，降低细胞内 $Ca^{2+}$ 浓度，发挥抗高血压作用和抗心绞痛作用；抗心律失常药可分别影响心肌细胞膜上 $K^+$ 或 $Ca^{2+}$ 通道活性而纠正心律失常。

5.影响自身活性物质水平

如前列腺素类药物前列地尔、米索前列醇；白三烯拮抗药普鲁司特、齐留通等。

（二）非特异性作用

有一些药物并不是通过与功能性细胞成分或受体结合而发挥作用，其作用是属于非特异性的，多数与药物理化性质有关。这些药物的作用概括起来可表现为以下几个方面。

1.渗透压作用

如静脉注射甘露醇，利用其高渗透压作用而脱水利尿。

2.脂溶作用

如全身麻醉药对中枢神经系统的麻醉作用，可能是他们累积于富含脂质的神经组织中，达到某种饱和水平时，使神经细胞膜的通透性发生变化，阻滞钠离子内流，从而引起神经冲动传导障碍。

3.影响 pH

利用药物自身的酸碱性，如静脉注射碳酸氢钠、氯化铵等调节血液的酸碱平衡；口服抗酸药氢氧化铝中和胃酸，用于治疗胃溃疡。

4.结合作用

如用二巯丙醇络合汞、砷等重金属离子而解毒。

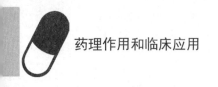

## 第二节　个体化给药

### 一、概述

（一）个体化给药的概念

用药剂量与所产生的药理作用强度大小之间的关系受很多因素的影响，可以存在很大的个体差异，因此理想的给药方案应当是根据每个患者的具体情况量身制订的，这就是"给药个体化"。

在临床工作当中，给药个体化主要通过以下两种手段实现：一是凭借临床医师的多年工作经验，根据临床症状，尽可能使用药适合每一个具体患者的需要。如应用华法林时可根据凝血酶原时间的延长为指标。这就不仅要求药物要有明确的药理作用作为指标，而且要求医师要有丰富的临床经验。当一些药物很难说清其疗效不佳是否由于剂量的大小所致时，单凭经验用药就具有一定的不科学性和冒险性。如苯妥英钠常用剂量为每日 300mg，对一部分患者尚不能预防癫痫发作，但对另一部分患者却已引起中枢神经系统的毒性反应。比较科学的手段应当是以测定的血药浓度作为指标，计算出该患者体内的药动学参数，然后再根据这些参数计算出给药方案。

（二）个体化给药的步骤

首先医师对患者要有一个明确的诊断，根据诊断结果及患者的身体状况等具体情况，选择认为适合的药物及给药途径，由临床医师和临床药师一起拟订出初始给药方案（包括给药剂量和间隔等）。患者按初始方案用药后，在随时观察临床效果的同时，按一定时间采取血样标本，测定血药浓度，然后根据血药浓度 – 时间的数据，求出患者的药动学参数，再由临床医师和临床药师共同根据患者的临床表现和动力学数据，结合临床经验和文献资料对初始给药方案做必要的修改，制订出调整后的给药方案。根据具体情况，可重复上述过程，反复调整给药方案。

### 二、制订个体化给药方案的方法

（一）根据 TDM 结果制订个体化给药方案

1. 稳态一点法

按常规的给药方案（给药间隔、给药剂量）给药，到达稳态后，在某一个给药间隔的某一时间，采集一个血样，测定其药物浓度，通常测定 $c_{min}$，即在下一次给药前取血，并可按比例调整，得到一个较为合理的给药方案。

稳态一点法所依据的公式：

$$\frac{D1}{D2}=\frac{c_{t1}}{c_{t2}}=\frac{c_{max1}}{c_{max2}}=\frac{c_{min1}}{c_{min2}}$$

2. 一点法和重复一点法

一点法预测维持剂量只需在给一次初剂量后的某一时间取血，根据测定的结果及规定的稳态时平均血药浓度，推算出维持剂量。此法简单但准确性较差。重复一点法是对一点法的改进，需要给两个相同的试验剂量，在每一个试验剂量后同一时间分别取两次血样，同时求出两个参数 K 和 $V_d$。此法需要注意的是两次取血的时间间隔应等于两次给药的时间间隔，且两次给药必须是初次给药和第二次给药，不是指在给药过程中任意的两次给药。利用的公式：

$$K=\frac{\ln\frac{c_1}{c_2-c_1}}{T}$$

$$Vd=D\times\frac{e^{-Kt}}{c_1}$$

$$D=\frac{C_{SS}\times V_d\times K\times t}{F}$$

3.PK/PD 参数法指导

抗菌药物使用 PK/PD 是综合研究体内药物的动力学过程与药效量化指标的动力学过程，将这两者结合起来研究的模型称为药动学和药效学结合模型（PK/PD 模型）。其本质是研究一种药量与效应之间的转换过程。

根据 PK/PD 的特性，可将抗菌药物分为两大类（表 11-1）：

表 11-1　浓度依赖型和时间依赖型抗生素的特点

| 分类 | | PK/PD 参数 | 相关药物 |
|---|---|---|---|
| 浓度依赖型 | | $ACU_{0-24}$/MIC $c_{max}$/MIC | 氨基糖苷类、氟喹诺酮类、甲硝唑、两性霉素 B |
| 时间依赖型 | 短 PAE | t > MIC | 青霉素类、头孢菌素类、大环内酯类、克林霉素、碳青霉烯类 |
| | 长 PAE | $ACU_{0-24}$/MIC | 阿奇霉素、四环素、万古霉素、氟康唑、替考拉宁 |

（1）浓度依赖型抗菌药物

浓度与杀菌活性正相关，随着药物血药浓度的增高，杀菌效果增加。主要参数为 $ACU_{0-24}$/MIC 或 $c_{max}$/MIC。

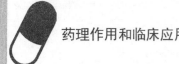

关键：增加 $ACU_{0-24}/MIC$ 或 $c_{max}/MIC$

临床使用：保证每日剂量集中一次给药。在药量足够时，参考半衰期尽可能减少给药次数。

（2）时间依赖型抗菌药物

杀菌率在低倍 MIC 时即已饱和（通常 $4 \sim 5 \times MLC$），在此浓度以上杀菌速度及强度不再增加，主要参数为 $T > MIC$。

关键：优化细菌暴露于药物的时间。

临床使用：采用持续静脉滴注或 1 日多次给药方案，保证一定的血药浓度维持较长时间。

4.Bayesian 反馈法

近年来随着群体药动学研究和计算机辅助技术的发展，将群体药动学参数与患者的个体特征相结合，应用尽可能少的血样（通常取 $1 \sim 2$ 个反馈点），取得尽可能准确的个体药动学参数。此法是根据 Bayes 公式和 Bayesian 统计分析方法编制 NONMEN 程序，既考虑到药动学参数的群体值和具体患者的药动学参数个体值，又根据实际血药浓度的测定结果来调整和估算给药方案是否合理，是否能保证血药浓度在期望的治疗浓度范围内。Bayesian 反馈法能否更准确地获得药动学参数个体值，尚需要建立更全面的多中心的研究成果数据库，从而获得更能表现中国人群特征的药动学参数的群体值，这就需要我国临床药学工作者的共同努力。

（二）根据患者生化指标制订个体化给药方案

1. 血清肌酐法

此法适用于主要经肾脏排泄的药物。肌酐清除率是评价肾功能的常用指标，通常由血清肌酐计算机酐清除率，公式为：

男性：

$$Cl_{cr} = \frac{(140 - A) \times BW}{72 \times S_{cr}}$$

女性：

$$Cl_{cr} = \frac{(140 - A) \times BW}{72 \times S_{cr}} \times 0.85$$

$Cl_{cr}$ 为肌酐清除率（ml/min），A 为年龄，BW 为体重（kg），$S_{cr}$ 为血清肌酐（mg/100ml）。肌酐清除率的正常值：男性为 120，女性为 108。

对于危重患者可以使用 Durate 公式，不需要测量患者体重，公式为：

男性：

$$Cl_{cr} \frac{109.8}{S_{cr}} - 1.8$$

女性：

$$Cl_{cr} \frac{77.65}{S_{cr}} + 2.2$$

肌酐清除率如低于正常值，表明患者的肾功能有损害，因此会影响对药物的清除功能，此时药物的清除速率常数需要进行相应的校正，公式为：

$$K_{病人} = K_{正常} \times \left[ \left\{ \frac{CL_{CR病人}}{CL_{CR正常}} - 1 \right\} \times F_u + 1 \right]$$

$$\frac{D_{正常}}{D_{病人}} = \frac{K_{正常}}{K_{病人}} = \frac{t_{病人}}{t_{正常}}$$

$F_u$ 为肾排分数，可从常用药动学参数表中查到。此公式适用于所有药物，如果能参考各种药物在肾衰时 $k$ 值变化的资料，经数学处理，找出关系式，结果会更准确。由于本法是通过血清肌酐计算得出的 $k$ 值，因此对于主要由肾小球滤过排泄的药物结果较可靠，否则会有较大的误差。

2. 根据国际标准化比值（INR）制定抗凝药个体化给药方案

INR 中文称为国际标准化比值，是从凝血酶原时间（PT）和测定试剂的国际敏感指数（ISI）推算出来的，采用 INR 使不同实验室和不同试剂测定的 PT 具有可比性，便于统一用药标准。

$$INR = \left( \frac{PT_{test}}{PT_{normal}} \right)^{ISI}$$

华法林是抗凝治疗的首选药物，但其治疗窗窄，半数有效量与半数致死量的 INR 水平仅仅相差 1 倍。中等强度的抗凝治疗 INR 应维持在 2.0 ～ 3.0 之间安全有效。INR 高易伴出血，INR 低易伴血栓。

中国人群口服华法林的初始剂量建议为 3mg，75 岁以上老年人和出血高危患者从 2mg 用起，每日 1 次，用药前常规测定 INR，用药后第 3d 再测 INR，如果 INR 在 1.5 以下，则日剂量增加 0.5mg；如 INR 在 1.5 以上，可以暂不增加剂量，待 7d 后再测 INR，如果 INR 与基础水平比较变化不大，可以把日剂量增加 1mg。用药第 1 周至少要查 3 次 INR，一周后每周 1 次，4 周后 INK 达到目标值（2.0 ～ 3.0）并稳定后，每 4 周查 1 次 INR。每次增减量为每日 0.5 ～ 1mg。每次剂量调整前要仔细分析 INR 变化的原因。

（三）根据患者剂量体重制订个体化给药方案

通常药品说明书中给药剂量都是按 mg/kg 计算的，这种计算方法只适用于标准身材的患者，对于肥胖或消瘦的患者则明显不适用。这时应按照患者的剂量体重来计算给药剂量。

男性理想体重 = 身高（cm）–105

女性理想体重 = 身高（cm）–100

剂量体重 = 理想体重 +0.4×（实际体重 – 理想体重）

（四）根据药物基因组学制订个体化给药方案

TDM 的结果对于指导那些血药浓度与药效关系密切药物的个体化给药是可行的，但对于血药浓度与药效无相关性的药物如何达到个体化用药呢？随着药物基因组学的发展，为个体化用药提供了新的依据。药物基因组学不是以发现人类基因组基因为主要目的，而是运用已知的基因理论研究各种基因突变与药效和安全性的关系，目标是"将恰当的药物，以恰当的剂量，通过恰当的给药途径，在恰当的时间，应用于恰当的患者"。

药物效应基因大致可分为三类：药物代谢酶、药物作用靶点、致病相关基因。这些基因的遗传多态性（主要是单核苷酸多态性）与许多药物在显效和毒性方面的个体差异有关。

根据药物代谢酶的变异可分为正常代谢型，也称快代谢型（EM）；慢代谢型（PM）；中间代谢型（IM）和超速代谢型（UM）。推荐治疗剂量（前药除外）只适用于 EM 型患者；PM 型患者需减量，否则易发生中毒；UM 型患者可能无效；IM 型患者需密切注意临床表现或监测药物浓度，适时调整剂量。前体药物是通过代谢为活性产物后发挥药效的，则慢代谢（PM）型患者可能无效，而超速代谢（UM）型患者则可能发生中毒。如：CYP2D6 的慢代谢者在白种人中占 5% ~ 10%，在黄种人中占 1% ~ 2%；而 CYP2D6 参与丙米嗪的羟化代谢，CYP2C19 参与丙米嗪的去甲基代谢，慢代谢者用药时丙米嗪代谢慢，血药浓度高，易引发不良反应（口干、心动过速、视力模糊）。总体上看，黄种人的 CYP2D6 和 CYP2C19 的活性低于白种人，因此黄种人应用某些药（如地西泮）的剂量较低。而镇咳药可待因为前药，需代谢成活性产物吗啡后才能发挥镇痛和镇咳作用，其主要代谢酶为 CYP2D6，而 5% ~ 10% 的高加索种白人缺乏此酶，因此，口服可待因后无镇痛作用。

### 三、特殊人群个体化给药的原则

（一）肝功能受损患者的个体化给药

肝脏是药物的解毒器官，药物在吸收进入血液后，由上肠系膜静脉进入肝门静脉，故肝脏首当其冲。由于肝脏的代偿功能很强，目前还没有一项试验可以称作真正的"肝功能试验"，因此必须综合以下肝脏损伤试验来判断肝功能。这些试验是测定血清谷氨酰转移酶（$\gamma$-GT）、血清丙氨酸氨基转移酶（ALT）、血清门冬氨酸氨基转移酶（AST）、碱性磷酸酶（ALP）和血清胆红素；另外，还要测定总蛋白、清蛋白和球蛋白的含量。肝功能受损则前述 4 项值升高。清蛋白/球蛋白若等于 1（平值）或小于 1（倒值），均属肝功能不正常，如肝炎、肝硬化、慢性感染性疾病或肾病综合征均出现平值，甚至倒值。$\gamma$-GT 升高者主要是乙醇性肝病和急、慢性肝炎，肝癌和胆道疾病也会使 $\gamma$-GT 明显升高；ALT 是肝细胞炎症和坏死的敏感指标，但剧烈运动、感冒、病毒感染和妊娠也可以有 ALT 一过性升高；肝胆疾病常见 ALT 升高，胆道疾病升高更明显；红素升高是肝脏疾病的重要表现，从患者的角膜和皮肤变黄也可以看出来。

肝功能受损患者的个体化给药原则建议如下。

（1）尽量避免使用对肝脏有损害的药物（表 11-2），以免加重病情。因为这些药物本身都可以使 ALT、ALP 和胆红素等升高。如慢性肝病患者对麻醉剂和镇痛剂的敏感性增强，甚至在较小剂量时都可诱发肝性脑病。

表 11-2　对肝脏有损害的药物

| 种类 | 药物名称 |
|---|---|
| 抗感染药 | 四环素、灰黄霉素、异烟肼 |
| 解热镇痛药 | 对乙酰氨基酚、阿司匹林、保泰松 |
| 抗肿瘤药 | 卡莫司汀、苯丁酸氮芥、甲氧蝶呤、巯嘌呤、硫鸟嘌呤、博来霉素、门冬酰胺酶 |
| 抗癫痫药 | 丙戊酸钠 |
| 调节血脂药 | 洛伐他汀、辛伐他汀、氟伐他汀、普伐他汀、贝诺贝特 |
| 镇痛药 | 氯丙嗪、氟奋乃静、丙米嗪、氯哌啶醇 |
| 心血管药 | 胺碘酮、卡托普利 |
| 麻醉药 | 氟烷、安氟醚 |
| 性激素 | 甲睾酮、达那唑 |

（2）治疗必需，则应减小剂量，延长给药间隔，不要长期服用。如对乙酰氨基酚达到解热效果后，就不要过量服用。长期服用对乙酰氨基酚中毒需口服或静脉注射乙酰半胱氨酸，因其能为肝脏补充谷胱甘肽，产生解毒作用。

（3）随时注意监测和观察，防微杜渐。应用对肝脏有损害的药物后，首先要注意临床观察，如黄疸、肝肿大、肝区叩痛等是很容易发现的；其次是要定期检查肝功能。如结核病患者使用异烟肼应在用药前、用药中和用药后都要化验肝功能，以防结核病治愈又得了肝炎或加重了原有的肝病。

（4）要注意生活习惯，戒除烟酒嗜好。乙醇对肝脏的损害是很明显的；饮酒后 ALT 可以升高 1 ~ 5 倍，且饮酒越多 ALT 越高，有的可达 500U/L 以上。由于肝损害患者的解毒能力差，长期大量使用一些流医的草药，会加重肝脏的负担。

（二）肾功能受损患者的个体化给药

肾脏是人体最重要的排泄器官。由于绝大多数药物及其代谢产物都是由肾脏排泄，所以肾脏比其他器官更容易受到药物的毒害，可见肾功能受损者必须根据具体情况，调整其给药方案。

肾功能的评价方法除了验尿了解其 24h 尿中清蛋白外，还可以验血测定血中尿素的含量，一般用血尿素氮（BUN）表示。前述个体化给药方案制订方法介绍的血清肌酐法中，血清肌酐（Scr）和肌酐清除率（Clcr）也是评价肾功能的指标。把上述指标分成轻、中、重三种情况提出三种不同的药物用量（表 11-3）。

表 11-3　根据肾功能损害程度估计药物用量

| 肾功能 | 轻度损害 | 中度损害 | 重度损害 |
|---|---|---|---|
| Clcr（ml/min） | 40 ~ 60 | 10 ~ 40 | < 10 |
| Scr（μmol/L 或 mg/dl） | 177（或 2） | 177-884（或 2 ~ 10） | > 884（或 10） |
| BUN（mmol/L 或 mg/dl） | 7.1（或 20） | 7.1-21.4（或 20 ~ 60） | > 21.4（或 60） |
| 个体用量/正常剂量（%） | 75% ~ 100% | 50% ~ 75% | 25% ~ 50% |

近年来发现血液中的胱抑素 C（γ 微球蛋白）浓度可以反映肾小球的滤过率，一般男性正常值为 1mg/L 以下，女性在 0.9mg/L 以下。胱抑素 C 是评价肾损害的敏感指标。调整肾损害患者药物用量有两种方法：一个是减少剂量法，即首剂用量不变，给药间隔不变，但维持剂量减少；另一个是延长间隔法，即药物用量不变，但给药间隔延长。如果患者的肾功能损害很严重，也可以把上述两种方法结合，既减少剂量又延长间隔。研究发现，乳酸环丙沙星对四组肾功能情况的患者静脉滴注的药动学结果表明，由于环丙沙星有较长时间的抗菌后效应（PAE），故对轻度肾衰竭者仍可采用静脉滴注一次 200 ~ 400mg，一日 2 次；但对严重肾衰竭者应采用静脉滴注，一次 200mg，一日 1 次，可以达到肾功能正常患者类似的血药浓度。这样既保护了肾衰竭患者，又达到了抗菌效果，实现了肾功能受损患者的个体化给药。

肾功能受损患者的个体化给药原则建议如下。

1. 了解患者

首先是要明确诊断，并且了解患者肾功能受损的程度；其次是要了解患者的合并症（尤其是老年人），对其病理生理过程要准确分析。总之，在考虑适应证的同时还要排除禁忌证；在对因治疗的同时，不要忘记对症和支持治疗。

2. 了解药物

对所用药物的药效学和药动学知识应该清楚，特别是药物吸收相和消除相的血浆半衰期和一些速度常数。尽量避免多种药物长期大量合并使用，尤其是对肾脏损害部位相同的药物更勿合用。

3. 定期化验

应定期验尿，出现尿蛋白和管型尿应及时停药和换药；定期验血，了解尿素和肌酐情况。一方面让患者的尿量保持在每日 1500ml 以上；一方面让患者的尿 pH 保持碱性（可口服碳酸氢钠片），防止药物沉积。

4. 综合考虑肝肾功能

肾功能受损的患者其肝脏的首关效应会改变，一些药物经肝脏的生物转化率会下降，使药物的吸收增加，血药浓度升高；另一方面由于患者血浆清蛋白结合率下降，血中游离药物也会增加。患者体内水含量的多少（水肿、腹腔积液与脱水、消瘦）与药物的分布容积和血药浓度有关。

## 第三节　药物的配伍变化

### 一、概述

在临床治疗过程中，针对不同的症状和病情，为达到更好的治疗目的，常常将两种或两种以上药物同时或先后应用，即采用联合用药方式。这种配伍使用的目的可归纳为以下方面。

（1）某些药物产生协同作用，以增强疗效，如复方阿司匹林片、复方降压片等。

（2）提高疗效、减少不良反应，减少或延缓耐药性的发生等，如磺胺药与甲氧苄嘧啶联用、阿莫西林与克拉维酸联用。

（3）利用药物间的拮抗作用以克服某些不良反应，如用吗啡镇痛时常配伍阿托品，以消除吗啡对呼吸中枢的抑制作用及胆道、输尿管及支气管平滑肌的兴奋作用。

（4）为了预防或治疗并发症而加用其他药物等。

联合用药常应用于治疗恶性肿瘤、结核病及混合感染。治疗原发性高血压及心功能不全也常需要选择 2 ~ 3 种药物联合应用。多种药物配伍在一起应用，由于它们的物理、化学和药理性质相互影响，常常产生各种各样的配伍变化，包括物质形态改变的物理性变化，新物质产生的化学性变化，以及引起药物作用性质、强度或持续时间改变的疗效学变化。有些配伍变化符合药物配伍的目的，有利于生产、使用和治疗，称为合理性配伍；有些可能引起药物作用的减弱或消失，甚至引起不良反应的增强，是不希望产生的配伍变化，这种配伍变化被称为配伍禁忌。可能导致配伍禁忌的药物不能配合应用。

研究药物配伍变化的目的是：根据药物和制剂成分的理化性质和药理作用，研究其产生的原因和正确的处理或防止的方法，设计合理的处方；对可能发生的配伍变化则应有预见性，进行制剂的合理配伍，保证用药的安全和有效，防止医疗事故的发生。药物配伍疗效方面的变化，即药物在体内的相互作用已在药理学等专业课程有了专门介绍，本章着重介绍药物在体外配伍后的理化性质变化。

### 二、物理和化学配伍变化

（一）物理配伍变化

几种药物配伍，可能发生分散状态或其他物理性质的改变，造成药物制剂不符合质量

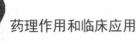

和医疗要求。常见的有：

1. 溶解度改变

不同性质的制剂混合在一起，常因药物在混合溶液中的溶解度降低而析出沉淀。例如以丙二醇－水为混合溶媒制成的 12.5% 的氯霉素注射液当用输液稀释至浓度在 0.25% 以上时，会出现氯霉素沉淀。酊剂、醑剂、流浸膏等是以不同浓度乙醇为溶媒，若与某些药物的水溶液配伍，往往会析出沉淀。

2. 潮解、液化和结块

由于药物混合形成的混合物临界相对湿度下降而导致吸湿，并可能形成低共熔混合物，而产生液化现象。散剂、颗粒剂由于药物吸湿后又逐渐干燥时结块。

3. 分散状态或粒径变化

乳剂、混悬剂中分散相的粒径可因与其他药物配伍，也可能因久贮而粒径变大，或分散相聚结凝聚而分层或析出，导致使用不便或分剂量不均，甚至使药物的生物利用度下降。

某些胶体溶液可因加入电解质或其他脱水剂使胶体分散状态破坏而产生沉淀，如某些保护胶体，当加入浓度较高的亲水性物质如糖浆、乙醇或强电解质而使保护胶失去作用。另外，吸附性强的物质如活性炭、白陶土、碳酸钙等，与剂量较小的生物碱配伍时，能吸附生物碱而在机体中释放不完全。这些均属物理性配伍变化。

（二）化学配伍变化

1. 变色

药物制剂配伍引起氧化、还原、聚合、分解等反应时，可产生有色化合物或发生颜色变化。易氧化药物与较高的药物配伍时，容易变色，这在分子结构中含有酚羟基的药物中较为常见。例如维生素 C 与烟酰胺即使干燥粉末混合，颜色也会变为橙红色；多巴胺注射液与碳酸氢钠注射液配伍后会逐渐变成粉红至紫色；含酚羟基的药物与铁盐相遇颜色变深。此外，变色现象也可发生在某些固体制剂的配伍，如碳酸氢钠或氧化镁粉末能使大黄粉末变为粉红色；氨茶碱或异烟肼与乳糖粉末混合变成黄色。这种变色现象在光照射、高温、高温环境中反应更快。

2. 混浊和沉淀

液体剂型配伍应用时，若配伍不当，可能发生混浊或沉淀。

（1）pH 改变产生沉淀：由难溶性碱或难溶性酸制成的可溶性盐，它们的水溶液常因 pH 的改变而析出沉淀，如水杨酸钠或苯巴比妥钠的水溶液遇酸或酸性药物后，会析出水杨酸或巴比妥酸；生物碱可溶性盐的水溶液遇碱或碱性药物后，则会析出难溶性碱的沉淀。

（2）水解产生沉淀：如苯巴比妥钠溶液因水解反应能产生无效的苯乙基乙酰脲沉淀；硫酸锌在中性或弱碱性溶液中，易水解生成氢氧化锌沉淀，故硫酸锌滴眼剂中，常加入少量硼酸使溶液呈弱酸性，以防止硫酸锌水解。

（3）生物碱盐溶液的沉淀：大多数生物碱盐的溶液，当与鞣酸、碘、碘化钾、溴化钾或乌洛托品等相遇时，能产生沉淀；黄连素和黄芩苷在溶液中能产生难溶性沉淀。

（4）复分解产生沉淀：无机药物之间可由复分解而产生沉淀。如硫酸镁溶液遇可溶性钙盐、碳酸氢钠或某些碱性较强的溶液时，均能产生沉淀；硝酸银遇含氯化物的水溶液时即产生沉淀。

3. 产气

药物配伍时，偶尔会遇到产气的现象。如溴化铵、氯化铵或乌洛托品与强碱性药物配伍，溴化铵和利尿药配伍时，可分解产生氨气；乌洛托品与酸类或酸性药物配伍能分解产生甲醛等。

4. 分解破坏、疗效下降

许多药物在固体状态或溶液中加入一定的稳定剂时，处于较稳定的状态，但当与一些药物制剂配伍后，原来的条件如 pH、离子强度、溶媒等发生变化而变得不稳定，如维生素 $B_{12}$ 与维生素 C 混合制成溶液时，维生素 $B_{12}$ 的效价显著降低；乳酸环丙沙星与甲硝唑混合不久，甲硝唑浓度降为原有浓度的 90%。

5. 发生爆炸

大多数由强氧化剂与强还原剂配伍时引起。如以下药物混合研磨时，可能发生爆炸：氯化钾与硫、高锰酸钾与甘油、强氧化剂与蔗糖或葡萄糖等；又如碘与氯化氨基汞混合研磨能产生碘化氮，如有乙醇存在可引起爆炸。

### 三、注射用药物的配伍变化

注射液的物理化学配伍变化主要出现混浊、沉淀、结晶、变色、水解、效价下降等现象。如乳糖酸红霉素与肝素钠混合后可出现浑浊或沉淀；多巴胺注射液与碳酸氢钠注射液配伍后逐渐变成粉红色至紫色；枸橼酸小檗碱注射液与 0.9% 氯化钠注射液混合时则析出结晶状沉淀等。有些配伍肉眼并不能看出变化，如乳糖酸红霉素 1g/L 与葡萄糖氯化钠注射液配合后（pH 为 4.5）25℃放置 6 小时效价下降约 12%。因为红霉素在 pH5 以下不稳定，如果与一些药物配伍后下降至 4.0 左右，则 6 小时会失效 50% 以上。这种情况由于肉眼观察不到，所以带来的危害性往往是严重的。此外，有些药物与输液配伍，虽然用肉眼观察不到沉淀，但用微孔滤膜 – 显微镜及电子显微镜法可观察有大量的微粒或微晶。如头孢噻吩溶液在 pH4.9 时微粒达 1200 粒 /L，微粒呈片状无晶体形沉淀物；pH8 时微粒为 2800 粒 /L，微粒为 1 ~ 5μm 粒子。在 pH6.9 以下出现的微粒具有黏性，可黏附在人体血管内壁，易引起局部刺激与静脉炎。这类问题已逐步引起人们的注意。

注射液中产生配伍变化的因素很多，其中主要有以下几个方面。

（一）输液的组成

常用的输液有 5% 葡萄糖注射液、0.9% 氯化钠注射液、复方氯化钠注射液、5% 葡萄糖氯化钠注射液、右旋糖酐注射液、转化糖注射液及各种含乳酸钠的制剂等，这些单糖、盐、高分子化合物的溶液一般都比较稳定，常与注射液配伍使用。

血液、脂肪乳剂、甘露醇等输液，由于性质特殊，临床上一般不宜与其他注射液配伍。如血液不宜与注射液配伍使用，血液成分极复杂，与药物的注射液混合后可能引起溶血、血细胞凝聚等现象，另外血液不透明，药物配伍时若产生沉淀或混浊不易观察。甘露醇在水中的溶解度（25℃）为 1∶5.5，故临床上用的20%已经是饱和溶液，但一般不易析出结晶，如有结晶析出，可加温到37℃使之完全溶解后应用。若在甘露醇溶液中加入氯化钾、氯化钠等溶液，就能引起甘露醇结晶析出。静脉注射用脂肪乳剂的油相直径在几微米以下，与其他注射液配伍应慎重。因乳剂的稳定性受许多因素影响，加入药物往往能破坏乳剂的稳定性，产生乳剂破裂，油相合并或油相凝聚等现象。

（二）输液与添加注射液间的相互作用

1. 溶媒组成的改变

当采用非水性溶媒（如乙醇、甘油、丙二醇等）的注射剂加入输液（水溶液）中时，由于溶媒组成的改变而使药物的溶解度下降，析出药物结晶。如氯霉素注射液（含乙醇、甘油等）加入5%葡萄糖注射液中时可见氯霉素结晶的析出，但输注液中氯霉素的浓度低于0.25%则无沉淀析出。

2. pH 的改变

pH对药物的稳定性影响较大，许多药物的分解速度与溶液中的 $H^+$ 有关。各种输液有不同的 pH 范围，在不适当的 pH 下，有些药物会产生沉淀或加速分解。如5%硫喷妥钠10ml加于5%葡萄糖500ml中则产生沉淀，这是由于 pH 下降而产生。许多抗生素类药物不同 pH 条件下其分解速度不同。如乳糖酸红霉素在等渗氯化钠（pH约6.45）中24小时仅分解3%，若在葡萄糖氯化钠注射液（pH约5.5）中24小时则分解32.5%。输液本身pH是直接影响混合后pH的因素之一。而各种输液有不同的 pH 范围，而且所规定的 pH 范围较大。例如葡萄糖注射液的 pH 为 3.2～5.5，如 pH 为 3.2 则与酸不稳定的抗生素配伍时会引起分解失效的百分数较大。如青霉素 G 在混后 pH 为 4.5 的溶液中在 4 小时内损失10%，而在pH3.6时，1小时即损失10%，4小时损失40%的效价。头孢唑啉在5%葡萄糖注射液中与维生素C注射液配伍，24小时内含量下降8.9%。因此联合使用时间不可超过6小时。

3. 缓冲容量

缓冲剂抵抗pH变化能力的大小称为缓冲容量。有些输液中含有一定缓冲容量的乳酸根、醋酸根等阴离子，它们具有一定的缓冲能力。在酸性溶液中沉淀的药物，在含有缓冲能力的弱酸溶液中也常会出现沉淀。如5%硫喷妥钠10ml加入0.9%氯化钠或林格液中不产生变化，但加入5%葡萄糖或含乳酸盐的葡萄糖注射液中则析出沉淀，这是由于混合后溶液的 pH 下降导致药物沉淀所致。

4. 离子作用

有些离子能加速某些药物的水解反应，如乳酸根离子能加速氨苄西林的水解。氨苄西林在含乳酸钠的林格注射液中 4 小时后可损失 20%。乳酸根还能加速青霉素 G 的分解，pH 为 6.4 时青霉素 G 的分解速度与乳酸根离子浓度（0.1 ～ 0.5mol/L）成正比。

5. 直接反应

某些药物可直接与输液中一种成分反应。如四环素与含钙盐的输液在中性或碱性下，由于形成螯合物而产生沉淀。但此螯合物在酸性下有一定的溶解度，故在一般情况下与复方氯化钠配伍时不至于出现沉淀。除 $Ca^{2+}$ 外，四环素还能与 $Fe^{2+}$ 形成红色、$Al^{3+}$ 形成黄色、$Mg^{2+}$ 形成绿色的螯合物。

6. 电解质的盐析作用

两性霉素 B 的注射液为胶体分散的水溶液，只能加在 5% 葡萄糖注射液配伍后静脉滴注，如加到 0.9% 氯化钠注射液中，可因大量电解质的存在使胶体粒子凝聚，发生盐析而产生沉淀。

7. 聚合反应

有些药物在溶液中可能形成聚合物。如氨苄西林 10% 的浓贮备液虽贮于冷暗处，但放置期间 pH 稍有下降便出现变色，溶液变黏稠，甚至会产生沉淀，这是由于形成聚合物所致。聚合物形成过程与时间及温度均有关。有人认为青霉素的变态反应与形成聚合物有关。

8. 药物与机体中某些成分的结合

某些药物如青霉素可与蛋白质结合，这种结合可能会引起变态反应，所以青霉素类药物加入蛋白质类输液中使用是不妥当的。

（三）注射液之间的相互作用

除将两种以上的注射液混合以外，还常常将两种以上的注射液加入输液中一起静脉注射。两种注射液混合后的药物浓度比与输液混合者大，因而更容易出问题。这方面的配伍变化，大部分是由于 pH 改变而引起。当两种注射液的 pH 稳定范围相差较大时，例如盐酸四环素注射液的 pH 为 1.8 ～ 2.98，而磺嘧啶钠注射液的 pH 为 8.5 ～ 1.5，二者在混合时容易产生配伍变化。许多有机碱在水中难溶而需制成强酸盐，如氯丙嗪加盐酸制成盐酸氯丙嗪则在水中易溶，但当加碱于盐酸氯丙嗪溶液中又会析出氯丙嗪。许多有机酸类（如巴比妥类、磺胺类等）在水中难溶，需要加碱制成钠盐才能配成溶液。所以这类注射液与其他酸性注射液配伍后，由于混合液 pH 的变化而往往容易产生沉淀。如盐酸四环素注射液与乳酸钠注射配伍时，则使盐酸四环素注射液 pH 上升而析出四环素的沉淀。在输液中，加入两种以上的注射液，由于总体积的增加而增加了溶解量以致有时不致出现沉淀。

（四）注射液附加剂引起的配伍变化

附加剂原是作为一种稳定剂，有防止主药氧化分解以及助溶等作用。如果与其他药物配伍不当，往往可与配伍的主药或其他附加剂产生配伍变化，直接影响主药的稳定性和疗效，甚至生成有害物质。在用药过程中，一般对主药间的配伍变化比较重视，而往往忽视主药与附加剂、附加剂与附加剂的配伍变化。因此对附加剂在注射液配伍中的影响应予以高度重视。例如，头孢拉定注射液常用氢氧化钠、硝氨酸和碳酸钠作为中和剂，当与乳酸盐林格液及含钙离子的注射液配伍时，可发生成碳酸钙沉淀而使溶液浑浊。

（五）影响注射药物配伍变化的其他因素

1. 配伍浓度

有些药物达到一定浓度时才会出现沉淀。如重酒石酸间羟胺注射液与琥珀酸氢化可的松注射液，在 0.9% 氯化钠注射液或 5% 葡萄糖注射液中各为 100mg/L 时，观察不到变化。但当氢化可的松浓度达到 300mg/h 与重酒石酸间羟胺浓度达到 200mg/L 时则出现沉淀。

2. 配伍时间

许多药物在溶液中的反应需要一定时间，有时很慢，甚至在配伍后几小时才出现沉淀，所以在短时间内用完是可以的。新鲜配制的输液，一般应在 4 小时内输完。

3. 温度

反应速度受温度影响很大，一般每升高 10℃ 反应速度增 2 ~ 3 倍。通常在输液配制过程中，温度变化不大。输液应新鲜配制，及时输用。若需放置，应及时贮存于冷暗处，以防止因温度过高或时间过长而变质。

4. 氧气与二氧化碳的影响

有些药物制成注射液需在安瓿内充填惰性气体如氮气以防止药物被氧化。如苯妥英钠、硫喷妥钠等注射液，因吸收空气中的二氧化碳使溶液的 pH 下降，故有析出沉淀的可能。

5. 光照

有些药物对光敏感，如两性霉素 B、呋喃妥因钠、磺胺嘧啶钠、核黄素、四环素类、雌激素类药物。此类药物应以黑纸或铝箔包裹，避免强光照射。

6. 配伍的顺序

有些药物配伍产生沉淀的现象可用改变配伍顺序的方法来克服。如 1g 氨茶碱与 300mg 烟酸配伍，先将氨茶碱用输液稀释至 100ml，再慢慢加入烟酸则可达到澄明的溶液，如先将两种药液混合后稀释则会析出沉淀。

7. 原辅料纯度

有些药物在配伍时发生的异常现象，并不是由于药物本身，而是由于原辅料含有杂质引起。例如，氯化钠原料中含有微量的钙盐，与 2.5% 枸橼酸钠注射液配伍时往往产生枸橼酸钙的悬浮微粒而混浊。此外，中药注射液中未除尽的高分子杂质在与输液配伍时也可出现混浊或沉淀。

### 四、配伍变化的处理原则与方法

（一）配伍变化的处理原则

配伍变化处理的一般原则如下。

（1）了解医师的用药意图，发挥制剂应有的疗效，保证用药安全。在审查处方发现疑问时，首先应该与处方医师联系，了解用药的意图，明确对象及施药的途径作为配发的基本条件，例如患者的年龄性别、病情及其严重程度、用药途径等。

（2）对患有并发症的患者，审方时应注意禁忌证，必须根据具体的对象与条件来判定。

（3）在明确用药意图和患者的具体情况后，再结合药物的物理、化学和药理等性质来分析可能产生的不利因素和作用，对处方成分、剂量、发出量、服用方法等各方面要加以全面的审查，确定克服方法。必要时还需与医师联系，共同确定解决的方法。

（二）配伍变化的处理方法

物理或化学的配伍禁忌的处理，一般可在上述的原则下按下法进行。

1. 改变贮存条件

有些药剂在患者使用过程中，由于贮存条件如温度、空气、水、二氧化碳、光线等影响会加速沉淀、变色或降解，故应在密闭及避光条件下，贮存于棕色瓶中，发出的剂量亦不宜多。另外，一些容易水解的临时调配的制剂，应贮存于5℃下以延缓其效价下降，发出量应尽量少。

2. 改变调配次序

改变调配次序常可克服一些不应产生的配伍禁忌。在很多溶液中，混合次序能影响生产工序的繁简与成品的质量。例如将苯甲醇与三氯叔丁醇各0.5%在水中配伍时，三氯叔丁醇在冷水中溶解很慢，但是若先将三氯叔丁醇与苯甲醇混合，然后再加入注射用水，则配伍非常容易。又如将碳酸镁、枸橼酸与碳酸氢钠制成溶液型合剂时，需将枸橼酸溶解于水，先与碳酸镁混合溶解后再将碳酸氢钠溶入，倘若碳酸氢钠先与枸橼酸混合耗尽酸液，则不能配成溶液剂。

3. 改变溶媒或添加助溶剂

改变溶媒是指改变溶媒容量或改变成混合溶媒，此法常用于防止或延缓溶液剂析出沉淀或分层。

增加溶媒量并增加相应制品的用量或添加助溶剂可以有效地防止药物因超过溶解度而析出沉淀。例如芳香水剂制成的盐类溶液常常析出挥发油，但将芳香水剂稀释后可消除，如加入适当的表面活性剂亦能得到澄明溶液。很多合剂，特别是含有树脂的乙醇浸出制剂，在贮存过程中往往析出沉淀或变色，可加入适量乙醇（约10%～20%）或聚山梨酯类加以克服。此外，甘油的溶解能力介于水与乙醇之间，且对苯酚、硼酸、硼砂溶解性能较好，常加约10%～20%于水性制剂中。丙二醇的配伍性质与甘油类似，可在一些外用或口服制剂中代替甘油。

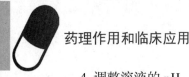

4. 调整溶液的 pH

氢离子浓度的改变能影响很多微溶性药物溶液的稳定性。阴离子型药物，如芳香有机酸盐、巴比妥酸盐、磺胺盐、青霉素盐等在氢离子浓度增加到一定程度时能析出溶解度较小的游离酸。同样，阳离子型药物，如生物碱及其类似物、碱性抗生素、碱性维生素以及碱性局部麻醉剂或碱性安定剂等，当氢离子浓度降低到一定程度时，能析出溶解度较小的游离碱，多数的多价可溶性金属盐（如硫酸锌等）在溶液中亦能因氢离子浓度减少而生成难溶性氢氧化物或碱性物。此外，氢离子浓度的改变往往能加速或延缓一些药物的氧化、水解或降解等反应。对于上述这些药物，特别是注射用药物，精确地控制氢离子浓度十分重要。

5. 更换有效成分或更换剂型

在征得医师同意的条件下，可改变有效成分，但改换的药物应力求与原成分相类似，用法也尽量与原方一致。例如将 0.5% 硫酸锌与 2% 硼砂配伍制成滴眼剂能析出碱式硼酸锌或氢氧化锌，可改用硼酸代替硼砂。也可考虑改用其他剂型，如将次硝酸铋与碳酸氢钠制成合剂，因次硝酸铋在水中水解生成硝酸，与碳酸氢钠反应放出二氧化碳，可用次碳酸铋代替或将一种成分制成散剂，分别包装服用。

注射液间产生物理化学配伍禁忌时，通常不能配伍使用，可分别注射，或建议医师改用其他的注射液或输液。

目前有将药物制剂产生配伍变化的现象及处理方法的经验制成的电脑软件，可供使用时查对参考。

# 第十二章　特殊人群用药

ZHANGJIE

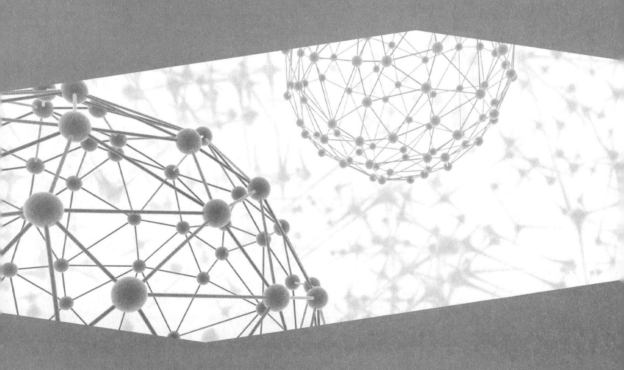

# 第一节　老年人用药

随着社会的发展、医学的进步和人民生活水平的不断提高，人类寿命正在延长，人口老龄化日益明显。老年人在生理、心理等方面均处于衰老与退化状态，许多老年人同时患有多种疾病，而大多数疾病又为慢性病，需进行长期治疗，因此，用药的机会和种类较多，而因为不合理用药而造成的损害也明显增加。正确使用药物，尽量减少毒副反应和药源性疾病，对获得预期疗效尤为重要。

## 一、老年人的疾病

（一）老年人疾病的主要分类

经现代医学研究表明，人进入老年期以后，由于组织器官的老化和生理功能的减退，老年人易患的疾病以及病时临床表现的特点都明显不同于中青年人。老年人患病主要包括五类：

（1）发生在各年龄组的疾病，如感冒、胃炎、心律失常等

（2）中年期起病延续到老年的疾病，如慢性支气管炎、慢性肾炎、类风湿性关节炎等。

（3）老年期易患的疾病，如癌症、糖尿病、痛风等。

（4）老年期起病为老年人特有的疾病，如脑动脉硬化症、老年性白内障及老年性痴呆等。

（5）极少数的老年人也可患儿童常见的传染病，如麻疹、水痘、猩红热等。

（二）老年人易患的疾病

1. 根据大量流行病学调查发现

在城市，老年人的主要疾病依次为：原发性高血压、冠心病、高脂血症、慢性支气管炎、脑血管病、糖尿病及恶性肿瘤等；在农村，则以慢性支气管炎、肺气肿及慢性胃炎居多。

2. 根据住院老年人病种分析，以心血管、高血压、呼吸系统疾病为多。

（1）心血管疾病：其中，冠心病占心血管疾病的49% ~ 65%，高血压占心血管疾病的43% ~ 52%。

（2）呼吸系统疾病：其中慢性支气管炎占呼吸系统疾病的43% ~ 55%。

（3）消化系统疾病：其中，慢性胃炎占消化系统疾病的11% ~ 33%，溃疡病占消化系统疾病的11% ~ 26%。

（4）其他：高脂血症、糖尿病、颈椎病、骨质增生、老年性白内障及脑血管意外等。

3. 导致老年人死亡的主要疾病

（1）按系统分，以心血管疾病、脑血管疾病、恶性肿瘤及呼吸系统疾病居前四位。

（2）按单个疾病分，以恶性肿瘤占第一位；此外，致死较多的有冠心病、肺心病、脑血栓形成及脑出血等。

（三）老年人患病的特点

1. 起病隐袭，症状多变

老年人对各种致病因素的抵抗力及对环境的适应能力均较弱，且容易发病。同时，由于老年人反应性低下，对冷热、疼痛反应性差，体温调节能力也低，故自觉症状常较轻微，临床表现往往并不典型，如老年人的肺炎可无寒战高热、咳嗽轻微、白细胞不升高等。由于年龄差别，老年人甲状腺功能亢进的表现未必同年轻人一样明显，也未必有年轻人一样的典型症状，如多动、怕热、出汗、眼球突出和甲状腺肿大等症状，老年患者就不如青年患者那样明显。由于老年人感觉减退，急性心肌梗死时可无疼痛，泌尿道感染时的尿急、尿频、尿痛等膀胱刺激症状不明显，容易造成漏诊和误诊。

2. 病情进展，容易凶险

老年人各种器官功能减退，机体适应能力低下，故一旦发病，病情常迅速恶化。如老年人溃肠病，平时无明显胃肠道症状，直至发生消化道大出血才就诊，发现已并发出血性休克和肾功能衰竭，病情迅速恶化。老年心肌梗死起病时仅感疲倦无力、出汗、胸闷，但很快出现心力衰竭、休克、严重心律失常甚至猝死现象。

3. 多种疾病，集于一身

老年患者一人多病的现象极为常见。一种是多系统同时患有疾病，如有的老年人有高血压、冠心病、慢性胃炎、糖尿病、胆石症等多种疾病于一身，累及多个系统；另一种是同一脏器、同一系统发生多种疾病，如慢性胆囊炎、慢性胃炎、慢性结肠炎等同时存在，增加诊断和治疗上的困难。

4. 意识障碍，诊断困难

老年患者几乎不论患何种疾病，均容易出现嗜睡、昏迷、躁动或精神错乱等意识障碍和精神症状，可能与老年人脑动脉硬化、血压波动、电解质紊乱及感染中毒等有关，也给老年人疾病的早期诊断增添困难。

5. 此起彼伏，并发症多

老年患者随着病情变化，容易发生并发症。主要有：

（1）肺炎静脉在老年人的死亡原因中占35%，故有"终末肺炎"之称。

（2）失水和电解质失调。

（3）血栓和栓塞症。

（4）多脏器衰竭，一旦受到感染或严重疾病，可顺次发生心、脑、肾、肺两个或两

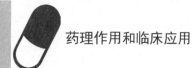
药理作用和临床应用

个以上脏器的衰竭。

（5）出血倾向、褥疮等。

**二、老年人的生理变化影响药动学改变**

**（一）吸收**

老年人胃肠道肌肉纤维萎缩，张力降低，胃排空延缓，胃酸分泌减少，胃液的 pH 值升高，一些酸性药物解离部分增多，吸收减少。胃排空时间延迟，小肠黏膜表面积减少。心排血量降低和胃肠动脉硬化而导致胃肠道血流减少，肠道上层细胞数目减少，有效吸收面积减少。这些胃肠道功能的变化对以被动扩散方式吸收的药物几乎没有影响，如阿司匹林、对乙酰氨基酚，而对于如维生素 C、铁剂、钙剂等这些需要载体参与吸收的药物则吸收减少。

**（二）分布**

老年人细胞内液减少和功能减退。脂肪组织增加而总体液及非脂肪组织减少，使药物分布容积减少，加上心肌收缩无力，心血管灌注量减少，故影响药物分布。血浆蛋内含量降低，直接影响药物与蛋白质的结合，使游离药物浓度增加，作用增强。如华法林的蛋白质结合率高，因为老年人血浆蛋白降低，使血中具有活性的游离药物比结合型药物多，常规用量就有出血的危险。地高辛、地西泮的分布容积也随年龄增长而降低。

**（三）代谢**

肝脏是药物代谢和解毒的主要场所，老年人的肝脏重量比年轻人减轻 15%，代谢分解及解毒能力明显降低，容易受到药物的损害，同时，机体自身调节和免疫功能也降低，因而也影响药物的代谢。肝酶的合成减少，酶的活性降低，药物转化速度减慢，半衰期延长，如利多卡因、苯巴比妥、咖啡因、普萘洛尔、哌唑嗪、氯丙嗪、哌替啶、阿司匹林、保泰松等。由于老年人的肝功能低下，对于一些药物分解的首次过敏效应能力减低。肝细胞合成清蛋白的能力降低，血浆清蛋白与药物结合能力也降低。游离药物浓度增高，药物效力增强，如普萘洛尔造成的肝性脑病，就是因为血液中游离普萘洛尔多，造成心排血量减少，供应脑组织的血流量减少，引起大脑供血不足，出现头晕、昏迷等症状。老年人服用普萘洛尔要注意减量或延长间隔时间，利多卡因的首次过敏效应也很强，老年人使用时也应减量。

**（四）排泄**

肾脏是药物排泄的主要器官，老年人肾脏的肾单位仅为年轻人的一半，老年人的某些慢性疾病也可减少肾脏的灌注，这些均影响药物的排泄，使药物在体内积蓄，容易产生不良反应或中毒。老年人肾脏功能变化较为突出和重要。肾小球随年龄的增长而逐渐纤维化和玻璃样变性，肾小球基膜增厚，肾小动脉壁弹力纤维明显增多增厚、弹性降低。肾小管细胞脂肪变性，基膜变厚，部分肾小管萎缩或扩张，肾小球、肾小管功能降低。肾血流量减少。当老年人使用经肾排泄的常量药物时，就容易蓄积中毒。特别是使用地高辛、氨基

244

糖苷类抗生素、苯巴比妥、四环素类、头孢菌类素、磺胺类、普萘洛尔等药物时要慎重。解热镇痛药中的非那西丁、中药朱砂（含汞）以及关木通中的马兜铃酸对肾损害很大，老年人要避免使用。

老年人这些生理变化影响药物的吸收、分布、代谢和排泄，亦影响药物的效应和不良反应，这些都是老年人科学、安全、合理用药的依据。

### 三、老年人常用药物的不良反应

老年人因用药不当而引起不良反应，其发生率为 15% ~ 20%，且药物反应比较严重。下面几点尤为注意：

（1）镇静安眠药：如地西泮（安定）、氯氮䓬（利眠宁）等，易引起神经系统抑制，表现为嗜睡、四肢无力、神经模糊及口齿不清等。长期应用苯二氮䓬类药物可引起老年人抑郁症。

（2）解热镇痛药：如阿司匹林、乙酰氨基酚等，对于发热尤其高热的老年人，可导致大汗淋漓，血压及体温下降，四肢冰冷，极度虚弱甚至发生虚脱。长期服用阿司匹林、吲哚美辛等可导致胃出血。呕吐咖啡色物和黑便。

（3）降压药：如胍乙啶、利血平、甲基多巴长期服用易致精神抑郁症。

（4）抗心绞痛药物：如硝酸甘油可引起头晕、头胀痛、心跳加快，可诱发或加重青光眼；硝苯地平（心痛定）可出现面部潮红、心悸、头痛等反应。

（5）抗心律失常药：如胺碘酮可出现室性心动过速；美西律（慢心律）可出现眩晕、低血压、手足震颤、心动过缓和传导阻滞。

（6）β－受体阻滞剂：如普萘洛尔（心得安）可致心动过缓、心脏停搏，还可诱发哮喘，加重心衰。

（7）利尿剂：如呋塞米（速尿）、氢氯噻嗪可致脱水、低血钾等不良反应。

（8）庆大霉素、卡那霉素与利尿剂合用可加重耳毒性反应，可致耳聋，还可使肾脏受损。由于一些药物对肾脏产生毒性，老年人应当避免使用四环素、万古霉素等药物，羧苄青霉素、庆大霉素、头孢菌素类、多黏菌素需要减量或适当延长间隔时间。因大量长期应用广谱抗生素。可导致肠道菌群失调或真菌感染等严重并发症。

（9）降糖药：如胰岛素、格列齐特等，因老年人肝肾功能减退，使用时易出现低血糖反应。

（10）洋地黄类药物：如地高辛等，强心药可引起室性期前收缩、传导阻滞及低钾血症等洋地黄中毒反应。

（11）抗胆碱药物，如阿托品、苯海索（安坦），抗抑郁药，如丙咪嗪等，可使老年前列腺增生的患者抑制排尿括约肌而导致尿潴留。阿托品亦可诱发或加重老年青光眼，甚至可致盲。

（12）抗过敏药物：如苯海拉明、氯苯那敏（扑尔敏）等，可致嗜睡、头晕、口干等反应。

（13）肾上腺皮质激素类药物：如泼尼松（强的松）、地塞米松等，长期使用可致水肿、高血压，易使感染扩散，可诱发溃疡病出血。

（14）维生素及微量元素：如维生素A过量可引起中毒，表现为畏食、毛发脱光、易发怒激动等；维生素E过量会产生严重不良反应，如静脉血栓形成、头痛及腹泻等；微量元素锌补充过量可致高脂血症及贫血；硒补给过多，可致慢性中毒，引起恶心、呕吐、头晕、口干等反应。

### 四、老年人用药不安全的因素分析

（一）一个患者患多种疾病或多处求医诊治

经调查1036名离休干部，患有三种以上疾患的占61%，两种以上的高达87%，且大多数人都到多个医院诊治，接受多位医生的治疗。又因为医生不认真记载病历，而各个医院使用的药品会出现同一药商但品名不同的问题，很有可能造成重复用药。有的专科医生看病只看专科，多科诊治多科用药；有的医生不仔细询问病情，头痛医头，眼病医眼，不找病因；有时一个患者去多家医院，医生不认真询问和阅看病史就盲目诊断。

（二）一药多名易造成重复用药

笔者统计了200种常用药品，一种药有4个药名的占20%，5个药名的占25%，6个药名的占25%，7个药名的占15%，甚至有10个药名以上药存在。例如，卡马西平片的别名有：痛惊宁、退痛、又癫宁、得理多、立痛定、痛可宁、酰胺咪嗪、镇痉宁、镇惊宁、卡巴咪嗪。奥美拉唑又名洛赛克、渥米哌唑、奥克、彼司克、亚砜眯唑、艾斯特、安胃哌唑、福尔丁。

在目前国内上市的药品中，药品名称的标注首先是突出商品名。而药品通用名往往使用带括号的小字。另外。商品名称相似的也非常多，极易在调剂工作及患者用药过程中造成混乱。值得重视的是，患者在服用药物时，不同商品名称的药物重复使用或同时使用，从而增加乱用药物和滥用药物的可能性。

（三）复方药物制剂使用不当易造成重复用药

我们每一个人都有可能服用复方药物，医生每天都开出复方药物的处方。如果使用不当，会造成重复用药或引起不良反应。例如，含有乙酰氨基酚（扑热息痛）的复方制剂有：康必得片、福尔思、日康胶囊、泰若感冒片、帕尔克、丽珠感乐、白加黑、伤风感冒液、感冒片、可利达。

（四）药物剂型多、规格多易造成重复用药

例如抗溃肠病的奥美拉唑，常州四药生产的商品名为奥克，佛山康宝顺生产的商品名为奥多拉唑－康宝顺，悉普拉药厂生产的称奥美拉唑－悉普拉；阿斯特拉药厂生产的称洛赛克。又如硝苯地平又称硝苯啶、硝苯吡啶、心痛定、利心平，有片剂10mg/片、胶囊剂 5mg/ 粒、控释片 20mg/ 片、喷雾剂 100mg/ 瓶。同一药物同一剂型不同商品名其规格、含量不同，用法也不同。拜耳生产的硝苯地平称拜心痛，为控释片，30mg/ 片，山东德州生产的硝苯地平称得高宁，为缓释片，10mg/ 片。非洛地平又称波依定，片剂有 2.5mg，5mg、10mg，其初时剂量为 2.5mg，qd；常用维持剂量为 5 ~ 10mg，qd。

（五）部分老年患者特殊心理状态

（1）认识偏颇，迷信名、新、贵药和"洋药"。

（2）治病心切，胡乱投医购药。某些医院曾对 50 名肝炎患者进行调查。发现有 46% 的患者住院前曾自购药品进行治疗。

（3）偏听偏信。由于缺乏医疗卫生知识及偏听偏信而乱用药的做法在许多患者当中普遍存在，这样的行为往往造成不良后果。

（4）不遵医嘱。据调查，30% 的患者不按处方剂量服药，擅自增减用药剂量，这不仅对治疗不利，严重的还会危及生命安全。

（六）看广告吃药

当今市场竞争激烈，一种产品，多家生产，既有国外的、中外合资的，也有国内的厂家。为了自己的产品能打开销路立于不败之地，就产生竞相宣传的状况。譬如，一个环丙沙星就有印度的、山西太原的、天津的不同版本。第三代头孢菌素的产品头孢氨噻肟，就有 8 种以商品名命名的产品广告。广告内容往往是好的方面说得多，而不良反应却少说或根本不谈，缺乏基本的科学态度。药物是一把"双刃剑"，任何药物既有治疗作用，又或多或少地伴随着不良反应。患者看广告吃药弊多利少，不利于治疗。

**五、为确保老年人用药安全的对策**

（一）医师的治疗方案要简单明了

简化用药方案，便于老年人正确领会，执行医嘱，以免错服、漏服。处方上药物的名称、剂量、用法应书写清楚。注意选择便于老年人服用的剂型。有些老年人吞服片剂或胶囊有困难，尤其是药量较大或药物种类较多时更难吞服。在这种情况下，选用冲剂、口服液更好。尽量选用适合老年人的、简便、有效的给药途径。急性期有注射、舌下含服、雾化吸入等途径。一般疾病或疾病的恢复期则以口服为主。口服是一种最简便、最安全的给药方法，应尽量采用。一般合用药物以 3 ~ 4 种为宜。尽量避免长期用药、重复用药，注意用量个体化，防止药物蓄积中毒。

（二）药师更要关注老年人

（1）对有特殊性注意事项的药物，在发药时要重点解说，使患者明确用法。瓶签和药袋的标记要清楚。特别是对患有多种疾病的，如肝、肾功能不全的老人用药要特别重视。老年人记忆力差，药师在发药时一定要耐心细致地解说，保证患者正确用药。

（2）由于老年人记忆力减退，容易忘服、多服、误服药物。需嘱咐家属帮助督促检查，

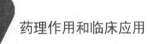

提高用药的安全性和有效性。

（3）普及科普医药知识，告知老年患者最忌滥用的药物：如糖皮质激素类药物、解热镇痛药物、抗生素、维生素、泻药、安眠药物等都应避免滥用。

（三）老年人自己要合理应用保健药品

老年患者不要轻信广告的宣传，随意自行使用广告药品。不能滥用片方和秘方、滋补药或抗衰老药。一般来说，老年人适量或经常补充些维生素 C、E、A、D 和钙片是有益的，但不遵医嘱盲目服用或长期过量服用，非但收不到保健效果，反而会招致机体功能失调。如人参虽大补元气，但每日服用西洋参 3g 以上，有人会出现"人参滥用综合征"，表现有高血压、皮疹、失眠、流鼻血乃至精神错乱等症状。因此，服用补药也要"辨证施补"，应该是不虚不补及缺啥补啥，才有益于健康。

### 六、老年人用药注意事项

（一）要认识老年人常患有多种慢性病及症状不典型的特点

老年人疾病诊断的最大困难在于：症状不典型，体征不明显，对各种检查反应不灵敏。如急腹症，老年人可只感腹部不适，腹壁紧张不明显和触诊反跳痛引不出；急性心肌梗死可无心前区痛，有患者主诉剑突下及胃区不适或钝痛，伴有恶心、呕吐，常被误诊为胃炎。老年人常患有多种慢性病，根据症状和体征推断出来的病理生理结论可以大不相同，治疗上亦不相同。所以，诊治老年人疾病，首先要抓住主要矛盾，避免不良反应。例如，老年人常患青光眼，男性常有前列腺肥大，而在老年人中枢神经疾患的药物治疗中，有不少药物有抗胆碱作用，如不加注意，可引起尿潴留及青光眼恶化。

（二）要切记老年人多种功能减退，要特别注意合理选择药物

1.抗菌药

由于致病微生物不受人体衰老的影响，因此，抗生素的剂量一般不必调整，但需注意老年人生理特点，其体内水分少，肾功能差，容易在与年轻人的相同剂量下造成高血药浓度与毒性反应。对肾或中枢神经有毒性的抗生素，如链霉素、庆大霉素，应尽量不用，此类药更不可联合应用。

2.肾上腺皮质激素

老年人常有关节痛，如患有类风湿性关节炎、肌纤维组织炎（风湿）而服用可的松类药；老年人常患有骨质疏松，再用此类激素，可引起骨折，特别是股骨、颈骨骨折，故应尽量不用，更不能长期大剂量治疗，如若必须用，需加入钙剂及维生素 D。

3.解热镇痛药

如吲哚美辛（消炎痛）、保泰松、安乃近等，容易损害肾脏；而出汗过多又易造成老年人虚脱。

4.利尿降压药

利尿药可以降压，但不可利尿过猛，否则容易引起有效循环血量不足和电解质紊乱。噻嗪类利尿剂不宜用于糖尿病和痛风的患者。老年人在降压治疗中容易发生直立性低血压。应注意观察血压变化，不能降得太低。最好不要用利血平，因为其会加重老年人的抑郁症状。老年人利尿降压宜选用吲达帕胺（寿比山）。

（三）要结合老年人的具体条件开展药物治疗

（1）尽量减少用药品种。能用一种药治疗的，就不要用两种或更多的药，切忌堆积疗法。要尽可能用最小的有效剂量，尤其是镇痛药、解热镇痛药、镇静催眠药、麻醉药。

（2）药物治疗要适可而止，老年人高血压大多有动脉粥样硬化的因素，药物使之降至 135/85mmHg 左右已可，如更低会影响脑血管及冠状动脉的灌注，甚至可诱发脑血管堵塞（脑血栓）形成。室性期前收缩如控制到完全消失，势必要用大剂量抗心律失常药，这类药都有较大的不良反应。能控制偶发室性期前收缩 2～3 次/分钟，则适可而止。

（3）在家庭用药要及时注意观察疗效和反应：家庭备用药品仅仅是对一般症状的应急或对慢性疾病的方便而设置的，如果用药后症状不缓解或病情不同既往，或其来势迅猛，或疼痛剧烈，或表现极度衰弱者，则应尽快到医院就诊，以免贻误治疗的最佳时机。凡有新的症状或体征出现，或原有的症状加重，都应首先检查是否与药物治疗有关。

（4）应考虑老年人用药的药品价格：对疗效相近而价格便宜的药物，应优先选用。多数老年人慢性疾病较多，而经济往往受限，若药物价格过于昂贵，则很有可能难以坚持长期系统的治疗。

（5）控制老年人的输液量，一般每天输液量控制在 1500ml 以内为宜，输生理盐水每天不得超过 500ml。在输葡萄糖注射液时，要警惕患者有无糖尿病，如有糖尿病应加适量胰岛素及钾盐。

# 第二节　小儿用药

## 一、小儿发育不同阶段的用药特点

（一）新生儿用药特点

新生儿期，其生理和代谢过程正处于迅速发展和变化阶段，药物代谢和药物动力学过程也随之迅速改变，故其药物剂量不能单纯用成人剂量机械地折算，否则药物会因过量而引起毒性反应，也可能因药量不足而影响疗效。

1. 给药途径的影响

（1）局部用药方面：新生儿体表面积相对较成人大，皮肤角化层薄，局部用药透皮吸收快而多，外敷于婴儿皮肤上可引起中毒的药物有硼酸、六氯酚、萘、聚烯吡酮和水杨酸，故要防止透皮吸收中毒。

（2）口服用药方面：新生儿胃肠道吸收可因个体差异或药物性质不同而有很大差别，如氯霉素吸收慢而无规律。磺胺药可全部吸收。

（3）注射给药方面：皮下或肌肉注射可因周围血循环不足而影响吸收分布，一般新生儿不采用。

（4）静脉给药方面：静脉给药吸收最快，药效也可靠，但必须考虑到液体容量、药物制剂和静脉输注液体的理化性质以及输注的速度。大多数静脉用药可安全地由护士给药，但戊巴比妥钠、地西泮等作用剧烈的药物。在使用时有引起急性中毒的可能，应有医师配合给药。另外，如普萘洛尔、维拉帕米等少数药物较一般药物更易引起危险，故给药应更慎重。

2. 体液分布的影响

新生儿总体液占体重的 80%（成人为 60%），相对较成人高，因此，水溶性药物在细胞外液稀释后浓度降低，排出也较慢。早产儿的卡那霉素分布容积较成熟儿小，因而血药峰浓度较成熟儿高，可见，早产儿和新生儿一样较成熟儿更易造成卡那霉素中毒。对听神经和肾功能造成影响。

3. 血浆蛋白结合率的影响

新生儿的血浆蛋白结合率低，不仅是因为新生儿的低蛋白血症，主要是药物不易与血浆蛋白结合，因为新生儿体内血浆蛋白的性质有变化。另外，有胆红素、游离脂肪酸在血液中存在，就更减弱了弱酸性药物的血浆蛋白结合率。不易与新生儿血浆蛋白结合的药物有氨苄青霉素、地高辛、吲哚美辛、苯巴比妥、保泰松、苯妥英钠、水杨酸盐等，磺胺药与血浆蛋白结合可与胆红素相竞争，且因磺胺药物对清蛋白亲和力比胆红素强，应用后黄疸病儿血中游离胆红素成分增多，代谢和排泄胆红素能力低下，加之新生儿血脑屏障功能差，致使血中游离胆红素侵入脑组织，甚至造成核黄疸。安钠咖、氯丙嗪、维生素 $K_1$、维生素 $K_3$、萘啶酸、呋喃坦啶、新生霉素、伯氨喹、磺胺类药物都可促使新生儿黄疸或核黄疸的发生。

4. 酶的影响

新生儿的酶系统尚不成熟和完备。某些药物代谢酶分泌量少且活性不足，诸如水解作用、氧化作用和还原作用等生化反应均低下。如新生儿应用氯霉素后，由于缺乏葡萄糖醛酸转移酶结合成无活性的衍生物，促使血中游离的氯霉素增多，易造成氯霉素中毒，使新生儿皮肤呈灰色，引起灰婴综合征；新生霉素也有抑制葡萄糖醛酸转移酶的作用，从而引起高胆红素血症；磺胺类、呋喃类药物也可使葡萄糖醛酸酶缺乏的新生儿出现溶血，所以，新生儿用药时要考虑到肝酶的成熟情况，一般出生两周后肝脏处理药物的能力才接近成人水平。如新生儿黄疸不退，说明其肝药酶尚未发挥充分的解毒作用，应及时请医生处理或给予酶诱导剂（如苯巴比妥治疗核黄疸）产生酶促作用，使胆红素排出，黄疸消退。

5. **肾功能的影响**

新生儿肾脏有效循环血量及肾小球过滤率较成人低 30% ～ 40%，对青霉素 G 的清除率仅为 2 岁儿童的 17%。很多药物因新生儿的肾小球过滤率低而影响排泄，致使血清药物浓度高，半衰期也延长。此种情况在早产儿中更显著，甚至可因日龄而改变。青霉素 G 对出生 0 ～ 6 天者半衰期为 3 小时，7 ～ 13 天者为 1.7 小时，大于等于 14 天可接近儿童，为 1.4 小时，至 1 ～ 2 月才接近成人。氯霉素在新生儿半衰期为 250 小时。而成人仅为 4 小时。所以，在新生儿或儿童时期，药物剂量不能相同。一般新生儿用药量宜少。间隔应适当延长。这些药物有氨基苷类、地高辛、呋塞米、吲哚美辛、青霉素和呋喃类，新生儿肾功能的成熟过程需要 8 ～ 12 个月才能达到成人水平。

（二）婴幼儿期用药特点

（1）口服给药：口服时以糖浆剂为宜；油类药物应注意，绝不能给睡熟、哭吵或挣扎的婴儿喂药，以免引起油脂吸入性肺炎；混悬剂在使用前应充分摇匀。

（2）注射给药：由于婴儿吞咽能力差，且大多数不肯配合家长自愿服药。在必要时或对垂危病儿采用注射方法，但肌肉注射可因局部血液循环不足而影响药物吸收。故常用静脉注射和静脉点滴的方法。

（3）服用肠溶片或控释片时，不能压碎，否则其疗效下降，造成刺激，引起恶心、呕吐。

（4）婴幼儿期神经系统发育未成熟，患病后常有烦躁不安、高热、惊厥等症状。可适当加用镇静剂，对镇静剂的用量，年龄愈小，耐受力愈大，剂量可相对偏大。但是，婴幼儿对吗啡、哌替啶等麻醉药品易引起呼吸抑制，不宜应用。氨茶碱虽然不属于兴奋剂，但却有兴奋神经系统的作用，使用时应谨慎。

（三）儿童期用药特点

（1）儿童正处在生长发育阶段，新陈代谢旺盛，对一般药物的排泄比较快。

（2）注意预防水电解质平衡紊乱：儿童对水电解质的代谢功能还较差，如长期或大量应用酸碱类药物，更易引起平衡失调，应用利尿剂后易出现低钠、低钾现象。故应间歇性给药，且剂量不宜过大。

（3）激素类药物应慎用：一般情况下。尽量避免使用肾上腺皮质激素，如可的松、泼尼松（强的松）等；雄激素的长期应用常使骨骼闭合过早，影响小儿生长和发育。

（4）骨和牙齿发育易受药物影响，如四环素可引起牙釉质发育不良和牙齿着色变黄；孕妇及 8 岁以下儿童禁用四环素类抗生素。

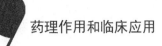

### 二、当前儿科用药中常见的一些问题

小儿特别是新生儿的生理特点，决定了药物在体内的过程与成人不同。由于用药特殊化、复杂化，从而要求在药物品种、剂量、剂型、规格、用法等方面作出更细致的考虑。调查结果显示，当前国内一些药物的剂型规格并不完整，甚至不适合儿科临床使用，因而给患儿治疗带来一定困难，许多人错误地把小儿用药看成是成人的缩影，造成小儿用药成人化。以致出现不少问题。

（一）抗菌药物使用不合理

目前，抗菌药物的滥用现象较为突出。对感染性疾病如肠痉挛、单纯腹泻以及一般感冒发热患儿，不究其因，先用抗生素，有的甚至用价格昂贵的第三代头孢菌素。据统计：在治疗上呼吸道感染或普通感冒时，使用抗生素者高达99%。对于急诊患儿，有的首先给予庆大霉素，名曰"保险，无需做皮试"，殊不知导致了肾毒性和耳聋的严重后果。另外，对儿科的感染性腹泻，有的不恰当地给予抗生素治疗，事实上婴幼儿感染性腹泻62.8%～63.4%为轮状病毒和肠产毒性大肠杆菌感染，使用抗生素既不能缩短其病程，亦不能减轻腹泻症状，相反导致了耐药菌株和二重感染的产生。喹若酮类药物以其抗菌谱广、抗菌作用强而成为20世纪80年代以后的主导抗菌药之一，但该类药可引起幼年狗及其他哺乳动物的骨关节，特别是负重关节软骨组织的损伤，然而，临床的实际情况是其在12岁以下的少儿及孕妇中使用较为普遍，且用量偏大。

（二）解热镇痛药滥用的危害多

当前含吡唑酮类的复方制剂（如氨非咖片、氨乃近、去痛片、散利痛片等）仍有销售，其解热镇痛效果可以肯定，但不宜长期使用，尤其儿童在使用中很易出现再生障碍性贫血和紫癜，应在用药前后检查血常规；又如新生儿使用含阿司匹林的制剂，由于新生儿胃内酸度低，胃排空迟缓，药物吸收慢，易在胃内形成黏膜糜烂；据英美以及其他国家有关资料表明，给发热儿童使用阿司匹林与雷耶氏（Reye's）综合征的发生有密切关系，Reye's综合征是一种常见的急性脑部疾病，并与肝脏的脂肪变化有关，可出现于感冒、水痘等病毒感染，病死率高达50%；再者，感冒通用于儿童造成血尿是因为其成分之一的双氯芬酸抑制前列腺素合成与释放之故，对处于生长发育阶段而肾功能又发育不全的儿童来说，感冒通不宜作为治疗感冒的常用药。对乙酰氨基酚是目前应用最广的解热镇痛药，其疗效好，不良反应小。口服吸收迅速、完全，但应注意其剂量不宜加大，3岁以下的儿童应慎用。

（三）把微量元素及维生素当作绝对安全的营养药

不少独生子女及部分医师将微量元素与维生素药视为"营养药"，长期或超大剂量服用，例如微量元素锌，浓度达15mg/L，则有损害巨噬细胞和杀灭真菌的能力，增加脓疮病的发生率。因此在补锌时，应注意可能伴随的并发症。

服用维生素应根据身体需要。若滥用和过量长期使用则会产生毒副反应。如有的家长将鱼肝油丸作为"补剂"长期给儿童服用，或者在防治佝偻病时过多使用维生素 D 制剂。致使体内维生素 A、D 浓度过高，出现周身不适、胃肠反应、头痛、骨及关节压痛、高钙血症等慢性中毒症状。

## （四）长期大量输注葡萄糖注射液

葡萄糖注射液有营养、解毒、强心、利尿四大作用，不少医院把 10% 葡萄糖注射液作为新生儿常用的基本液，以致有不少报道称由于 10% 葡萄糖注射液输入过快而引起新生儿高血糖症。新生儿肾小管对葡萄糖的最大吸收量仅为成人的 1/5，对糖耐受力低，胰岛细胞功能不全，胰岛素的活性低，因而，过快或持久地静脉滴注可造成医源性高血糖症，甚至颅内血管扩张而致颅内出血。

## 三、小儿用药注意事项

目前，小儿安全用药问题越来越多地受到关注和重视。这是因为小儿体格和器官功能等各方面都处于不断发育的时期，相比于成年人要更加脆弱和敏感。因此，小儿用药尤应注意以下几个问题：

### （一）熟悉小儿特点，绝不滥用药物

临床医师和药师应了解小儿在不同发育时期的解剖生理特点、药物的特殊反应，严格掌握用药指征，坚持合理用药，才能取得良好疗效，又不致产生不良反应及药源性疾病。婴幼儿用药，要克服滥用现象，尤其是在农村及基层医疗卫生单位，滥用抗生素、维生素，滥用解热镇痛药及滥用两种球蛋白的现象比较普遍。所以，药物切不可滥用。

### （二）严格掌握剂量，注意间隔时间

所用药物剂量应随小儿成熟程度及病情不同而不同。小儿用药剂量是一个既重要又复杂的问题。由于小儿的年龄、体重逐年增加，体质强弱各不相同，用药的适宜剂量也就有较大的差异，近年来肥胖儿童比例增加，根据血药浓度测定发现，按传统的体重计算剂量，往往血药浓度过高，故肥胖儿童的个体化给药也是当前研究的新课题。因此，必须严格掌握用药剂量。在小儿用药方面，还要注意延长给药间隔时间，切不可给药次数过多、过频，故监测婴幼儿体内药物浓度很重要，尤其在疗效不好或怀疑过量时，应测血药浓度来调整给药剂量和间隔时间。

### （三）根据小儿特点，选好给药途径

一般来说，能吃奶的或耐受经鼻饲给药的婴幼儿，经胃肠给药较安全，应尽量采用口服给药。新生儿皮下注射容量很小，药物可损害周围组织且吸收不良，故不适用于新生儿。早产儿皮肤很薄，多次肌肉注射可发生神经损伤，最好不采用此方法。较大的婴幼儿，循环较好，可用肌肉注射。婴幼儿静脉给药，一定要按规定速度滴注，切不可过快过急。要防止药物渗出引起组织坏死。不断变换注射部位，防止反复使用同一血管引起血栓静脉炎。另外，还要注意婴幼儿皮肤角化层薄，药物极易透皮吸收，甚至中毒。因此。外用药的用

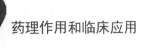

药时间不要太长。

（四）小儿禁用或慎用的化学药物

小儿禁用或慎用的化学药物有：阿司匹林、吲哚美辛（消炎痛）、氯霉素、四环素、卡那霉素、新霉素、链霉素、氯丙嗪、奋乃静、苯巴比妥、水合氯醛、地西泮（安定）、氯氮䓬（利眠宁）、利血平、二巯基丙醇、维生素 $K_3$、亚甲蓝、甲基睾丸酮、苯甲酸钠、咖啡因、山梗菜碱、毛花苷丙、地高辛、甲磺丁脲、呋塞米（速尿）等。

总之，小儿处于生长发育的重要阶段，在解剖、生理、病理方面有明显的特点，许多脏器（如心、肝、肾）、神经系统功能发育尚不完全，对许多药物极为敏感。肠管相对较长。消化道面积相对较大，肠壁薄。黏膜富于血管，通透性强，吸收率高。肾小球过滤率低，排泄功能差。而且小儿从心理上对药物的色、香、味及外观也有一定要求，故给小儿治病应将药理学、生理学及心理学紧密地联系起来。

# 第三节　妊娠期和哺乳期妇女用药

孕妇用药直接关系到下一代的身心健康，在胎儿发育过程的不同阶段。其器官功能尚不完善，如用药不当，就会产生不良影响。1956 年，妊娠期妇女在服用沙利度胺（反应停）后，发生近万例海豹畸胎，引起世界范围内对药物致畸作用的重视。此外。许多药物能从母亲的乳汁中排泄。间接影响婴儿的生长发育，也有可能引起中毒。为防止畸形胎，在妊娠头 3 个月孕妇应尽量避免服用药物，尤其是已确定或怀疑有致畸作用的药物。如必须用药，应在医师和执业药师的指导下，选用一些无致畸形作用的药物。对致畸性尚未充分了解的新药，一般应避免使用。哺乳期妇女用药应考虑药物对乳儿的影响。

## 一、妊娠期用药

（一）药物对孕妇的影响

妊娠期妇女用药有时会产生不良影响，据报道，静脉滴注大剂量四环素治疗患肾盂肾炎的孕妇，可引起爆发性肝脏代偿失调症候，病死率很高。肾盂肾炎患者肾功能减退，四环素清除率下降，药物本身对肾脏又有毒性作用，还可使孕妇发生坏死性脂肪肝、胰腺炎和肾损害，加上四环素对婴儿也有影响，因此，妊娠期妇女应禁用四环素。妊娠后期应用十二烷基硫酸红霉素（无味红霉素）会引起阻塞性黄疸并发症的可能性增加，可逆的肝脏毒性反应的发生率尚达10% ~ 15%。妊娠期用药应避免采用对孕妇有明显不良反应的药物，如妊娠晚期服用阿司匹林可引起过期妊娠、产程延长和产后出血。而服用对乙酰氨基酚则无不良影响，故孕妇需用解热镇痛药时，可选用对乙酰氨基酚。而不用阿司匹林。过量服用含咖啡因的饮料，可使孕妇不安、心跳加快、失眠，甚至畏食。此外，妇女在妊娠期对泻药、利尿药和刺激性较强的药物比较敏感，可能引起早产或流产，应格外注意。

为保证胎儿生长的需要和维持母体良好的营养状况，在孕妇营养不足的情况下，应适当补充铁、钙、叶酸盐、维生素 $B_1$ 和维生素 $B_2$，世界卫生组织提出在钩虫病和血吸虫病高发区及贫血孕妇应常规补充铁。然而，在孕妇患有结核、贫血、糖尿病、心血管等疾病时，合理的治疗不但对胎儿无害，且能防止胎儿受母体疾病的影响。

（二）不同孕期胚胎的用药特点

根据畸形胎的形成，胎儿发育阶段可分为三个时期：

1. 细胞增生早期

细胞增生早期大约为受精后至 18 天左右，此阶段胚胎的所有细胞尚未进行分化。细胞的功能活力也相等，对药物无选择性中毒的表现，致畸作用无特异性地影响所有细胞，其结果为胚胎死亡，受精卵流产或仍能存活而发育成正常个体，因此，在受精后半个月以内，几乎见不到药物的致畸作用。

2. 器官发生期

器官发生期为药物致畸的敏感期。受精后 3 周至 3 个月（高敏感期为妊娠 21～35 天），胎儿心肌、神经系统、呼吸系统、四肢、性腺及外阴相继发育。此时期如胚胎接触毒物，最易发生先天畸形。药物对胎儿的致畸作用可表现为形态，也可表现为功能。在敏感期，药物的致畸作用与器官形成的顺序也有关系，妊娠 3～5 周，中枢神经系统、心脏、肠、骨骼及肌肉等均处于分化期，致畸药物在此期间可影响上述器官或系统；在妊娠 34～39 天期间，可致无肢胎儿；在妊娠 43～47 天，可致胎儿拇指发育不全及肛门直肠狭窄。

3. 胎儿形成期

胎儿形成期指妊娠 3 个月至足月，为胎儿发育的最后阶段，器官形成过程已大体完成，除中枢神经系统或生殖系统可因有害药物致畸外，其他器官一般不致畸，但根据致畸因素的作用强度及持续时间也可影响胎儿的生理功能和发育成长。

（三）药物对胎儿的不良影响

1. 畸形

妊娠早期（即妊娠的前 3 个月）是胚胎器官和脏器的分化时期，最易受外来药物的影响引起胎儿畸形。沙利度胺（反应停）可引起胎儿肢体、耳、内脏畸形；雌激素、孕激素和雄激素常引起胎儿性发育异常；叶酸拮抗剂如氨基蝶呤，可致颅骨和面部畸形、腭裂等；烷化剂如氮芥类药物可引起泌尿生殖系异常，指趾畸形；其他如抗癫痫药（苯妥英钠、三甲双酮等）、抗凝药（华法令）、乙醇等均能引起畸形。

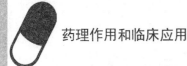

药理作用和临床应用

2. 神经中枢抑制和神经系统损害

胚胎期已经出现胚胎的中枢神经活动，妊娠期妇女服用镇静、安定、麻醉、止痛、抗组胺或其他抑制中枢神经的制剂，可抑制胎儿神经的活动，并改变脑的发育。产程中给孕妇用麻醉剂（如乙醚、氯仿等）、镇痛药（如吗啡、哌替啶）、安定药（如地西泮），可引起胎儿神经中枢抑制及神经系统损害，娩出的新生儿呈现出不吃、不哭、体温低、呼吸抑制或循环衰竭等问题。

3. 溶血

临产期使用某些药物如抗疟药、磺胺类、硝基呋喃类，解热镇痛药如氨基比林、大剂量脂溶性维生素 K 等，对红细胞缺乏葡萄糖 –6– 磷酸脱氢酶者可引起溶血。

4. 出血

妊娠后期孕妇使用双香豆素类抗凝药、大剂量苯巴比妥或长期服用阿司匹林，可导致胎儿严重出血，甚至死胎。

5. 其他不良影响

氨基糖苷类抗生素可致胎儿永久性耳聋及肾脏损害；妊娠 5 个月后用四环素可使婴儿牙齿黄染，牙釉质发育不全，骨生长障碍；噻嗪类利尿药可引起死胎、胎儿电解质紊乱、血小板减少症；氯喹可引起视神经损害、智力障碍和惊厥；长期应用氯丙嗪可使婴儿视网膜病变；抗甲状腺药如硫脲嘧啶、甲硫咪唑、碘剂可影响胎儿甲状腺功能。导致死胎、先天性甲状腺功能低下或胎儿甲状腺肿大。甚至压迫呼吸道引起窒息；孕妇摄入过量维生素 D 可导致新生儿血钙过高、智力障碍。肾或肺小动脉狭窄及高血压；妊娠期缺乏维生素 A 可引起新生儿白内障；分娩前应用氯霉素可引起新生儿循环障碍和灰婴综合征。

近几年，医学界对胎儿体格发育的测定有很大进展。因而，有可能观察到药物对胎儿生长发育的影响。现认为，尼古丁、普萘洛尔、泼尼松及中枢神经抑制药均可影响胎儿发育，并要特别重视妊娠后半期对胎儿的危害性。

（四）妊娠期用药参考

妊娠头 3 个月及妊娠 4 ~ 9 个月用药参见表 12–1、表 12–2。

表 12–1　妊娠头 3 个月用药参考

| 应避免使用的药物<br>（肯定产生损害） | 仅在必需时使用的药物<br>（有潜在的损害） | 尽可能避免或减少使用的药物<br>（可能产生损害） |
|---|---|---|
| 沙利度胺 | 苯丙胺类 | 制酸药 |
| 孕激素 | 抗癌药物 | 阿司匹林 |
| 雄激素 | 口服抗凝药 | 呋噻米 |
| 雌激素 | 巴比妥酸盐类 | 庆大霉素 |
| 口服避孕药 | 卡马西平 | 吲哚美辛 |
| 促进蛋白合成药 | 氯霉素 | 铁盐 |
| 雄激素样药（用于增加食欲和体重） | 氯喹 | 锂盐 |
| 秋水仙碱 | 多黏菌素 E | 烟酰胺 |

续表

| 环磷酰胺 | 可的松类 | 口服降血氨药 |
|---|---|---|
| 四环素类 | 氟哌啶醇 | 磺胺甲基异恶唑 |
| 烟碱（尼古丁） | 卡那霉素 | 弱安定类 |
|  | 甲硝唑 | 甲氧苄啶 |
|  | 萘啶酸 | 维生素 C（大剂量） |
|  | 去甲阿米替林 | 维生素 D（大剂量） |
|  | 苯妥英 |  |
|  | 扑米酮 |  |
|  | 丙基硫氧嘧啶 |  |
|  | 奎尼丁 |  |
|  | 利血平 |  |
|  | 链霉素 |  |
|  | 噻嗪类利尿药 |  |
|  | 万古霉素 |  |
|  | 紫霉素 |  |

表 12-2　妊娠 4～9 个月用药参考

| 完全避免使用的药物 | 遵医嘱使用的药物 | |
|---|---|---|
| 促进蛋白质合成药物（雄激素样药物，可增加食欲与体重） | 强镇痛药 | 噻嗪类利尿药 |
| 口服抗凝剂 | 麻醉药品 | 弱安定类 |
| 阿司匹林（长期或大剂量） | 制酸药（含钠离子） | 万古霉素 |
| 氯霉素 | 抗甲状腺药 | 紫霉素 |
| 己烯雌酚 | 巴比妥酸盐类 | 维生素 C（大剂量） |
| 碘化物类 | 溴化物 | 维生素 K（合成品） |
| 烟碱（尼古丁） | 氯喹 | 卡马西平 |
| 呋喃妥因 | 可的松类药物 | 多黏菌素 E |
| 口服降血糖药物（服用 33 周以后） | 麦角胺 | 环磷酰胺 |
| 性激素类 | 轻泻药 | 卡那霉素 |
| 磺胺类 | 萘啶酸 | 锂盐 |
| 四环素类 | 吩噻嗪类 | 去甲阿米替林 |
| 苯丙胺类 | 扑米酮 | 苯妥英钠 |
|  | 丙硫氧嘧啶 | 普萘洛尔 |
|  | 奎宁 | 奎尼丁 |
|  | 链霉素 | 利血平 |

（五）妊娠期妇女用药注意事项

1. 要了解不同妊娠时期药物对胎儿的影响

前面已经提到，应尽量选用对孕妇及胎儿安全的药物（见表 12-1、表 12-2）。在妊娠期用药过程中，要注意用药时间宜短不宜长，剂量宜小不宜大。有条件的单位应注意测定孕妇血药浓度，以便及时调节剂量，这样既可使靶器官获得有效的药物浓度，又可保证胎儿体内的浓度不致太高。凡属于临床验证的新药，以及疗效不肯定的药物都不要用于孕妇。

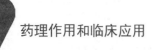

2.要谨慎使用可引起子宫收缩的药物

垂体后叶素、缩宫素等宫缩剂的小剂量便可使子宫阵发性收缩。大剂量可使子宫强直收缩。临床上主要用于不完全流产、引产、产程中加强宫缩及宫缩素激惹试验；用于催产时，如果产妇骨盆小、阴道粘连变形、胎儿大、分娩有困难者，用此类药引产则有子宫破裂之危险，故禁用。对催产素有禁忌证的产妇绝对不能使用，对适合用缩宫素的产妇，使用时也要特别谨慎，如果发现子宫收缩过强、过频，或胎心不好时，应立即停用。麦角胺、麦角新碱等也可引起子宫强直性收缩，其作用亦较持久，临床上主要用于产后出血，但在胎盘娩出前禁用此药，否则可引起胎儿窒息死亡。

3.要权衡利弊，在妊娠期绝不滥用抗菌药

对疑有感染的孕妇，必须进行详细的临床检查及细菌学检查，必要时应对分离出的致病菌进行明确，可在临床诊断的基础上选用抗菌药物，其原则是首先应考虑对患者的利弊，并注意对胎儿的影响。对致病菌不明的重症感染患者，宜联合用药，一般多采用大剂量的青霉素 G 或第二、三代新型青霉素，或头孢菌素和庆大霉素。这种联合用药对妊娠期（或产后）常见感染的大多数致病菌，都具有较好的抗菌效果。若疑有厌氧菌属感染，可采用对厌氧菌有效的抗菌药。甲硝唑对常见的脆弱厌氧杆菌感染有效，可试用，但妊娠前 3 个月不宜应用。

### 二、哺乳期用药

（一）药物在乳汁中的排泄

乳母用药后药物进入乳汁，但其中的含量很少超过母亲摄入量的 1% ~ 2%，故一般不至于给哺乳儿带来危害，然而，少数药物在乳汁中的排泄量较大，母亲服用应考虑对哺乳婴儿的危害，避免滥用。一般药物的分子量小于 200 的和在脂肪与水中都能有一定的溶解度的物质较易通过细胞膜。在药物与母体血浆蛋白结合的能力方面，只有在母体血浆中处于游离状态的药物才能进入乳汁，而与母体血浆蛋白结合牢固的药物如抗血凝的苄丙酮香豆素纳（华法令），不会在乳汁中出现。另外，要考虑药物的离解度，离解度越低，乳汁中药物浓度也越低；弱碱性药物（如红霉素）易于在乳汁中排泄，而弱酸性药物（如青霉素）较难排泄。常见可进入母乳的药物及婴儿体内的血药浓度见表 12-3。

表 12-3　药物进入母乳及婴儿体内的浓度

| 药物名称 | 母体血浆浓度<br>（μg/ml） | 母乳浓度<br>（μg/ml） | 新生儿血浆浓度<br>（μg/ml） |
|---|---|---|---|
| 氨苄西林 | 20 ~ 35 | 5 ~ 10 | 0.55 ~ 1.5 |
| 氯霉素 | 20 ~ 40 | 13 ~ 30 | 2 ~ 5 |
| 多黏菌素 | 3 ~ 5 | 0.5 ~ 0.9 | 0.01 ~ 0.05 |
| 红霉素 | 5 ~ 20 | 20 ~ 50 | 10 ~ 20 |
| 庆大霉素 | 3 ~ 8 | 1 ~ 3 | |
| 异烟肼 | 6 ~ 12 | 6 ~ 12 | 3 ~ 6 |

续表

| | | | |
|---|---|---|---|
| 卡那霉素 | 5 ~ 35 | 2 ~ 5 | 0.05 |
| 白霉素 | 3 ~ 15 | 0.5 ~ 2.0 | 0.01 ~ 0.05 |
| 萘啶酸 | 20 ~ 40 | 5 ~ 10 | 10 ~ 20 |
| 呋喃妥因 | 0.3 ~ 0.5 | 微量 | 0 ~ 微量 |
| 新霉素 | 12 ~ 52 | 3 ~ 5 | 5 ~ 20 |
| 青霉素 G | 60 ~ 120 | 5 ~ 35 | 0.2 ~ 1.0 |
| 苯唑青霉素（新青霉素Ⅱ） | 5 ~ 10 | 0 | 0 |
| 利福平 | 5 ~ 15 | 2 ~ 5 | 0.5 ~ 2.0 |
| 链霉素 | 20 ~ 30 | 10 ~ 30 | 0.01 ~ 0.02 |
| 磺胺甲基异恶唑 | $6_0$ ~ $12_0$ | $6_0$ ~ $12_0$ | $5_0$ ~ $1_{00}$ |
| 苯妥英钠 | 6 ~ 16 | 0 | |
| 扑痛酮 | 6 ~ 16 | 0 | |
| 乙琥胺 | 6 ~ 16 | 0 | |
| 苯巴比妥 | 20 ~ 50 | 20 ~ 50 | 10 ~ 20 |
| 酰胺咪嗪 | 6 ~ 12 | 5 ~ 10 | 5 ~ 7 |
| 地西泮 | 0.5 ~ 1.5 | 0.2 ~ 1.0 | 0.2 ~ 0.8 |
| 溴化物 | 150 ~ 200 | 10 ~ 50 | 10 ~ 60 |
| 氯丙嗪 | 1 | 0.3 | 0.05 ~ 0.10 |
| 丙咪嗪 | 2 ~ 13 | 0.5 ~ 1.5 | 0.05 ~ 0.50 |
| 碳酸锂 | 2 ~ 11 | 0.7 ~ 4 | 0.5 ~ 1.5 |

（二）哺乳期妇女用药注意事项

1. 选药慎重，权衡利弊

药物对母亲和所哺育的婴儿会有哪些危害和影响，要进行利弊权衡。如所用药物弊大于利，则应停药或选用其他药物和治疗措施；对可用可不用的药物尽量不用；必须用者要谨慎使用，疗程不要过长，剂量不要过大。在用药过程中要注意观察不良反应。

2. 适时哺乳，防止蓄积

避免使用长效药物及多种药物联合应用，尽量选用短效药物，以疗法代替多剂疗法，这样可以减少药物在婴儿体内蓄积的机会。

3. 非用不可，选好代替

如果哺乳期的母亲患病必须用药时，则应选择对母亲和婴儿危害和影响小的药物替代。例如，乳母患泌尿道感染时，不用磺胺类药，而用氨苄西林代替，这样既可有效地治疗乳母泌尿道感染，又可减少对婴儿的危害。

4. 代替不行，人工哺育

如果乳母必须使用某种药物进行治疗，而此种药物又会给婴儿带来危害时，可考虑暂时采用人工喂养。避免在乳母血药浓度高峰期间哺乳，可采取乳母用药前血药浓度较低时哺喂婴儿。

（三）乳母禁用的药物

（1）红霉素：从乳汁中排泄量较大，静脉滴注时乳汁浓度较血药浓度高 4 ~ 5 倍。

（2）卡那霉素：有可能导致婴儿中毒。

（3）四环素类：四环素类乳汁中平均浓度为血清浓度的70%。哺育期服用可导致婴儿永久性牙齿变色，因此，哺乳期不应使用。

（4）氯霉素：乳汁中浓度接近于血药浓度的50%，虽然乳汁中的浓度不足以导致灰婴综合征，但有可能导致骨髓抑制。

（5）磺胺类药：通过乳汁的药量足以使葡萄糖-6-磷酸脱氢酶（G-6-PD）缺乏的婴儿发生溶血性贫血，或由于它可以从血浆蛋白中置换胆红素而致新生儿黄疸。

（6）甲丙氨酯（眠尔通）：可引起新生儿中毒。

（7）苯二氮䓬类：婴幼儿对此类药物特别敏感，加之这类药物在婴幼儿特别是早产儿体内排泄慢，可对哺育婴儿造成严重不良影响。在临床上表现为呼吸抑制、体温过低及进食不佳。地西泮（安定）、硝西泮（硝基安定）等安定药引起者居多，需大剂量应用时应停止母乳喂养。

（8）细胞抑制剂和免疫抑制剂：乳母必须停止哺乳，因为这些药物会进入乳汁。

（9）金属类：砷、锑、溴、汞及锂可以进入乳汁。

（10）甲氨蝶呤：哺乳期应用甲氨蝶呤，有可能导致哺乳婴儿的免疫机制改变。有关其致癌作用及其对发育的影响目前尚不清楚。

（11）锂盐：哺乳期母亲应用锂盐，可导致哺乳婴儿锂中毒。表现为肌肉松软、发绀和心脏杂音。乳母应用锂盐期间，婴儿应改由人工喂养。

（12）溴隐停：溴隐停抑制乳汁分泌，哺乳期禁用。如必须使用，应停止母乳喂养。

（13）二氮嗪（氯苯甲噻二嗪）：在乳汁中有明显排泄，对哺育婴儿有危险。

（14）环磷酰胺：哺育期应用环磷酰胺，可抑制哺育婴儿的免疫系统。有关其致癌作用及其对生长的影响目前尚不清楚。

（15）金盐：哺育期应用金盐，可致哺育婴儿患皮疹及肝肾炎症。

（16）氟烷：氟烷易排泄在乳汁中。应用此药的母亲，间隔一定时间后再行喂养乳儿。

（17）麦角胺：哺乳期应用麦角胺，可致哺乳婴儿呕吐、腹泻和惊厥。

（18）硫脲嘧啶：服用硫脲嘧啶者，其乳汁中药物浓度可为血浓度的3～12倍，有可能引起婴儿甲状腺肿和粒性白细胞减少或缺乏。

（19）甲硫咪唑（甲巯咪唑）：甲硫咪唑易进入乳汁，可抑制哺乳婴儿的甲状腺功能。其他硫脲类抗甲状腺药（如甲基硫氧嘧啶、丙基硫氧嘧啶、甲亢平等）也易进入乳汁。

（20）造影剂：口服胆囊造影剂可排泄于乳汁中，如碘泛酸、碘阿芬酸等，哺乳期不应使用。如必须使用，应暂时停止哺乳。

（21）碘及碘化物：碘主动排泄于乳汁中，可致哺乳婴儿甲状腺功能低下和甲状腺肿。

（22）放射活性碘：放射活性碘（$^{131}I$和$^{125}I$）和碘一样，主要在乳汁中排泄，抑制哺乳婴儿甲状腺功能。哺乳期禁用，否则应暂时停止授乳数周到数月。

（四）乳母慎用的药物

（1）克林霉素（氯洁霉素）：哺育期母亲应用克林霉素，其婴儿有血样腹泻，可能与林可霉素引起的结肠炎有关。

（2）异烟肼：哺乳母亲应用异烟肼，必须经常观察婴儿有无异烟肼的不良反应。如维生素 $B_6$ 缺乏及肝炎等迹象。

（3）三环类抗抑郁药：如丙咪臻、去甲丙咪嗪等在乳汁中有排泄，但尚未报道对哺育婴儿有什么不良影响。然而，婴儿对三环类抗抑郁药特别敏感，故哺育期用药应谨慎。

（4）水合氯醛：哺育期应用，可致婴儿嗜睡等不良现象。

（5）巴比妥类：如苯巴比妥、异戊巴比妥、司可巴比妥等排泄于乳汁中，母亲应用催眠量可致婴儿镇静。一般认为巴比妥类催眠药从乳汁排泄不多，不会影响乳儿。亦有报道，患癫痫乳母每日服苯妥英钠和苯巴比妥各400mg，婴儿出现高铁血红蛋白症、全身瘀斑、嗜睡和虚脱等，故哺乳期妇女应避免长期服用上述药物。

（6）抗精神病药：氯丙嗪、三氟拉嗪、氟哌啶醇等抗精神病药在乳汁中均有排泄，但常用量下浓度很低。为慎重起见，接受此类药物期间，最好避免母乳喂养。

（7）抗凝剂：大多数双香豆素类衍生物是禁用的，而肝素则相反，它不全进入乳汁，但是，如果需要采用抗凝剂以防止血栓形成，也意味着要停止哺乳。

（8）泻药：蒽醌衍生物（番泻叶、美鼠李皮）据报道能进入乳汁，引起小儿腹泻。盐类泻剂、酚酞、芦荟、液体石蜡、琼脂在乳汁中的含量少，对婴儿无影响。

（9）西咪替丁：西咪替丁在乳汁中浓缩，可致婴儿胃酸降低。抑制药物代谢，引起中枢兴奋，哺乳期应慎用。

（10）甾体激素类、皮质激素类、雌激素类、孕激素类、雄激素类：虽然皮质激素进入乳汁可引起婴儿黄疸（它们抑制葡萄糖醛酸转移酶），但产后可以应用。孕激素类及雌激素类治疗剂量的5%在乳汁中出现，此量足够使小儿乳腺胀大。雄激素类只有很少量（1%）进入乳汁，未见有影响婴儿的报道。

（11）阿司匹林和吲哚美辛：哺乳期中等剂量短期服用阿司匹林，可能是安全的，但大剂量使用可对哺乳婴儿造成不良影响，如婴儿代谢性酸中毒；吲哚美辛可能引起乳婴惊厥。

（12）萘啶酸：母亲应用萘啶酸，哺乳婴儿有引起代谢性酸中毒、溶血性贫血和良性颅内高压的报道。口服常用量萘啶酸后，进入乳汁的量是很少的，但婴幼儿对此药排泄缓慢，可致蓄积。

（13）口服避孕药：新生儿的解毒系统不健全，对口服避孕药中的激素较敏感。哺乳期间服用口服避孕药后有引起婴儿男子女性型乳房的报道。如在此期服用口服避孕药，应首选低剂量孕激素，而不采用含雌激素和孕激素的复方。尽管低剂量孕激素不是最有效的避孕方法，但由于哺乳期本身的避孕作用，也可达到满意的避孕效果。另外，低剂量孕激素不抑制乳汁分泌。

（14）抗组胺药：婴幼儿对这些药物的中枢作用较为敏感。异丙嗪和苯海拉明的中枢抑制作用最强，吡苄明次之，氯苯那敏最弱。苯茚胺有中枢兴奋作用。

（15）乙醇：哺乳期间小剂量应用，对婴儿无影响；大剂量应用，可明显影响哺乳婴儿。

（16）甲状腺素：母亲使用治疗量，对哺乳婴儿无不良影响，但需避免大剂量服用。值得特别指出的是，当乳母患有维生素 $B_1$ 缺乏症时，其乳汁对婴儿有毒，婴儿中毒剧烈程度依吸吮奶量多少而定。吸吮多的乳儿易于急性发作，甚至突然死亡。因此，为救治婴儿中毒，可给予乳母及婴儿维生素 $B_1$，以促使毒物氧化为无害产物。

# 第十三章　非处方药

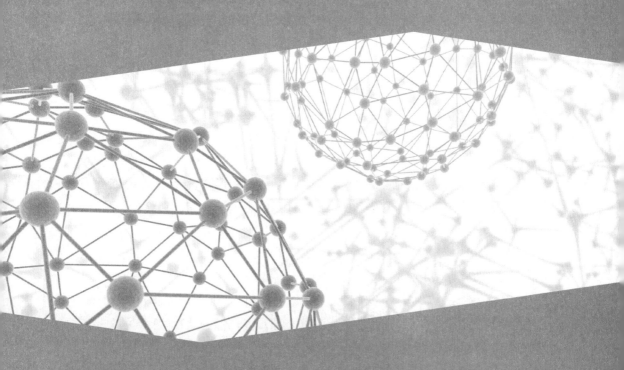

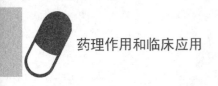

# 第一节 概　述

处方药和非处方药分类管理是按照药品安全、有效、使用方便的原则，依其品种、规格、适应症、剂量及给药途径不同而对药品进行的管理，包括建立相应法规、管理规定及实施的监督管理。西方发达国家 20 世纪 50 年代开始对药品实行分类管理，目前各国都认识到实行药品分类管理对人们用药安全、有效具有十分重要的作用，世界卫生组织也向发展中国家推荐这一管理模式。

《中共中央、国务院关于卫生改革和发展的决定》（1997 年 1 月 15 日）中提出"国家建立并完善基本药物制度、处方与非处方药分类管理制度和中央与省两级医药储备制度"，明确了药品分类管理的方向和任务。

1998 年，国家药品监督管理局组建后，按照国务院赋予的职能，加大推进力度，明确提出了实施药品分类管理是我国药品监督管理工作的一次重大改革，也是一项与人民用药安全、有效息息相关，提高人民生活质量、体现社会文明与进步的工作。1999 年 4 月 19 日，国家药品监督管理局会同卫生部、劳动和社会保障部、国家中医药管理局、国家工商行政管理局联合印发了《关于我国实施处方药与非处方药分类管理若干意见的通知》（国药管安 [1999]120 号），提出了我国实施药品分类管理的目标和基本原则，确定了"积极稳妥、分步实施、注重实效、不断完善"的工作方针；1999 年 6 月 11 日发布了第 10 号局令《处方药与非处方药分类管理办法》（试行），并按照"安全有效、慎重从严、结合国情、中西药并重"的指导思想和"应用安全、疗效确切、质量稳定、使用方便"的遴选原则，公布了第一批"国家非处方药目录"；1999 年 11 月 19 日国家药品监督管理局颁发了《非处方药专有标志管理规定》（暂行）以及《处方药与非处方药流通管理暂行规定》（1999 年 12 月 28 日），部署了对第一批非处方药药品的审核登记工作；2001 年提出了第二批非处方药甲类、乙类药品目录，同时，确定了第一批"国家非处方药目录"中的乙类品种。2002-2003 年年初陆续公布了第三批和第四批"国家非处方药目录"。

完善执业药师制度，提高执业药师队伍的素质是药品分类管理制度的关键。国家有关部门制定和修订了执业药师的各项管理制度，全面确立了执业药师资格认证工作体系。同时，采取积极的政策，扩大执业药师队伍。

几年来，处方药与非处方药分类管理工作通过试点、宣传、普及、培训等取得了成绩，经过各方面的共同努力，已出台法规并得到贯彻。目前，社会各界对我国实施药品分类管理制度的认识基本得到统一。我国实施药品分类管理制度的基本框架和思路已初步形成。各项配套工作（如起草《执业药师》、与有关部门协调推进医疗保险制度改革、建立健全法律法规）正在抓紧制订和落实。这些都为我国药品分类管理的实施打下坚实的基础。

# 第二节　非处方药遴选原则

我国非处方药按照"安全有效、慎重从严、结合国情、中西药并重"的指导思想，确定"应用安全、疗效确切、质量稳定、使用方便"的遴选原则，从已上市的中西药品种中遴选出我国的非处方药。

## 一、应用安全

安全性是遴选非处方药的主要条件，也是区别处方药与非处方药的标准。目的是保证在无医生的指导下消费者能自行安全使用。由于非处方药用于小伤小病的治疗，因而必须保证治疗过程中消费者承担的治疗风险极小。非处方药安全性具体要求如下：

（1）根据现有资料和长期临床使用，确已证实为安全性药品。

（2）药品长期使用不产生依赖性和耐药性，无"三致"（致畸、致癌、致突变）作用，无潜在毒性，不易蓄积中毒。

（3）在推荐剂量下，无严重不良反应，或虽有反应也多为一过性，停药后可自行消失。

（4）不会掩盖其他疾病的诊断，不会诱导病原体产生耐药性或抗药性。

（5）与其他药品、食品或保健品同服时，不产生有害的相互作用。

## 二、疗效确切

非处方药必须疗效可靠，适应症明确，易为消费者所掌握、使用；使用剂量无须调整；无须进行特殊试验、检查和监测；长期使用不易产生耐药性。

## 三、质量稳定

这是非处方药遴选原则的必要条件。非处方药既要安全有效，又要物理化学性质稳定。其制剂便于保存，因此必须保证：

（1）质量有可靠质控方法和质量标准作保证。

（2）物理化学性质稳定，不需要特殊的保存条件。

（3）包装严密，有效期及生产批号明确。

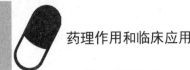

药理作用和临床应用

## 四、使用方便

非处方药在使用前后都不必进行特殊的检查与试验；其标签与使用说明书均通俗易懂，消费者易于掌握；非处方药为单剂量包装，开启与携带方便，由于使用方便，可提高消费者对非处方药使用的依从性。增强治疗疾病的信心。

# 第三节　国家非处方药的品种和有关标志

国家药品总监管理局经过遴选，于 1999 年 7 月发布的第一批"国家非处方药目录"共 325 个品种。化学药品制剂（西药）部分为 23 类，即解热镇痛药、镇静助眠药、抗过敏药与抗眩晕药、抗酸药与胃黏膜保护药、助消化药、消胀药、止泻药、胃肠促动力药、缓泻药、胃肠解痉药、驱肠虫药、肝病辅助药、利胆药、调节水与电解质平衡药、感冒用药、镇咳药、祛痰药、平喘药、维生素与矿物质、皮肤科用药、五官科用药、妇科用药、避孕药，共 165 个品种（每个品种含有不同剂型）。其中"活性成分"121 个，既可单独制成制剂，也可作为复方制剂成分；"限复方制剂活性成分"25 个，仅限作为复方制剂成分，而不能单独使用；"复方制剂"19 个，其中属《中华人民共和国药典》与《药品标准》的 11 个品种：阿苯片、氢氧化铝复方制剂、三硅酸镁复方制剂、开塞露、口服补液盐、复方维生素 B、十一烯酸复方制剂等。中成药制剂为 7 个治疗科，即内科、外科、骨伤科、妇科、儿科、皮肤科、五官科，共 16 个品种（每个品种含不同剂型）。由于实施药品分类管理在我国尚处于探索起步阶段，所以，第一批公布的国家非处方药暂时全部按甲类非处方药管理。（注：发布第二批"国家非处方药目录"时补充发布了第一批"国家非处方药目录中乙类非处方药品名单"，其中，化学药品乙类非处方药制剂 88 个，中成药乙类非处方药制剂 106 个）

2001—2003 年陆续发布了第二批、第三批和第四批"国家非处方药目录"，公布形式与第一批有所不同：其一是化学药品部分改为按呼吸系统用药、神经系统用药、消化系统用药、五官科用药、皮肤科用药、妇科用药、维生素与矿物质类药分类，共 7 个部分；其二是化学药品和中成药均按制剂品种公布；其三是分甲类非处方药和乙类非处方药。（见表 13-1、表 13-2）

表 13-1 第一批至第四批"国家非处方药目录"品种统计

| 分类<br>批次 | 化学药品制剂 | | | 中成药制剂 | | |
|---|---|---|---|---|---|---|
| | 甲类 | 乙类 | 合计 | 甲类 | 乙类 | 合计 |
| 第一批 | 180 | 88 | 268 | 235 | 106 | 341 |
| 第二批 | 136 | 69 | 205 | 991 | 361 | 1352 |
| 第三批（一） | 36 | 14 | 50 | 116 | 41 | 157 |
| 第三批（二） | 31 | 16 | 47 | 280 | 81 | 361 |
| 第四批（一） | 59 | 48 | 107 | 142 | 54 | 196 |
| 第四批（二） | 24 | 27 | 51 | 192 | 57 | 249 |

表 13-2 常用非处方药的品种、适应证、不良反应和注意事项

| 药品名称 | 适应证 | 不良反应 | 注意事项 |
|---|---|---|---|
| 布洛芬 | 用于感冒或流感的解热，减轻轻至中度疼痛，如关节痛、神经痛、肌肉痛、头痛、痛经、牙痛 | 常见胃肠道反应，如胃部不适、食欲减退、恶心、呕吐等。偶也可见皮疹、瘙痒、头晕、哮喘以及一过性转氨酶升高，长期大量服用或致肾功能不全 | ①对阿司匹林过敏者、哮喘患者、孕妇、哺乳期妇女、高血压患者，以及消化道溃疡患者禁用；②服药期间不得饮酒 |
| 阿司匹林（包括阿司匹林钙脲、锌、赖氨酸阿司匹林） | 用于感冒或流感的解热，减轻轻至中度疼痛。如关节痛、神经痛、肌肉痛、头痛、偏头痛、痛经、牙痛 | 常见胃肠道反应，如胃部不适、食欲缺乏、恶心、呕吐、消化不良、耳鸣、听力减退、头晕、哮喘、皮疹，个别可见胃出血 | ①有哮喘、消化道溃疡病史者，以及对本品过敏者禁用；②服药期间不得饮酒 |
| 吲哚美辛（消炎痛） | 限外用和塞肛。外擦用于减轻肌肉痛及关节痛，栓剂塞肛用于解热 | 外用不良反应少见，偶有刺激感 | 对阿司匹林或其他非甾体抗炎镇痛药过敏者慎用或禁用 |
| 对乙酰氨基酚（扑热息痛） | 用于感冒或流感的解热，减轻轻至中度疼痛，如关节痛、神经痛、肌肉痛、头痛、偏头痛、痛经、牙痛 | 推荐剂量较少出现不良反应。偶见过敏性皮炎、血常规改变。大剂量可见肝、肾功能不全 | ①对阿司匹林或其他非甾体类抗炎镇痛药过敏者慎用或禁用。②服用本品期间不得饮酒，孕妇慎用。 |
| 阿苯片（含阿司匹林、苯巴比妥） | 用于小儿退热，预防发热所致的惊厥 | 推荐剂量较少出现不良反应。偶见过敏性皮炎、皮疹、瘙痒及血常规改变 | 对阿司匹林、苯巴比妥过敏者禁用 |

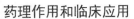

药理作用和临床应用

续表

| | | | |
|---|---|---|---|
| 对乙酰氨基酚复方制剂［以对乙酰氨基酚为主，可含咖啡因、阿司匹林、异丙安替比林、氢溴酸右美沙芬、盐酸伪麻黄碱（或盐酸苯丙醇胺）、马来酸氯苯那敏（或盐酸苯海拉明）］ | 用于解热。减轻头痛、神经痛、偏头痛、肌肉痛、关节痛、痛经 | 推荐剂量较少出现不良反应。偶见过敏性皮炎、皮疹、瘙痒及血常规改变 | 对本品各组成成分过敏者禁用；服用本品期间不得饮酒 |
| 碱（或盐酸苯丙醇胺）、马来酸氯苯那敏（或盐酸苯海拉明） | | | |
| 氯美扎酮（芬那露） | 用于镇静催眠 | 推荐剂量较少出现不良反应。偶见疲倦、乏力、头晕等 | ①不宜与其他中枢抑制药并用②老年人用量酌减；③司机或操作机器者慎用或停药 |
| 谷维素 | 用于更年期综合征、各科神经官能症、经前期紧张症，也用于脑震荡后遗症的辅助治疗。解除焦虑烦躁等症状 | 推荐剂量较少出现不良反应。偶见胃部不适或皮疹、瘙痒 | 过量服用或致脱发、体重增加，一经发现应减量或停药 |
| 盐酸异丙嗪（非那根） | 用于过敏、镇静 | 可见有中枢抑制、困倦乏力、口干、口苦、食欲下降、痰液黏稠。偶见过敏、低血压、肝功能损害等 | ①高空作业者、机械操作者、驾驶员工作时禁用；②肝肾功能不全者慎用；③勿与苯二氮䓬类及乙醇类制剂同用；④孕妇、新生儿禁用；⑤哺乳期妇女、老年人慎用；⑥青光眼、癫痫、甲亢患者慎用；⑦对本品过敏者禁用 |
| 马来酸氯苯那敏（扑尔敏） | 用于过敏 | 可见有中枢抑制、困倦、乏力、口干、痰液黏稠。偶见过敏反应 | ①高空作业者、机械操作者、驾驶员工作时禁用；②勿与苯二氮䓬类及乙醇类制剂同用；③孕妇、哺乳期妇女、老年人慎用；④对本品过敏者禁用 |
| 盐酸苯海拉明 | 用于过敏和眩晕引起的恶心、呕吐 | 可见有中枢抑制、困倦、乏力、嗜睡、口干、胃肠道不适。偶见过敏、心悸、兴奋 | ①高空作业者、机械操作者、驾驶员工作时禁用；②勿与苯二氮䓬类及乙醇类制剂同用；③孕妇、哺乳期妇女、新生儿禁用，老年人慎用；④对本品过敏者禁用 |

续表

| 药名 | 作用 | 不良反应 | 禁忌 |
|---|---|---|---|
| 茶苯海明（乘晕宁） | 用于防治乘车、机、船引起的眩晕、恶心和呕吐 | 可见倦怠思睡、注意力不集中、头晕、乏力、恶心呕吐、食欲缺乏 | ①高空作业者、机械操作者、驾驶员工作时禁用；②肝肾功能不全者慎用；③勿与苯二氮䓬类及乙醇类制剂同用；④孕妇、新生儿、早产儿禁用；⑤老年人慎用。 |
| 盐酸地芬尼多 | 用于防治乘车、机、船引起的眩晕、恶心和呕吐 | 可见口干、心动过速、头晕和胃部不适，还有头痛、视力模糊、皮疹和短时低血压 | ①6个月以内婴幼儿、肾衰者禁用；②孕妇慎用；青光眼、胃溃疡、妊娠、泌尿道阻塞或窦性心动过速者慎用。 |
| 色甘酸钠 | 用于预防过敏性支气管哮喘 | 粉雾、气雾吸入或滴眼、滴鼻时少数人有局部刺激反应，口服有时会恶心或食欲缺乏等反应 | ①粉雾、气雾剂应用需特殊工具，专人专用；②孕妇、哺乳期妇女、肾功能不全者慎用；③对本品过敏者禁用；④本品易潮解，应置于干燥处保存 |
| 氢溴酸东莨菪碱 | 用于防治乘车、机、船引起的眩晕、恶心和呕吐 | 可见口干、皮肤潮红、视物模糊 | ①青光眼、前列腺肥大者禁用；②老年人、孕妇、哺乳期妇女、儿童慎用 |
| 西咪替丁 | 用于胃酸过多、烧心 | 有时头痛、便秘、腹泻、倦怠、潮红、肌肉痛。偶见转氨酶轻度升高 | ①肾功能不全或老年患者、孕妇及哺乳期妇女慎用；②16岁以下儿童不推荐使用 |
| 盐酸雷尼替丁 | 用于胃酸过多、烧心 | 常见的有恶心、皮疹、便秘、乏力、头痛、头晕等，少见肝功能轻度损伤，停药后即可恢复 | ①肝功能不全及老年患者、孕妇及哺乳期妇女慎用；②16岁以下儿童不推荐使用 |
| 法莫替丁 | 用于胃酸过多、烧心 | 少数患者可有口干、便秘、腹泻、皮疹、面部潮红、白细胞减少，偶有轻度转氨酶升高 | ①严重肾功能不全者、孕妇、哺乳期妇女禁用；②16岁以下儿童不推荐使用 |
| 硫糖铝 | 用于胃炎、胃酸过多 | 常见便秘，少见或偶见有腰痛、腹泻、恶心、眩晕、嗜睡、口干、疲劳、皮疹、瘙痒以及背痛等 | ①习惯性便秘者慎用；②不宜与多酶片合用；③不宜与四环素、地高辛等同时服用。 |
| 铝碳酸镁 | 用于胃炎、胃酸过多 | 少数患者有胃肠道不适，大便次数增多，或糊状大便，个别有腹泻 | ①本品可能干扰或影响其他药物吸收，如四环素、喹诺酮类、含铁药物、抗凝剂、地高辛、$H_2$受体拮抗剂，因此，上述药物应在用本品之前或之后1~2小时再服用；②肾功能不全患者慎用或减量服用 |
| 氢氧化铝复方制剂（含氢氧化铝、三硅酸镁、颠茄流浸膏） | 用于胃酸过多、烧心 | 可见便秘，肾功能不全者可致血中铝离子浓度升高，引起痴呆等中枢神经系统病变 | ①长期便秘、肾功能不全者慎用；②不宜与四环素合用；应避免与地高辛、氯丙嗪、普萘洛尔、吲哚美辛、异烟肼及巴比妥类同时使用 |

269

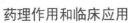

续表

| | | | |
|---|---|---|---|
| 三硅酸镁复方制剂（含三硅酸镁、氢氧化铝、海藻酸） | 用于胃酸过多、烧心 | 长期服用本品，偶见肾硅酸盐结石 | ①低磷血症患者不宜服用；②严重肾功能不全、阑尾炎、急腹症、肠梗阻、溃疡性结肠炎、慢性腹泻者禁用 |
| 碱式硝酸铋复方制剂（以碱式硝酸铋为主，可含碳酸镁、碳酸氢钠、大黄） | 用于胃酸过多、胃炎 | 服药期间大便变黑 | 胃酸缺乏者禁用 |
| 干酵母 | 用于助消化、腹胀、补充B族维生素 | 过量服用可致腹泻 | 不宜与碱性药物合用 |
| 乳酶生 | 用于助消化、腹胀、轻度腹泻 | 少见不良反应 | ①不宜与制酸药、磺胺类、抗生素、铋剂、活性炭、酊剂等同时使用活性炭、酊剂等同时使用 |
| 胰酶 | 用于助消化 | 未见不良反应 | 不宜嚼碎服；②不宜与酸性药同服 |
| 多潘立酮 | 用于消化不良、腹胀、嗳气、恶心、呕吐、上腹疼痛 | 常规用量少见不良反应。大剂量（大于60mg/d）可能引起锥体外系反应、非哺乳期泌乳、男性或绝经后女性乳房胀痛。其他偶有口干、一过性皮疹或痉挛、腹泻、头痛、神经过敏等 | ①1岁以下儿童不能排除中枢神经系统不良反应之可能；②不宜与抗胆碱能神经药同用 |
| 溴丙胺太林（普鲁本辛） | 用于胃肠痉挛性疼痛 | 常见口干、视力模糊、尿潴留、便秘、头痛、心悸等，减量或停药后消失 | ①心脏病、肝功能损害、高血压、前列腺肥大、呼吸道疾患等患者慎用；②尿潴留、手术前和青光眼患者禁用；③服用本品1日后仍不见症状缓解应向医师咨询；④本品不宜与多潘立酮、甲氧氯普胺同服 |
| 氢溴酸山莨菪碱 | 用于胃肠痉挛性疼痛 | 可见口干、皮肤潮红、心率增快、视力模糊、排尿困难。用量过大可出现阿托品样中毒症状 | ①严重心衰及心率失常患者，前列腺肥大患者慎用；②尿潴留、手术前和青光眼患者禁用服用本品；③服用本品1日后不见症状缓解应向医师咨询。④本品不宜与多潘立酮、甲氧氯普胺同服 |

续表

| | | | |
|---|---|---|---|
| 颠茄流浸膏（颠茄浸膏） | 用于胃肠痉挛性疼痛 | 常见便秘、出汗减少，口鼻、咽喉干燥，少数患者可出现视力模糊、排尿困难、眼痛、眼压升高、过敏性皮疹和疱疹 | ①老人、幼儿、儿童心血管病患者、反流性食管炎、胃肠排空迟缓、胃肠道梗阻性疾病、肝功能损害、甲亢、肺部疾病重症肌无力、溃疡性结肠炎、前列腺肥大等患者慎用本品；②尿潴留、青光眼患者禁用 |
| 阿苯达唑 | 用于蛔虫病、蛲虫病 | 可见头痛、头晕、恶心、呕吐、腹泻、口干、乏力、皮肤瘙痒、药物热等 | ①孕妇、哺乳期妇女及2岁以下小儿禁用；②有药物过敏史及癫痫病史者慎用；③有蛋白尿、化脓性皮炎及各种急性病者不宜用 |
| 甲苯达唑 | 用于蛔虫病、蛲虫病 | 不良反应较少，极少数患者有恶心、腹部不适、腹痛腹泻、乏力、皮疹，偶见剥脱性皮炎、全身性脱毛症、嗜酸性粒细胞增多等 | ①有过敏史者、孕妇、未满2岁的幼儿禁用；②肝肾功能不全者慎用；③蛔虫感染性疾病患者服药后可引起蛔虫游走，造成腹痛或吐蛔虫。甚至发生胆道蛔虫症，此时与左旋咪唑等合用可避免发生；④除习惯性便秘者外，不须服泻药腹泻者应在腹泻停止后服药 |
| 哌嗪（枸橼酸盐，磷酸盐） | 用于蛔虫病 | 偶可引起恶心、呕吐、腹痛、腹泻、头痛、感觉异常、荨麻疹等，停药后很快消失，过敏者可发生流泪、流涕、咳嗽、眩晕、嗜睡、哮喘等 | ①本品对人类（特别是儿童）有潜在的神经肌肉毒性，应避免长期过量服用；②肝肾功能不全、有神经系统疾病或癫痫史或对本品有过敏史者禁用 |
| 双羟萘酸噻嘧啶 | 用于蛔虫病、蛲虫病 | 少数可有恶心、呕吐、食欲缺乏、腹痛、腹泻等。偶可发生头痛、眩晕、嗜睡、胸闷、皮疹等。一般为时短暂，可以耐受，无须处理 | ①孕妇及1岁以下小儿禁用；本品可导致一过性门冬氨酸氨基转移酶增高。肝功不全者禁用；②冠心病、严重溃疡病、肾脏病患者慎用；③服用本品无须空腹，也不需导泻；④本品与哌嗪类相互拮抗不能合用 |
| 盐酸伪麻黄碱复方制剂（以盐酸伪麻黄碱为主，可含马来酸氯苯那敏、氢溴酸右美沙芬、对乙酰氨基酚、维生素C） | 用于感冒，减轻由于感冒、流感所致的各种症状，特别适用于上述疾病的早期症状 | 常见口干、鼻干、心悸、轻度嗜睡、视力模糊等，停药后可自行恢复 | ①可长期持续使用，若7日内症状未见缓解或消失，应向医师咨询；②心脏病、高血压、糖尿病、前列腺肥大、青光眼、甲状腺功能亢进，以及对本品任一成分过敏者禁用；③服用期间勿饮用含乙醇饮料；④高空作业者、驾驶员、机器操作者工作时禁用；⑤孕妇、哺乳期妇女以及12岁以下儿童慎用，6岁以下儿童不推荐使用。 |

271

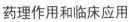

续表

| 磷酸苯丙哌林 | 用于各种原因引起的无痰干咳及频繁剧烈的咳嗽 | 偶见口干、口渴、乏力、头晕、嗜睡、胃部不适、食欲缺乏、药疹 | ①对本品过敏者禁用；②口服时勿嚼碎药片，应整片吞服，以防止药物麻醉口腔黏膜；③孕妇慎用 |
|---|---|---|---|
| 枸橼酸喷托维林（咳必清） | 用于各种原因引起的无痰干咳及频繁剧烈的咳嗽 | 偶见便秘、头痛、头晕、口干、恶心和腹胀、皮肤过敏等 | ①痰量多者应并用祛痰药；②青光眼及心功能不全者、孕妇及哺乳期妇女慎用；③对本品过敏者禁用 |
| 氢溴酸右美沙芬 | 用于各种原因引起的无痰干咳及频繁剧烈的咳嗽 | 偶见头晕、头痛、困倦、食欲缺乏、便秘等 | ①痰量多的患者慎用或与祛痰药同用；②孕妇。哺乳期妇女、肝功能不全者慎用；③对本品过敏者、有精神病史者、呼吸困难者、哮喘伴咳嗽者慎用；④不得与单胺氧化酶抑制剂同用 |
| 羧甲司坦 | 用于黏痰不易咳出者，慢性支气管炎、支气管哮喘等疾病引起的痰液黏稠，咳出困难者 | 有时可见恶心、腹部不适、腹泻、头晕及皮疹等 | ①对有出血倾向的消化道溃疡患者应慎用；②孕妇及哺乳期妇女慎用；③对本品过敏者禁用；④服用本品时应避免同服强效镇咳药。以免稀化的痰液堵塞气道 |
| 盐酸溴己新 | 用于黏痰不易咳出者，如慢性支气管炎、支气管哮喘、支气管扩张等疾病引起的黏痰多而又不易咳出者 | 偶见恶心、胃部不适，个别患者可见血清转氨酶暂时性升高 | ①胃溃疡患者慎用；②对本品过敏者禁用 |
| 乙酰半胱氨酸 | 用于黏痰不易咳出者 | 有时可引起呛咳、支气管痉挛、恶心、呕吐、胃炎等 | ①老年患者伴有严重呼吸功能不全者慎用；②对本品过敏者禁用；③本品需临时配制，用剩的药液应储于冰箱中，在48小时内用完，否则应弃去；④本品药液不得与金属、橡皮、氧化剂接触，需用玻璃或塑料器具盛放；⑤本品可降低青霉素、头孢菌素、四环素等药的药效，不宜混合或同用；⑥必要时可间隔4小时交替使用；⑦本品可与糜蛋白酶配合使用 |
| 盐酸氯丙那林（氯喘） | 用于支气管哮喘、喘息样支气管炎 | 个别患者用后出现头痛、恶心、胃部不适、心悸以及手指震颤等 | ①心律失常、高血压、甲状腺功能亢进、糖尿病、前列腺增生的排尿困难者慎用；②对本品过敏者禁用；③尽量不与茶碱类药物同用，因为其能增强本品之作用，从而使不良反应也随之增加 |

续表

| | | |
|---|---|---|
| 二羟丙茶碱（喘定） | 用于支气管哮喘、喘息样支气管炎 | ①易交叉过敏反应，本品过敏者可能对其他茶碱类药物也过敏；②本品可通过胎盘屏障和乳汁排出，孕妇与哺乳期妇女慎用；③严重心脏病、充血性心力衰竭、心律失常、肺源性心脏病、肝病、高血压、甲状腺功能亢进、活动性消化道溃疡、肾病、糖尿病、前列腺肥大者慎用；④服用本品时应避免同用克林霉素、红霉素、林可霉素等；⑤本品与普萘洛尔同用时，支气管扩张作用可能受到抑制 |
| 硫酸沙丁胺醇（硫酸舒喘灵） | 用于支气管哮喘、喘息样支气管炎 | 少数人可见恶心、头痛、头晕、心悸、手指震颤 |
| 硫酸沙丁胺醇（硫酸舒喘灵） | | ①本品不推荐儿童使用；②一般使用3日后不见症状缓解，应向医师咨询；③高血压、冠心病、甲状腺功能亢进、糖尿病患者，以及孕妇不宜使用，哺乳期妇女应慎用；④严重心功能不全者禁用；⑤β-受体阻滞剂可拮抗本品的扩张支气管作用 |
| 维生素 A | 用于补充营养及维生素A缺乏所致的夜盲症、角膜软化症、干眼症、皮肤粗糙角化 | 摄入过量可致中毒。慢性中毒可表现为食欲缺乏、疲劳、全身不适、关节疼痛、头痛、易激动、呕吐、腹泻及皮肤瘙痒、干燥和脱屑 |
| 维生素 A | | ①成人一次量超过10万单位、小儿一次量超过30万单位，可引起急性中毒。每日服用10万单位以上，连服6个月可引起慢性中毒，尤以6个月至3岁的婴幼儿发生率高，孕妇每日超过6000位可导致胎儿畸形、生长迟缓；②哺乳期妇女应慎用；③慢性肾功能减退时慎用；④与抗酸药如氢氧化铝同服时可影响本品吸收 |
| 维生素 AD | 用于补充营养 | 过量服用可慢性中毒。早期表现为骨关节疼痛、肿胀、皮肤瘙痒、口唇干裂、软弱、发热、头痛、呕吐等 |
| 维生素 AD | | ①按推荐剂量服用，不宜长期、大量使用；②不应与含大量镁、钙的药物同用 |
| 维生素 E | 用于补充营养，习惯性流产、不育症的辅助治疗 | 大剂量可引起恶心、呕吐、眩晕、头痛、视力模糊、皮肤皲裂、唇炎、口角炎、胃肠功能紊乱、腹泻及出血倾向，并改变内分泌，乳腺肿大，影响性功能 |
| 维生素 E | | ①易与多种药物发生不良的药物相互作用；②可促进维生素A的吸收、利用和肝脏储存；③缺铁性贫血补铁时，维生素E的需要量增加 |
| 葡萄糖酸钙 | 用于补钙（低钙血症、妊娠妇女及老年人的补钙） | 偶见便秘 |
| 葡萄糖酸钙 | | ①与雌激素合用，可增加钙的吸收；②与苯妥英钠合用，产生不吸收的化合物，影响两者的生物利用度；③与四环素同时服用，可影响四环素的吸收 |

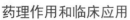

续表

| | | | |
|---|---|---|---|
| 碳酸钙复方制剂（以碳酸钙为主，可含维生素、氨基酸、微量元素） | 用于补钙及防治骨质疏松 | 长期服用可能引起维生素D中毒伴高钙血症，早期症状包括便秘、腹泻、持续头痛、食欲减退、金属味觉、恶心、呕吐、乏力等 | ①高钙血症、维生素D增多症、高磷血症伴肾性佝偻病者禁用；②动脉硬化、心肾功能不全者慎用；③幼儿对维生素D的敏感性个体差异大，应用需慎重 |
| 高锰酸钾 | 用于皮肤黏膜消毒及坐浴 | 本品的结晶或高浓度溶液有腐蚀性。即使是稀溶液反复使用多次也可引起腐蚀性灼伤 | ①本品在溶液中易分解，宜现用现配；②消毒后留于容器或物品上的污垢应及时擦净 |
| 联苯苄唑 | 用于皮肤真菌感染、足癣、体癣、股癣 | 少数患者可出现一过性皮肤刺激症状，如瘙痒、灼热感、红斑等 | 对咪唑类药物有过敏史者禁用 |
| 硝酸咪康唑 | 用于皮肤真菌感染足癣、体癣、股癣 | 对本品过敏者可产生皮疹、发红、水疱、烧灼感和其他皮肤刺激症状，避免接触眼睛 | ①对本品过敏者禁用；②乳膏应擦均匀。以免局部浓度过高，产生刺激 |
| 特比萘芬 | 用于皮肤真菌感染，如手足癣、体癣、股癣、头癣 | 皮肤外用未见不良反应，对本品过敏者可出现皮疹、麻疹等，一旦发现应立即停药 | ①对本品过敏者禁用；②避免接触眼睛；③孕妇及儿童不推荐使用 |
| 苯甲酸复方制剂（以苯甲酸为主，可含水杨酸、碘） | 用于手足癣、体癣、股癣、手足皲裂 | 对皮肤有一定刺激性。长期应用可脱皮 | ①本品遇铁器可变色；②不可应用于皮肤破损处，以免引起过度吸收；③对湿疹、起疱或糜烂的急性炎症禁用 |
| 富马酸酮替芬 | 滴鼻剂用于过敏性鼻炎；口服片用于过敏性支气管哮喘 | 口服时初期有困倦感和乏力感。偶见口干、恶心、胃肠不适及药物过敏反应 | ①起效慢对于哮喘等用药2～4周后方见效；②勿与苯二氮䓬类及乙醇制剂合用；③口服降糖药时勿用本品；④高空作业驾驶员、机械操作者、高度集中思维工作者、运动员参赛时禁用；⑤对本药过敏者禁用；⑥孕妇慎用；⑦滴鼻剂连续使用不应超过3天。不应几个人共同使用一支滴鼻剂 |
| 四环素醋酸可的松眼膏（含四环素、醋酸可的松） | 用于结膜炎、沙眼、过敏性眼炎 | 偶见有局部过敏反应 | 角膜溃疡者禁用 |
| 壬苯醇醚 | 避孕（塞阴道中） | 轻度刺激症状如阴道分泌物增多。个别人用后有过敏反应 | ①待药物溶解后方可性交；②阴道炎、子宫脱垂、阴道松弛等禁用 |

续表

| | | | |
|---|---|---|---|
| 复方炔诺酮 | 口服短效避孕药 | 有类早孕反应，不规则出血、面颊褐斑、皮疹等 | 急慢性肝炎、肾炎、高血压、乳房肿块、子宫肌瘤、哺乳期妇女不宜使用 |
| 复方醋酸甲地孕酮 | 口服短效避孕药 | 偶有恶心、呕吐、头晕等反应及不规则出血 | 必须按规定剂量与时间服药，不可间断，以免避孕失败。肝病、肾病、乳房肿块患者禁用 |
| 复方左炔诺孕酮 | 口服短效避孕药 | 有类早孕反应，如恶心、呕吐、困倦、头晕、食欲减退、不规则出血、闭经等症状 | ①严格按规定方法服药，漏服药不但可发生不规则出血，还可导致避孕失败；②肝病、肾病、乳房肿块患者禁用 |

# 第四节　购买使用非处方药的注意事项

随着全民医疗保健意识的增强，国家对非处方药宣传力度加大，医药科学知识的广泛普及，使得自我医疗和自我药疗已经成为我国全民保健的重要组成部分。消费者在购买和使用非处方药时，应与销售非处方药的调剂室（医院）或零售药店的执业医师或药师紧密配合，已达到用药安全、合理、有效、经济的目的。

## 一、在合法零售药店购买

国家药品监督管理局规定，医疗机构（医院）根据医疗需要可以决定或推荐使用非处方药。销售非处方药（甲、乙两类）的零售药店必须具有《药品经营管理许可证》和《营业执照》。经批准可销售乙类非处方药物的普通商业企业和普通的商业连锁超市，必须有乙类非处方药的准销标志。不得采用有奖销售、附赠药品或礼品销售等销售方式销售乙类非处方药，暂不允许采用网上销售方式销售乙类非处方药。关于网上销售，根据美国InsightWxperss 公司最近所做的一份调查表明：有 97% 美国消费者从来不在网上药房购买药品；另有 76% 的人从未访问过网上药房的网址。该机构总裁指出，网上药房商业模式在理论上可行，但在实践中却存在问题。网上药房在主要市场上没有提供主要消费者与当地的药师进行直接接触的措施，而消费者们需要与医师和药师讨论有关药品的不良反应和剂量是否合适的问题。

## 二、重视药品的安全性

药品作为特殊商品的特点之一是药品的安全性。药品既有防病治病的一面，也有不良反应的一面。用之得当，可治病救人，造福人类；使用不当，则可致病，危及人类健康，甚至危及生命。处方药与非处方药是两类不同的药品，各有其适应证、用量、毒性、不良反应等，那种认为"非处方药是安全的药品，可以随意买、随便吃、无毒性等""非处方药治不了大病，也要不了命"的想法是错误的。

### 三、了解非处方药的潜在危害

非处方药具有安全、有效，使用剂量、剂型受到严格控制的特点，但并不能说明这类药品的使用就不发生不良的反应。随着自我医疗选择范围的增加，发生药品不良反应或药物相互作用的机会也会增加。由于消费者自我诊断错误，选用非处方药不当，误用或滥用非处方药能掩盖其他疾病或加重病情。如了解镇痛药的使用，为药品消费者自我药疗提供了极大的方便，但是，使用不当会掩盖潜在的感染性及其疾病，延误或加重病情。少数非处方药的复方制剂中由于治疗或处方组成的需要，含有特殊管理药品（第一批非处方药中含有精神药品咖啡因、苯巴比妥），虽然单位剂量中含有极少，但若大剂量长期服用或滥用，则有可能引起药物的依赖性。长期以来，人们认为能引起过敏的药品只来自于注射用药，如青霉素、链霉素等抗生素类药品，随着学科发展和大量临床实践证实，阿司匹林、吲哚美辛、对乙酰氨基等口服外用、喷雾类药品，同样可以引起过敏反应。此外，非处方药用于老年人、妊娠妇女、哺乳期妇女、儿童及肝肾功能不良的患者，应注意调整剂量和用法，保证用药安全。

### 四、要注意合理用药

（一）处方药与非处方药的适应证

如非甾体类抗炎药布洛芬，在治疗类风湿性关节炎、滑膜炎、强直性脊柱炎、痛风等疾病时，属于处方药的适应证；而用于控制头痛、牙痛、发热、痛经等症状时，则是非处方药的适应证。$H_2$ 受体拮抗剂西咪替丁作为处方药可治疗胃十二指肠溃疡、反流性食管炎和卓一艾综合征；但作为非处方药仅限于胃灼热（烧心）和消化不良，用药的剂量、用药持续时间也不尽相同。氢化可的松的非处方药只限于乳膏剂、软膏剂；而片剂和注射剂必须凭医师处方才能销售和使用，而且在使用过程中需要医药专业人员的监护。

（二）在使用非处方药时，切忌"无病用药"

据报道，一对恩爱夫妻婚后生下一个小头颅、塌鼻梁、一侧耳朵残缺不全的畸形儿，其原因是妻子怀孕后，每天吃鱼肝油丸，1 天 3 次，每次 2 丸，一直到分娩。依据波士顿大学医学院的一项研究成果显示：妊娠早期服用维生素 A 的妇女可引起严重的胎儿先天性畸形。研究人员发现，每天摄取维生素 A1 万国际单位（几乎是推荐剂量的 4 倍）的妇女，她所分娩的婴儿即可出生时就有头、面、心和脑的畸形。该孕妇服用的鱼肝油丸标签标明：每丸含维生素 A1 万单位，而她每天就服用 6 万单位（6 丸），超过正常剂量的 20 倍，难怪产出畸形儿！所以，药品绝不能滥用，更不能无病用药，要牢记"无病用药，有害无益"！这是非处方药合理应用的一个原则。

（三）病愈为止，防止滥用

小伤小病一要靠机体的抗病能力，二可适当地用药物治疗。病已痊愈，仍要多服几天，甚至几个疗程，以"预防"所谓的"复发"的行为是不可取的，这样会产生药物不良反应，影响用药安全。有的消费者治病心切，误认为"药量越大，品种越多，病好得越快"，这样的行为也是很危险的。

（四）按说明书用药，区分"慎用"与"禁用"

严格遵照药品说明书的要求，并结合患者的性别、年龄、病理状态等因素，掌握用法、用量和疗程。其中要特别注意药品用量，用量过小达不到疗效，用量过大会增加药品的不良反应；同时牢记禁忌证，若说明书列有禁忌证或有类似"慎用""忌用""禁用"的情况，决不可贸然用药。说明书中所指的"慎用"，是指用药时要小心谨慎。即指在使用该药时要注意观察，如出现不良反应应当立即停药。通常需要"慎用"的人群指小儿、老年人、孕妇及心、肝、肾功能不全的患者。"慎用"并不等于不能使用，一般来说，家庭遇到慎用药品，应向执业医师或执业药师咨询后使用。"忌用"有避免使用的意思，即最好不用。如果使用可能会带来明显的不良反应，如异丙嗪对于妊娠前3个月的孕妇属于"忌用"，一旦服用有引起胎儿畸形的可能；异烟肼对肝细胞有损害作用，肝功能不全的患者应忌用。"禁用"就是没有任何选择的余地，属于绝对禁止使用的药品。此类药品一旦误服就会出现严重不良反应或中毒。如阿司匹林对胃溃疡患者禁用，否则就有造成胃出血的可能；对特异体质有过敏史或哮喘病的患者禁用，否则有可造成过敏反应；对孕妇临产前3个月禁用，对血友病或血小板减少症患者禁用，否则有可能导致严重出血等不良反应。

总之，购买非处方药时，一看"二号一标"（批准文号、生产批号、注册商标），二看"有效期"，三看"药品使用说明书"。仔细阅读说明书，遇到不清楚的地方及时向执业药师咨询。

（五）按疗程购药

病症和体征不同，用药的品种和用药疗程也不一样，应当按疗程购药，既能达到治疗的目的，又可避免浪费。非处方药限定疗程为胃肠解痉药服用1日；解热镇痛药用于解热服用3日，止痛服用5日；感冒用药、镇咳药、抗酸与胃黏膜保护药服用1周；症状未缓解或未消失应向医师咨询，平喘药不推荐儿童使用，成人服用3日，无效须向医师咨询。

**五、小儿用药宜慎用**

非处方药虽然安全性较高，但小儿因身体各器官功能还处于不断发育阶段，所以在用药上需更加小心。在使用非处方药时一定要读懂说明书，注意所购药品的功能、主治（适应证）和含量，避免使用不当引起过量，如解热药、抗感冒药的非处方药往往都含对乙酰氨基酚，重复给药会造成服用剂量过大而损害肝脏，严重者可导致肝昏迷死亡，特别是3岁以下小儿及新生儿，因肝肾功能发育不全，过量使用含对乙酰氨基酚的非处方药后果十分严重。新生儿体表面积相对较成人大，皮肤角化层薄，局部用药吸收较多是其特点。因此，慎用非处方药（如糖皮质激素类药品氢化可的松、醋酸曲安奈德）的软膏剂和乳膏剂，以免吸收后发挥全身作用。其他含水杨酸、升华硫、硼酸等的外用制剂也应谨慎使用，防止对皮肤的刺激和皮肤吸收中毒。

### 六、向执业药师咨询

非处方药药品使用说明书上有忠告语："甲类非处方药、乙类非处方药，请仔细阅读药品使用说明书并按说明书使用或在药师指导下购买和使用！"由于甲乙类非处方药可不凭医师处方销售、购买和使用，但患者可以要求执业药师或药师指导进行购买和使用；执业药师或药师应对病患者选购非处方药提供用药指导或提出寻求医师治疗的建议。

所以，执业药师应做到：

（一）以诚信为本，具有良好的职业道德

应坚持一切以消费者为中心，体现对他人健康的关心，对药品销售和宣传要实事求是，不作任何夸大宣传和误导，不被任何利益所驱动。

（二）勤学苦练，掌握足够的医学和药学基础知识

面对自我药疗的消费者提供咨询，执业药师责无旁贷。不仅就药品的适应证、注意事项（尤其是各类忠告或提示）介绍给消费者，还应了解所售药品的名称（尤其是商品名），复方制剂的成分和含量。如非处方药中含有对乙酰氨基酚的剂型有片剂、胶囊剂、溶液剂、糖浆剂、栓剂等，其商品名称、含量各异，应正确指导并合理地推荐给消费者，避免重复用药（见表13-3）；同时，要根据特殊消费者（老年人、文化程度偏低者）的主诉症状，帮助其选择合适的药品，对必须就医的病症应推荐消费者尽快找医师检查、诊断，然后再来购买药品。对那些已经用药，但疗效不佳的消费者，应查找原因，并提醒其防止多种药品联合应用后的相互作用及对机体产生的不良反应。

#### 表13-3 含对乙酰氨基酚的非处方药

| 品名 | 规格（组成） |
| --- | --- |
| 1. 双扑口服液 | 每1ml含对乙酰氨基酚125mg、咖啡因7.5mg、马来酸氯苯那敏1.5mg、人工牛黄5mg、维生素C20mg |
| 2. 美扑伪麻口服液 | 每1ml含对乙酰氨基酚32mg、盐酸伪麻黄碱3mg、氢溴酸右美沙芬1mg、马来酸氯苯那敏0.2mg |
| 3. 氨酚伪麻片 | 每片含对乙酰氨基酚325mg、盐酸伪麻黄碱30mg |
| 4. 氨酚伪麻胶囊 | 每粒含对乙酰氨基酚250mg、盐酸伪麻黄碱15mg |
| 5. 氨酚伪麻那敏片 | 每片含对乙酰氨基酚500mg、盐酸伪麻黄碱30mg、马来酸氯苯那敏2mg |

续表

| | |
|---|---|
| 6. 氨酚伪麻那敏溶液 | 每 1ml 含对乙酰氨基酚 32.5mg、盐酸伪麻黄碱 3mg、马来酸氯苯那敏 0.2mg |
| 7. 氨酚美伪滴剂 | 每 0.8ml 含对乙酰氨基酚 80mg、盐酸伪麻黄碱 7.5mg |
| 8. 氨酚美伪麻片 | 每片含对乙酰氨基酚 325mg、盐酸伪麻黄碱 30mg、氢溴酸右美沙芬 15mg |
| 9. 双分伪麻胶囊 | 每粒含对乙酰氨基酚 325mg、盐酸伪麻黄碱 30mg、氢溴酸右美沙芬 15mg |
| 10. 双分伪麻片 | 每片含对乙酰氨基酚 325mg、盐酸伪麻黄碱 30mg、马来酸氯苯那敏 2mg |
| 11. 美息伪麻片 | 日用片：每片含对乙酰氨基酚 325mg、盐酸伪麻黄碱 30mg、氢溴酸右美沙芬 15mg<br>夜用片：每片含对乙酰氨基酚 325mg、盐酸伪麻黄碱 30mg、氢溴酸右美沙芬 15mg、盐酸苯海拉明 25mg |
| 12. 美扑伪麻片 | 每片含对乙酰氨基酚 500mg、盐酸伪麻黄碱 30mg、氢溴酸右美沙芬 15mg、马来酸氯苯那敏 2mg |
| 13. 酚明伪麻片 | 日用片：每片含对乙酰氨基酚 500mg、盐酸伪麻黄碱 30mg<br>夜用片：每片含对乙酰氨基酚 500mg、盐酸伪麻黄碱 30mg、盐酸苯海拉明 25mg |
| 14. 酚咖片 | 每片含对乙酰氨基酚 250mg、咖啡因 32.5mg |
| 15. 氨咖愈敏溶液 | 每 10ml 含对乙酰氨基酚 120mg，马来酸氯苯那敏 1.125mg、无水咖啡因 18.75mg、愈创木酚甘油醚 37.5mg |
| 16. 复方氨酚烷胺胶囊 | 每粒含对乙酰氨基酚 250mg、盐酸金刚烷胺 100mg、马来酸氯苯那敏 2mg、人工牛黄 10mg、咖啡因 15mg |
| 17. 复方氨酚葡锌片 | 每片含对乙酰氨基酚 50mg、葡萄糖酸锌 35mg、盐酸二氧丙嗪 0.5mg、板蓝根粉 125mg |

（三）节约开支，帮助消费者合理使用医药经费

在非处方药消费中，要把用药的经济性与安全性、有效性置于同等位置。根据药物学的原则，对同类药物的评价要做到心中有数。帮助消费者归纳、比较，使其获得最佳药物治疗的同时，支付最少的费用。

（四）做好用药指导，提高消费者的依从性

执业药师用自己掌握的药学理论及相关技能，积极向消费者提供用药知识和进行用药指导（见表 13-4），以提高其依从性。如消费者因贫血买含铁的非处方药时，或因胃部不适购买含碳酸铋、枸橼酸铋钾等含铋的复方制剂时，应提示消费者服用此产品时，大便为灰黑色属正常现象；而服用维生素 $B_2$、复合维生素等药品时，小便会呈深黄色尿样，使消费者出现以上情况时不致惊慌而停药，从而保证患者的依从性。

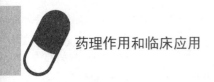

表 13-4　药品服用时间参考表

| 服药时间 | 药物举例 | 说明 |
|---|---|---|
| 空腹（清晨） | 1. 驱虫药，如甲硝唑（灭滴灵）、槟榔、南瓜子<br>2. 盐类泻药，如硫酸钠、硫酸镁等（服用后应多饮水）<br>3. 青霉素 | 1. 使药物迅速入肠，并保持较高浓度<br>2. 使药物迅速入肠发挥作用，服用后 4～5 小时致泻<br>3. 食物可减少其吸收 |
| 睡前（一般指睡前 15～30 分钟） | 1. 泻药，如大黄、酚酞等<br>2. 催眠药（入睡快的，如水合氯醛，在临睡时服；入睡慢的，如苯巴比妥，服用后半小时至 1 小时起作用。应提早服用）<br>3. 肛门或阴道用药 | 1. 服后 8～12 小时见效，故可在睡前服下，第二日上午排便<br>2. 使适时入睡<br>3. 便于药物发挥作用 |
| 饭前（一般指餐前 30～60 分钟） | 1. 苦味药，如龙胆、大黄等的制剂（宜于餐前 10 分钟左右服用）<br>2. 收敛药，如鞣酸蛋白<br>3. 胃壁保护药，如氢氧化铝、三硅酸镁、次碳（硝）酸铋等<br>4. 吸附药，如药用炭<br>5. 抗酸药，如碳酸氢钠、碳酸镁、碳酸钙等<br>6. 胃肠痉挛药，如阿托品及其合成代用品；止吐药，如胃复安、内服局麻药苯佐卡因等<br>7. 利胆药，如硫酸镁（小剂量）、胆盐等<br>8. 肠用丸药<br>9. 人参配鹿茸精等，以及其他一些对胃无刺激的药物 | 1. 可增加食欲和胃液分泌<br>2. 使药较快通过胃入小肠，遇碱性肠液分解，起止泻作用<br>3. 使药充分作用于胃壁<br>4. 胃内食物少，便于发挥吸附胃肠道有害物质及气体的作用<br>5. 饭前胃空，易于生效<br>6. 使药物保持有效浓度，发挥作用快<br>7. 使药物通过胃时不致过分稀释<br>8. 使药物较快通过胃小肠，不为食物所阻<br>9. 使药物吸收更快 |
| 饭时 | 消化药，盐酸胃蛋白酶、淀粉酶（饭前片刻服用亦可） | 使用及时发挥药效 |
| 饭后（一般指餐后 15～30 分钟），大部分药物可在餐后服用 | 1. 刺激性药物，如阿司匹林、水杨酸钠、保泰松、吲哚美辛、硫酸亚铁、金属卤化物（如碘化钾、氯化铵、溴化钠等）亚砷酸钾溶液、醋酸钾、黄连素等<br>2. 驱虫药，左旋咪唑（可在饭后 2～3.5 个小时空腹时服用） | 1. 避免对胃产生刺激<br>2. 减少不良反应，且通过胃较快 |
| 不限时使用 | 双氯芬酸二乙胺乳胶剂（扶他林） | 每日总量不超过 15g |

### 七、注意药物间的相互作用

越来越多的事例证明，非处方药和许多处方药发生药物相互作用。一般来说，多数相互作用并不会导致严重后果，但确实有少数是可致命的，特别是与那些治疗范围狭窄的处方药合用。华法令是其中最值得注意的一个药物，其他还包括移植术后使用的抗排异反应治疗药物，抗惊厥药、锂制剂、茶碱或氨茶碱等。非处方药与处方药的相互作用见表 13-5。

表 13-5  非处方药与处方药的相互作用表

| 非处方药 | 处方药 | 相互作用结果 |
|---|---|---|
| 抗酸药 | 环丙沙星、四环素 | 吸收减少，可能导致治疗失败 |
| 抗组胺药、镇静药 | 中枢神经系统抑制剂，如地西泮 | 加强镇静效果 |
| 阿司匹林 | 乙醇<br>甲氨蝶呤<br>非甾体抗炎药<br>华法令 | 增加胃炎的危险<br>增加肾毒性的危险<br>增加胃肠道出血的危险<br>增加出血的危险 |
| 氯喹 | 环孢菌素<br>甲氨蝶呤<br>华法 | 增加中毒的危险<br>增加肾毒性的危险<br>增加出血的危险 |
| 西咪替丁 | 胺碘酮、氟卡尼<br>苯妥英钠<br>普鲁卡因胺、奎尼丁<br>华法令 | 血药浓度升高，增加引起不良反应，抗惊厥药中毒<br>血药浓度升高，增加引起不良反应，增加出血的危险 |
| 多潘立酮 | 溴隐亭、卡麦角林 | 降低治疗高催乳素血症的疗效 |
| 氟康唑 | 阿司咪唑、西沙必利、特非那定、低剂量口服避孕药 | 增加中毒的危险<br>可能导致避孕失败 |
| 布洛芬 | 环孢菌素、他克莫司、锂制剂<br>甲氨蝶呤 | 可能增加肾毒性<br>增加血清中锂浓度<br>可能增加毒性 |
| 咪康唑 | 阿司咪唑、西沙必利、特非那定 | 可能增加心脏毒性的危险 |
| 对乙酰氨基酚 | 含对乙酰氨基酚的复方制剂<br>华法令 | 药物过量可能增加出血的危险 |
| 枸橼酸钾 | 血管紧张素转换酶抑制剂<br>环孢菌素、保钾利尿药 | 增加高钾血症的危险 |
| 拟交感神经药<br>（麻黄素、苯肾上腺素、伪麻黄碱） | 溴隐亭<br>肾上腺素受体阻断药<br>单胺氧化酶抑制剂 | 降低降压效果<br>增加中毒危险<br>高血压危象 |
| 茶碱 | 钙通道阻滞剂<br>喳诺酮类抗菌药 | 增加茶碱中毒的危险 |

在购买和使用非处方药时，消费者要与执业药师紧密配合，主动介绍自己的疾病及治疗用药，以避免药物相互作用给消费者带来的危害。

## 八、注意非处方药的不良反应

非处方药虽经遴选，但在我国如此大范围用于群众的自我药疗还是首次。广大消费者受文化素质的局限、医药学知识普及不够等因素影响，自我控制药疗差错、合理用药的能力还较弱，为保证非处方药安全有效使用，对非处方药上市后应进行安全性再评价，必须加强不良反应监察报告制度。开展此项工作首先有利于提高消费者药疗水平，提高执业药师和消费者对反应的警惕性和识别能力，提高合理用药、安全用药的意识，避免和减少不良反应重复发生，从而使非处方药更好地用于患者。其次，还有利于解决所谓"药疗纠纷"。应该认识到随着药品分类管理制度的实行,必然会有这样那样的由于使用药品而产生的"药疗纠纷"，在解决纠纷的有关法律还不健全的现实情况下，加强药品不良反应监察报告制度，可及时传递药品不良反应的信息，使执业药师掌握并忠告消费者，做到主动交代清楚，尽量减少纠纷。不良反应监察报告制度可以把非处方药的不良反应反馈给生产企业，促使其研究产生的原因，提高药品质量，还可以当药品再生产时在药品说明书上补充已出现的不良反应，告知消费者，以最大限度地保证患者用药安全。

处方药与非处方药分类是人为管理上的需要，其转化应是互动的。上市的非处方药经过长时间、细致、全面的不良反应监测后，它的活性成分和由这些活性成分组方的复方制剂如果出现新的不良反应，则通过专家评审，国家药品监督管理局也可将非处方药重新作为处方药，甚至淘汰处理。如第一批非处方药感冒用药苯丙醇胺（PPA），因美国耶鲁大学医学院的一篇不良反应监测报告，国家药品监督管理局已经停用，同时撤销含 PPA 的14 个药品制剂的生产批准文号。

### 九、非处方药的储存与保管

家庭中储存一些常用的非处方药是必要的（如患有冠心病的患者，可备些硝酸甘油片、硝酸甘油气雾剂等处方药，预防心绞痛发作时使用也是必要的）。储存应按说明书要求，以免保存不当影响疗效或变质失效造成浪费。在储存中，应注意温度、湿度、光线对药品的影响；注意经常检查药品的有效期；保留非处方药的说明书。保存的药品标签应清楚完整。保存药品的地方要考虑到安全，不能让小儿接触到，以免发生危险。如某 5 岁女童多次将其母口服避孕药当糖丸吃，造成性早熟，出现乳房增大、阴道出血等症状，经医生诊断为月经来潮，且体内雌激素水平很高，卵巢中有成熟的卵泡，已具备了生育能力，身高1.1 米的她，骨龄已相当于 18 岁的孩子。可见，家庭储存和保管药品一定牢记要将药品放置于儿童不易接触的地方。

# 参考文献

[1] 赵德禄，杨立山，崔学光 . 有机磷农药及常见毒物中毒救治手册 [M]. 银川：宁夏人民出版社，2008.

[2] 陈建明 . 农药中毒救治新方法 [M]. 北京：人民军医出版社，2011.

[3] 李玲，梁建梅，药理学第 3 版 [M]. 西安：第四军医大学出版社，2015.

[4] 常萍 . 心血管系统临床药理学 [M]. 北京：化学工业出版社，2010.

[5] 喻田，王国林 . 麻醉药理学 [M]. 北京：人民卫生出版社，2016.

[6] 张嘉扬 . 药学服务学 [M]. 南京：东南大学出版社，2017.

[7] 梁文波，杨静娴，杨静玉 . 临床肿瘤药理学 [M]. 北京：科学出版社，2014.

[8] 区门秀 . 药品调剂技术（中职药剂／配增值）[M]. 北京：人民卫生出版社，2015.